国家呼吸系统疾病临床医学研究中心
呼 吸 疾 病 国 家 重 点 实 验 室 组织编写
国 家 呼 吸 医 学 中 心

呼吸系统疾病
标准数据集 III

主审：钟南山

主编：郑劲平　简文华

人民卫生出版社
·北 京·

图书在版编目（CIP）数据

呼吸系统疾病标准数据集 . Ⅲ / 国家呼吸系统疾病
临床医学研究中心，呼吸疾病国家重点实验室，国家呼吸
医学中心组织编写 . —北京：人民卫生出版社，2023.2
　ISBN 978-7-117-34066-3

　Ⅰ. ①呼…　Ⅱ. ①国…　②呼…　③国…　Ⅲ. ①呼吸系
统疾病 – 诊疗 – 标准 – 数据集 – 中国　Ⅳ. ①R56-65

中国版本图书馆 CIP 数据核字（2022）第 221230 号

人卫智网	www.ipmph.com	医学教育、学术、考试、健康，购书智慧智能综合服务平台
人卫官网	www.pmph.com	人卫官方资讯发布平台

呼吸系统疾病标准数据集 Ⅲ
Huxi Xitong Jibing Biaozhun Shujuji Ⅲ

组织编写：国家呼吸系统疾病临床医学研究中心
　　　　　呼吸疾病国家重点实验室
　　　　　国家呼吸医学中心
出版发行：人民卫生出版社（中继线 010-59780011）
地　　址：北京市朝阳区潘家园南里 19 号
邮　　编：100021
E - mail：pmph @ pmph.com
购书热线：010-59787592　010-59787584　010-65264830
打击盗版举报电话：010-59787491　**E-mail：WQ @ pmph.com**
质量问题联系电话：010-59787234　**E-mail：zhiliang @ pmph.com**
数字融合服务电话：4001118166　**E-mail：zengzhi @ pmph.com**

印　　刷：廊坊一二〇六印刷厂
经　　销：新华书店
开　　本：787 × 1092　1/16　　印张：16
字　　数：422 千字
版　　次：2023 年 2 月第 1 版
印　　次：2023 年 2 月第 1 次印刷
标准书号：ISBN 978-7-117-34066-3
定　　价：60.00 元

编 者

（按姓氏笔画排序）

马 冉　广州医科大学附属第一医院　广州呼吸健康研究院
马兴华　中山大学数学学院华南统计科学研究中心
王寅光　广州天鹏计算机科技有限公司
叶方全　广州天鹏计算机科技有限公司
刘 妮　广州医科大学附属第一医院　广州呼吸健康研究院
刘春丽　广州医科大学附属第一医院　广州呼吸健康研究院
孙丽红　广州医科大学附属第一医院　广州呼吸健康研究院
李时悦　广州医科大学附属第一医院　广州呼吸健康研究院
李洽胜　广州医科大学附属第一医院　广州呼吸健康研究院
杨 峰　广州医科大学附属第一医院　广州呼吸健康研究院
杨新艳　广州医科大学附属第一医院　广州呼吸健康研究院
吴 康　广州医科大学附属第一医院　广州呼吸健康研究院
汪金林　广州医科大学附属第一医院　广州呼吸健康研究院
沈盼晓　广州医科大学附属第一医院　广州呼吸健康研究院
张 哲　广州医科大学附属第一医院　广州呼吸健康研究院

张挪富　广州医科大学附属第一医院　广州呼吸健康研究院
陆广林　广州天鹏计算机科技有限公司
林心情　广州医科大学附属第一医院　广州呼吸健康研究院
周承志　广州医科大学附属第一医院　广州呼吸健康研究院
郑则广　广州医科大学附属第一医院　广州呼吸健康研究院
郑劲平　广州医科大学附属第一医院　广州呼吸健康研究院
赵东兴　广州医科大学附属第一医院　广州呼吸健康研究院
钟长镐　广州医科大学附属第一医院　广州呼吸健康研究院
秦 旭　广州医科大学附属第一医院　广州呼吸健康研究院
顾为丽　广州医科大学附属第一医院　广州呼吸健康研究院
程璘令　广州医科大学附属第一医院　广州呼吸健康研究院
曾运详　广州医科大学附属第一医院　广州呼吸健康研究院
简文华　广州医科大学附属第一医院　广州呼吸健康研究院
廖理粤　广州医科大学附属第一医院　广州呼吸健康研究院

序

呼吸系统疾病的发病危险因素、流行病学现状、诊断及鉴别诊断、治疗干预,以及疾病预防等基础研究与临床研究都离不开宝贵的卫生健康与医疗数据资源,这些数据是临床医学与实验医学相互转化研究的重要基石,是当今生命科学原创性研究、生物医药产业自主创新体系中至关重要的环节与保证。我国人口众多,民族及地理形态多样,呼吸系统疾病患病人数众多,具有独特的卫生健康与医疗资源优势。我国呼吸系统疾病发病总数多,形成丰富的生物样本资源。

近年来我国的呼吸系统疾病研究发展迅速,但在呼吸系统疾病的医疗资源共享研究等方面仍存在诸多的问题,如呼吸系统疾病数据元及数据标准体系的欠缺,医学信息"孤岛"现象严重,信息收集的系统化、标准化及完整化方面未达成共识,医学信息资源共享的先进理念仍有待推广。这些问题如不能尽快解决,将会严重影响我国呼吸系统疾病生命科学研究水平,阻碍呼吸系统疾病的诊治和发病机制研究及创新性新药的研发等。

标准化的呼吸系统疾病数据元是医学信息整合研究的重要资源,是系统推进呼吸医学标准化工作流程的重要手段,也是我国顺应当前医学发展的内在要求,可促进医学发展,提高精准医学研究水平,推进临床诊疗技术开发进程。因此,构建呼吸系统疾病数据元的标准化体系具有极其重要的现实意义。国家呼吸系统疾病临床医学研究中心(广州医科大学附属第一医院、国家呼吸医学中心)整合了我国众多呼吸系统疾病研究机构,以慢性阻塞性肺疾病(简称慢阻肺)这一临床上最为常见、影响巨大而又有国内外诊断标准或指南建议的国家重大慢性呼吸系统疾病

为示范蓝本,撰写了《慢性阻塞性肺疾病标准数据集》,并于2019年11月出版;以此为模板,2021年8月完成《呼吸系统疾病标准数据集Ⅱ》,将疾病拓展至支气管哮喘、支气管扩张、肺部感染、肺血管疾病等。在此基础上,此次我们继续编撰了《呼吸系统疾病标准数据集Ⅲ》,内容包括呼吸系统肿瘤、睡眠呼吸暂停综合征、胸膜疾病(胸腔积液、气胸)、烟草依赖、婴幼儿喘息、治疗相关疾病(气道狭窄、气管切开、脱机困难、误吸)、咯血。上述三本标准数据集的出版将覆盖绝大部分呼吸系统疾病。

本套图书对呼吸系统相关疾病的归集较为全面、翔实,具有较强的实际操作指导价值。在国内外相关卫生信息及信息安全标准的指引下,本套呼吸系统疾病标准数据集的发布将有利于今后各卫生行政管理部门及临床科研单位对临床数据资源的整合与利用,实现资源共享,并对促进我国呼吸系统疾病生物资源的管理、研究,数据的有效利用,以及疾病的规范化诊治起到积极作用。

钟南山

中国工程院院士

国家呼吸系统疾病临床医学研究中心主任

2022年12月

前　言

呼吸系统疾病常见、多发、危害重大。呼吸系统疾病可分为感染性疾病、肿瘤性疾病、慢性气道疾病和肺疾病等,细分可达数百种。临床上常见的肺炎、肺癌、肺结核、慢阻肺、肺心病等呼吸系统疾病的总死亡率占所有疾病全因死亡率的首位。其患病人数众多,社会经济负担重,是严重危害人们身体健康的重要疾病。近年频发的突发性呼吸系统传染性疾病如新型冠状病毒、严重急性呼吸综合征(SARS)冠状病毒、中东呼吸综合征冠状病毒、流行性感冒病毒、禽流感病毒等所致呼吸系统感染,深刻影响着国计民生和社会安定。随着吸烟等远期危害效应的持续影响,空气污染加重、人口老龄化、生活环境的变迁等,未来慢阻肺患病率和检出率可能更高。因此,我国呼吸系统疾病的防治工作任重道远。

在《“十三五”卫生与健康规划》(国发〔2016〕77号)、《“健康中国2030”规划纲要》(中共中央、国务院2016年印发)、《中国防治慢性病中长期规划(2017—2025年)》(国办发〔2017〕12号)、《国务院关于实施健康中国行动的意见》(国发〔2019〕13号),以及《推进实施健康中国行动2020年工作计划》(国健推委办发〔2020〕1号)等国家政策和顶层设计中均将慢性呼吸系统疾病的防控列入重点“攻坚”对象。

由于过去临床侧重于对疾病的诊治防控,但对健康管理的认识尚有欠缺,临床大数据及生物资源信息等的整合和有效分析是医疗卫生专业整体发展的重要短板。特别是不同区域及不同医疗机构间数据标准不一,缺乏数据的互联互通,信息“孤岛”现象严重。同时,临床诊疗数据整合、转化的大数据平台欠缺,临床资源没有得到有效的规范化管理,无法进行深层次的挖掘分析,导致对疾病临床表型等认识和评估的差异,进一步影响研究成果的产出和临床转化。标准化、规范化的呼吸系统疾病数据集是临床信息采集和建立呼吸系统疾病大数据的基础,也是各临床研究及国际多中心有效交流、合作的基础。我国目前已有关于医疗卫生信息的数据编码规则和指引,但缺少较为详尽的临床各专科疾病相关数据集,这不利于构建专科的信息化大数据管理平台。

有鉴于此,由国家呼吸系统疾病临床医学研究中心(广州医科大学附属第一医院、国家呼吸医学中心)牵头,参照临床数据交换标准协会(Clinical Data Interchange Standards Consortium, CDISC)标准、《中国公共卫生信息分类与基本数据集》《卫生信息数据元值域代码》《电子病历基本数据集》《卫生信息数据元目录》《电子病历共享文档规范》《病历书写基本规范(试行)》等国内外信息标准,结合相关临床诊治指南、专家共识及呼吸系统疾病的术语规范,并整合了覆盖全国的60家临床医学研究中心、分中心及中心各网络单位的意见建议,于2019年编写出版了我国首部呼吸系统疾病的标准数据集——《慢性阻塞性肺疾病标准数据集》,共收录了977个数据元,包括健康相关通用数据元及慢性阻塞性肺疾病相关的专病数据元。2021年完成的《呼吸系统疾病标准数据集Ⅱ》，继续拓展支气管哮喘、支气管扩张、肺部感染、肺血管疾病等呼吸系统疾病的标准数据集，共收录939个专病相关数据元，以进一步规范和促进呼吸系统疾病的大数据分析研究工作。在此基础上，我们进一步拓展其他呼吸系统疾病，编撰了本书《呼吸系统疾病标准数据集Ⅲ》，内容包括呼吸系统肿瘤、睡眠呼吸暂停综合征、胸膜疾病、烟草依赖、婴幼儿喘息、治疗相关疾病、咯血，共收录了1 231个专病相关数据元，数据元的编排序号在《呼吸系统疾病标准数据集Ⅱ》的基础上进行了延续，从1917开始。此套呼吸系统疾病标准数据集的出版将覆盖绝大部分的呼吸系统疾病，为呼吸大数据及人工智能的开发和应用奠定基础。

依据数据对临床诊治记录及研究的重要性、必要性及临床使用的可行性，数据元分为三个不同等级：

1. 核心数据元 是建立呼吸系统疾病大数据所必须包含的内容，涉及人口学信息、主要症状及临床体征、健康危险因素、临床医学诊断、严重程度评估、急性加重评估、主要治疗措施及疗效随访、临床诊治指南或专家共识推荐的其他主要信息，以及相应治疗、管理措施和病情变化趋势等。

2. 补充数据元 重要性仅次于核心数据元，是对核心数据的重要补充，包括重要的共患病、辅助诊断的检查检验、评估或质控需要增加的数据或各种量表（如生活质量评分等），以及其他的辅助治疗措施。

3. 探索数据元 或称拓展研究数据元，其内容范围更为广泛，可根据研究者的研究目的自行选择是否纳入，如各种生物学样本资源（痰液、唾液、尿液、血清、血浆、血细胞、肺组织等）、基因组学、代谢组学、蛋白质组学、卫生经济学、各项生理－心理－社会评估及研究者根据各种研究需要自定义的数据元等，以便进一步开展呼吸系统疾病的分型、分子标志物筛选、疾病早期诊断、药物基因组学、个体化治疗等方面的临床研究，筛选呼吸系统疾病的相关易感基因、生物标志物及特征性的影像学改变，创新呼吸系统疾病的临床诊疗技术，为针对性的呼吸系统疾病拓展性研究提供基础保障，建立符合我国国情的规范化诊疗模式。

由于编者水平有限，并且呼吸系统疾病的诊治技术、方法以及数据元的标准化建设也在不断推陈出新，书中难免存在一些不足之处。敬请各位同道及读者不吝赐教，以便在今后的修订中加以完善。

郑劲平　　简文华
国家呼吸医学中心　呼吸疾病国家重点实验室
国家呼吸系统疾病临床医学研究中心
广州医科大学附属第一医院
广州呼吸健康研究院
2022年12月于广州

目　录

一、数据集说明

1. 编撰说明 本数据集参考国内外信息标准、权威指南、术语规范以及高影响因子或高引用率文献,由国家呼吸系统疾病临床医学研究中心(广州医科大学附属第一医院、国家呼吸医学中心)征集各分中心及网络单位的专家学者意见和建议制定。该套标准数据集采用此前已建立并出版的《慢性阻塞性肺疾病标准数据集》及《呼吸系统疾病标准数据集Ⅱ》的标准及格式,包含7大类共11个呼吸系统疾病专科病种。

数据集是可以标识的数据集合,数据元是通过定义、值域及允许值等一系列属性描述的数据单元,在特定的语意环境中被认为是不可再分的最小数据单元。此数据集中的数据元由一级类别、二级类别、中文名称、英文名称、定义、变量类型、值域、单位、数据等级、来源、版本号等构成。其中:

名称: 是用于标识数据元的主要手段,是由一个或多个词构成的命名。

定义: 表达一个数据元的本质特性并使其区别于所有其他数据元的陈述。

变量类型: 适合数据库存储的变量类型。

值域: 参考指南和文献,囊括数据最大可能范围的值域。

数据等级: 参考指南、文献和临床科研需求,将数据元分为核心、补充和探索三类。

来源: 主要国内外信息标准、权威指南、术语规范及相关文献。

版本号: 由"启用状态 + 日期 + 更新人员姓名缩写"构成,格式为"A+20190215+JWH"。其中 A 为启用 /B 为失效 /C 为预备版本,姓名缩写是由姓名全拼首字母的大写构成(同临床研究病例报告表填写规则)。

2. 数据集更新机制 国家呼吸系统疾病临床医学研究中心(广州医科大学附属第一医院、国家呼吸医学中心)联合分中心及网络单位,定期根据指南标准、最新文献和专家意见,结合临床和科研设计需求,启用新数据元或弃用失效数据元,或对现有数据元的属性进行更新。更新包括版本号(包含更新时间、更新人员信息)、修订内容以及修订原因。呼吸系统疾病专科数据集及其更新版本发布于呼吸系统疾病临床信息规范化大数据平台与呼吸系统疾病生物资源库共享平台。

3. 数据集使用授权 使用该套呼吸系统疾病专科数据集,须经过国家呼吸系统疾病临床医学研究中心(广州医科大学附属第一医院、国家呼吸医学中心)学术委员会同意及授权。

二、呼吸系统肿瘤

包括疾病症状、体格检查、实验室检验、病理检查、基因检查、其他临床辅助检查、医学诊断、评估量表、全身治疗、局部治疗、卫生费用相关的数据元。

序号	一级类别名称	一级类别名称序号	二级类别名称	二级类别名称序号	数据元序号	中文名称	英文名称	定义	变量类型	值域	单位	数据等级	来源	版本号
1917	疾病症状	1	呼吸道症状	1.1	1917	咳嗽性质	cough pattern	咳嗽性质的详细描述	字符	干性咳嗽/湿性咳嗽	/	补充	陈荣昌,钟南山,刘又宁.呼吸病学.3版.北京:人民卫生出版社,2022.	A20190216LXQ
1918	疾病症状	1	呼吸道症状	1.1	1918	咳嗽音色	cough tone	咳嗽音色的详细描述	字符	咳嗽声音嘶哑/鸡鸣样咳嗽/金属音咳嗽	/	补充	陈荣昌,钟南山,刘又宁.呼吸病学.3版.北京:人民卫生出版社,2022.	A20190216LXQ
1919	疾病症状	1	呼吸道症状	1.1	1919	胸痛部位	location of chest pain	受试者胸痛部位	字符	左侧/右侧/双侧	/	补充	陈荣昌,钟南山,刘又宁.呼吸病学.3版.北京:人民卫生出版社,2022.	A20190216LXQ
1920	疾病症状	1	呼吸道症状	1.1	1920	呼吸困难	dyspnea	主观感觉和客观征象的综合表现,患者主观上感觉吸气不足、呼吸费力,客观上表现为呼吸频率、节律和深度的改变	字符	有/无	/	核心	陈荣昌,钟南山,刘又宁.呼吸病学.3版.北京:人民卫生出版社,2022.	A20190216LXQ
1921	疾病症状	1	呼吸道症状	1.1	1921	呼吸困难时长	duration since shortness of breath occurred after activity	从开始出现呼吸困难到现在的时长	数值	0~100	年	核心	陈荣昌,钟南山,刘又宁.呼吸病学.3版.北京:人民卫生出版社,2022.	A20190216LXQ

序号	一级类别名称	一级类别名称序号	二级类别名称	二级类别名称序号	数据元序号	中文名称	英文名称	定义	变量类型	值域	单位	数据等级	来源	版本号
1922	疾病症状	1	呼吸道症状	1.1	1922	声音嘶哑	hoarseness	发音低沉	字符	有/无	/	核心	陈荣昌,钟南山,刘又宁.呼吸病学.3版.北京:人民卫生出版社,2022.	A20190216LXQ
1923	疾病症状	1	呼吸道症状	1.1	1923	声音嘶哑时长	duration of hoarseness	从开始出现声音嘶哑到现在的时长	数值	0~100	年	核心	陈荣昌,钟南山,刘又宁.呼吸病学.3版.北京:人民卫生出版社,2022.	A20190216LXQ
1924	疾病症状	1	呼吸道症状	1.1	1924	哮鸣音	wheezing rale	在喉狭窄或不完全阻塞、气管狭窄或阻塞情况下,呼气时气流通过狭窄或阻塞部位时,气流流速增加形成涡流震动,发生一种犹如"吼"的声音	字符	有/无	/	核心	陈荣昌,钟南山,刘又宁.呼吸病学.3版.北京:人民卫生出版社,2022.	A20190216LXQ
1925	疾病症状	1	呼吸道症状	1.1	1925	哮鸣音时长	duration of wheezing rale	从开始出现哮鸣音到现在的时长	数值	0~100	年	补充	陈荣昌,钟南山,刘又宁.呼吸病学.3版.北京:人民卫生出版社,2022.	A20190216LXQ
1926	疾病症状	1	呼吸道症状	1.1	1926	哮鸣音部位	location of wheezing rale	哮鸣音发生部位的详细描述	字符	中央气道/左主支气管/右主支气管	/	核心	陈荣昌,钟南山,刘又宁.呼吸病学.3版.北京:人民卫生出版社,2022.	A20190216LXQ
1927	疾病症状	1	呼吸道之外的症状	1.2	1927	呕吐	vomiting	上腹部不适和紧迫欲吐的感觉,以致胃内容物从口腔排出	字符	有/无	/	核心	PASS H I, CARBONE D P, JOHNSON D H, et al. Principles and Practice of Lung Cancer. 4th ed. Philadelphia: Wolters Kluwer/Lippincott, Williams & Wilkins, 2010.	A20190216LXQ

序号	一级类别名称	一级类别名称序号	二级类别名称	二级类别名称序号	数据元序号	中文名称	英文名称	定义	变量类型	值域	单位	数据等级	来源	版本号
1928	疾病症状	1	呼吸道之外的症状	1.2	1928	呕吐时长	duration of vomiting	从开始出现呕吐到现在的时长	数值	0~100	年	补充	PASS H I，CARBONE D P，JOHNSON D H, et al. Principles and Practice of Lung Cancer. 4th ed. Philadelphia：Wolters Kluwer/Lippincott, Williams & Wilkins, 2010.	A20190216LXQ
1929	疾病症状	1	呼吸道之外的症状	1.2	1929	肢体无力	weakness of limbs	肢体柔软，使不上劲的感觉	字符	有 / 无	/	核心	PASS H I，CARBONE D P，JOHNSON D H, et al. Principles and Practice of Lung Cancer. 4th ed. Philadelphia：Wolters Kluwer/Lippincott, Williams & Wilkins, 2010.	A20190216LXQ
1930	疾病症状	1	呼吸道之外的症状	1.2	1930	肢体无力时长	duration of limbs weakness	从开始出现肢体无力到现在的时长	数值	0~100	年	补充	PASS H I，CARBONE D P，JOHNSON D H, et al. Principles and Practice of Lung Cancer. 4th ed. Philadelphia：Wolters Kluwer/Lippincott, Williams & Wilkins, 2010.	A20190216LXQ
1931	疾病症状	1	呼吸道之外的症状	1.2	1931	肢体无力部位	location of limbs weakness	肢体无力位置	字符	左上肢 / 右上肢 / 左下肢 / 右下肢 / 双侧	/	补充	PASS H I，CARBONE D P，JOHNSON D H, et al. Principles and Practice of Lung Cancer. 4th ed. Philadelphia：Wolters Kluwer/Lippincott, Williams & Wilkins, 2010.	A20190216LXQ
1932	疾病症状	1	呼吸道之外的症状	1.2	1932	腹部疼痛	abdominal pain	由腹腔脏器引起腹部强烈不适感	字符	有 / 无	/	核心	万学红，卢雪峰 . 诊断学 . 9 版 . 北京：人民卫生出版社, 2018.	A20190216LXQ

序号	一级类别名称	一级类别名称序号	二级类别名称	二级类别名称序号	数据元序号	中文名称	英文名称	定义	变量类型	值域	单位	数据等级	来源	版本号
1933	疾病症状	1	呼吸道之外的症状	1.2	1933	腹部疼痛部位	location of abdominal pain	腹痛具体位置的详细描述	字符	/	/	补充	万学红,卢雪峰.诊断学.9版.北京:人民卫生出版社,2018.	A20190216LXQ
1934	疾病症状	1	呼吸道之外的症状	1.2	1934	腹胀	abdominal distension	腹部胀痛感	字符	有/无	/	核心	万学红,卢雪峰.诊断学.9版.北京:人民卫生出版社,2018.	A20190216LXQ
1935	疾病症状	1	呼吸道之外的症状	1.2	1935	腹胀时长	duration of abdominal distension	从开始出现腹胀到现在的时长	数值	0~100	年	补充	万学红,卢雪峰.诊断学.9版.北京:人民卫生出版社,2018.	A20190216LXQ
1936	疾病症状	1	呼吸道之外的症状	1.2	1936	吞咽困难	dysphagia	食物从口腔至胃、贲门运送过程受阻而产生咽部、胸骨后或剑突部位的梗阻停滞感觉	字符	有/无	/	核心	万学红,卢雪峰.诊断学.9版.北京:人民卫生出版社,2018.	A20190216LXQ
1937	疾病症状	1	呼吸道之外的症状	1.2	1937	吞咽困难时长	duration of dysphagia	从开始出现吞咽困难到现在的时长	数值	0~100	年	补充	万学红,卢雪峰.诊断学.9版.北京:人民卫生出版社,2018.	A20190216LXQ
1938	疾病症状	1	呼吸道之外的症状	1.2	1938	抽搐	tic	全身或局部成群骨骼肌非自主的抽动或强烈收缩	字符	有/无	/	核心	万学红,卢雪峰.诊断学.9版.北京:人民卫生出版社,2018.	A20190216LXQ
1939	疾病症状	1	呼吸道之外的症状	1.2	1939	抽搐时长	duration of tic	从开始出现抽搐到现在的时长	数值	0~100	年	补充	万学红,卢雪峰.诊断学.9版.北京:人民卫生出版社,2018.	A20190216LXQ

序号	一级类别名称	一级类别名称序号	二级类别名称	二级类别名称序号	数据元序号	中文名称	英文名称	定义	变量类型	值域	单位	数据等级	来源	版本号
1940	疾病症状	1	呼吸道之外的症状	1.2	1940	意识障碍	disturbance of consciousness	对周围环境及自身状态的识别和觉察能力出现障碍	字符	有／无	/	核心	万学红，卢雪峰．诊断学．9版．北京：人民卫生出版社，2018.	A20190216LXQ
1941	疾病症状	1	呼吸道之外的症状	1.2	1941	意识障碍时长	duration of conscious disturbance	从开始出现意识障碍到现在的时长	数值	0~100	年	补充	万学红，卢雪峰．诊断学．9版．北京：人民卫生出版社，2018.	A20190216LXQ
1942	疾病症状	1	呼吸道之外的症状	1.2	1942	疼痛	pain	自身感觉躯体上比较强烈的不适感	字符	有／无	/	核心	万学红，卢雪峰．诊断学．9版．北京：人民卫生出版社，2018.	A20190216LXQ
1943	疾病症状	1	呼吸道之外的症状	1.2	1943	疼痛时长	duration of pain	从开始出现疼痛到现在的时长	数值	0~100	年	补充	万学红，卢雪峰．诊断学．9版．北京：人民卫生出版社，2018.	A20190216LXQ
1944	疾病症状	1	呼吸道之外的症状	1.2	1944	躯体疼痛部位	location of body pain	受试者躯体发生疼痛的具体位置	字符	/	/	补充	万学红，卢雪峰．诊断学．9版．北京：人民卫生出版社，2018.	A20190216LXQ
1945	体格检查	2	其他体查	2.1	1945	上睑下垂	ptosis	受试者有无出现上眼睑下垂	字符	有／无／未提及	/	探索	万学红，卢雪峰．诊断学．9版．北京：人民卫生出版社，2018.	A20190216LXQ
1946	体格检查	2	其他体查	2.1	1946	眼睑下垂部位	site of ptosis	出现上睑下垂部位的具体描述	字符	左侧／右侧／双侧	/	探索	万学红，卢雪峰．诊断学．9版．北京：人民卫生出版社，2018.	A20190216LXQ
1947	体格检查	2	其他体查	2.1	1947	瞳孔缩小	contraction of pupils	受试者有无出现瞳孔比正常缩小	字符	有／无／未提及	/	探索	万学红，卢雪峰．诊断学．9版．北京：人民卫生出版社，2018.	A20190216LXQ
1948	体格检查	2	其他体查	2.1	1948	瞳孔缩小部位	site of miosis	受试者出现瞳孔缩小位置的具体描述	字符	左侧／右侧／双侧	/	探索	万学红，卢雪峰．诊断学．9版．北京：人民卫生出版社，2018.	A20190216LXQ

序号	一级类别名称	一级类别名称序号	二级类别名称	二级类别名称序号	数据元序号	中文名称	英文名称	定义	变量类型	值域	单位	数据等级	来源	版本号
1949	体格检查	2	其他体查	2.1	1949	眼球内陷	enophthalmos	由于眼球以外的原因所致的眼球后退	字符	有/无/未提及	/	探索	万学红,卢雪峰.诊断学.9版.北京:人民卫生出版社,2018.	A20190216LXQ
1950	体格检查	2	其他体查	2.1	1950	眼球内陷部位	site of enophthalmos	对受试者眼球内陷位置的详细描述	字符	左侧/右侧/双侧	/	探索	万学红,卢雪峰.诊断学.9版.北京:人民卫生出版社,2018.	A20190216LXQ
1951	体格检查	2	其他体查	2.1	1951	颈静脉怒张	jugular vein distention（JVD）	受试者颈静脉有无过度充盈显露	字符	有/无/未提及	/	探索	万学红,卢雪峰.诊断学.9版.北京:人民卫生出版社,2018.	A20190216LXQ
1952	体格检查	2	其他体查	2.1	1952	颈静脉怒张部位	site of jugular vein distention	对受试者颈静脉怒张部位的详细描述	字符	左侧/右侧/双侧	/	探索	万学红,卢雪峰.诊断学.9版.北京:人民卫生出版社,2018.	A20190216LXQ
1953	体格检查	2	其他体查	2.1	1953	胸壁静脉扩张	varicosity of chest wall	受试者有无出现胸壁表面静脉扩张	字符	有/无/未提及	/	补充	万学红,卢雪峰.诊断学.9版.北京:人民卫生出版社,2018.	A20190216LXQ
1954	体格检查	2	其他体查	2.1	1954	胸壁静脉扩张部位	site of varicosity of chest wall	对受试者胸壁静脉扩张部位的详细描述	字符	左侧/右侧/双侧	/	补充	万学红,卢雪峰.诊断学.9版.北京:人民卫生出版社,2018.	A20190216LXQ
1955	体格检查	2	其他体查	2.1	1955	颜面水肿	facial oedema	受试者有无出现颜面水肿症状	字符	有/无/未提及	/	探索	万学红,卢雪峰.诊断学.9版.北京:人民卫生出版社,2018.	A20190216LXQ
1956	体格检查	2	其他体查	2.1	1956	颜面水肿部位	site of facial oedema	对受试者发生颜面水肿部位的详细描述	字符	左侧/右侧/双侧	/	探索	万学红,卢雪峰.诊断学.9版.北京:人民卫生出版社,2018.	A20190216LXQ
1957	体格检查	2	其他体查	2.1	1957	皮肤软组织结节	skin nodule	皮肤触及软组织结节	字符	有/无/未提及	/	探索	万学红,卢雪峰.诊断学.9版.北京:人民卫生出版社,2018.	A20190216LXQ
1958	体格检查	2	其他体查	2.1	1958	皮肤软组织结节部位	site of skin nodule	出现皮肤软组织结节的部位	字符	/	/	探索	万学红,卢雪峰.诊断学.9版.北京:人民卫生出版社,2018.	A20190216LXQ

序号	一级类别名称	一级类别名称序号	二级类别名称	二级类别名称序号	数据元序号	中文名称	英文名称	定义	变量类型	值域	单位	数据等级	来源	版本号
1959	实验室检验	3	TBNK检测	3.1	1959	TBNK淋巴亚群检测	TBNK lymphocyte subsets test	受试者是否做过TBNK淋巴亚群分析	字符	是/否	/	探索	Network NCC. NCCN Clinical Practice Guidelines in Oncology：Non-small cell lung cancer. version 3. 2020. ［2021-05-30］. https://www. nccn. org/professionals/physician_gls/pdf/nscl. pdf.	A20190216LXQ
1960	实验室检验	3	TBNK检测	3.1	1960	T淋巴细胞（CD3⁺CD45⁺）百分比	percentage of T lymphocytes（CD3⁺CD45⁺）	T淋巴细胞（CD3⁺CD45⁺）在外周血中占淋巴细胞总数的比例	数值	0~100	%	探索	Network NCC. NCCN Clinical Practice Guidelines in Oncology：Non-small cell lung cancer. version 3. 2020. ［2021-05-30］. https://www. nccn. org/professionals/physician_gls/pdf/nscl. pdf.	A20190216LXQ
1961	实验室检验	3	TBNK检测	3.1	1961	辅助性T细胞(Th)(CD3⁺CD4⁺)百分比	percentage of helper T cell	辅助性T细胞(Th: CD3⁺CD4⁺)在外周血中占淋巴细胞总数的比例	数值	0~100	%	探索	Network NCC. NCCN Clinical Practice Guidelines in Oncology：Non-small cell lung cancer. version 3. 2020. ［2021-05-30］. https://www. nccn. org/professionals/physician_gls/pdf/nscl. pdf.	A20190216LXQ
1962	实验室检验	3	TBNK检测	3.1	1962	抑制性T细胞(Ts)(CD3⁺CD8⁺)百分比	percentage of supressor T cell	抑制性T细胞(Ts: CD3⁺CD8⁺)在外周血中占淋巴细胞总数的比例	数值	0~100	%	探索	Network NCC. NCCN Clinical Practice Guidelines in Oncology：Non-small cell lung cancer. version 3. 2020. ［2021-05-30］. https://www. nccn. org/professionals/physician_gls/pdf/nscl. pdf.	A20190216LXQ

続表

序号	一级类别名称	一级类别名称序号	二级类别名称	二级类别名称序号	数据元序号	中文名称	英文名称	定义	变量类型	值域	单位	数据等级	来源	版本号
1963	实验室检验	3	TBNK检测	3.1	1963	辅助性T细胞（Th）/抑制性T细胞（Ts）	helper T cell / supressor T cell	辅助性T细胞（Th）与抑制性T细胞（Ts）的比值	数值	0~100	%	探索	Network NCC. NCCN Clinical Practice Guidelines in Oncology：Non-small cell lung cancer. version 3. 2020.［2021-05-30］. https://www. nccn. org/professionals/physician_gls/pdf/nscl. pdf.	A20190216LXQ
1964	实验室检验	3	TBNK检测	3.1	1964	B淋巴细胞（CD3⁻CD19⁺）百分比	percentage of B lymphocytes	B淋巴细胞（CD3⁻CD19⁺）在外周血中占淋巴细胞总数的比例	数值	0~100	%	探索	Network NCC. NCCN Clinical Practice Guidelines in Oncology：Non-small cell lung cancer. version 3. 2020.［2021-05-30］. https://www. nccn. org/professionals/physician_gls/pdf/nscl. pdf.	A20190216LXQ
1965	实验室检验	3	TBNK检测	3.1	1965	自然杀伤细胞（CD3⁻CD16⁺CD56⁺）百分比	percentage of natural killer cell	自然杀伤细胞（CD3⁻CD16⁺CD56⁺）在外周血中占淋巴细胞总数的比例	数值	0~100	%	探索	Network NCC. NCCN Clinical Practice Guidelines in Oncology：Non-small cell lung cancer. version 3. 2020.［2021-05-30］. https://www. nccn. org/professionals/physician_gls/pdf/nscl. pdf.	A20190216LXQ
1966	实验室检验	3	甲状腺功能（简称甲功）五项检测	3.2	1966	甲功五项	five thyroid function tests	受试者是否做过甲功五项检测	字符	是/否	/	探索	刘成玉，罗春丽.临床检验基础.5版.北京：人民卫生出版社,2012.	A20190216LXQ

-9-

序号	一级类别名称	一级类别名称序号	二级类别名称	二级类别名称序号	数据元序号	中文名称	英文名称	定义	变量类型	值域	单位	数据等级	来源	版本号
1967	实验室检验	3	甲功五项检测	3.2	1967	游离三碘甲腺原氨酸（fT$_3$）	free triiodothyronine（fT$_3$）	游离三碘甲腺原氨酸浓度	数值	/	pmol/L	探索	刘成玉,罗春丽.临床检验基础.5版.北京:人民卫生出版社,2012.	A20190216LXQ
1968	实验室检验	3	甲功五项检测	3.2	1968	游离甲状腺素	free thyroxine（fT$_4$）	游离甲状腺素浓度	数值	/	pmol/L	探索	刘成玉,罗春丽.临床检验基础.5版.北京:人民卫生出版社,2012.	A20190216LXQ
1969	实验室检验	3	甲功五项检测	3.2	1969	促甲状腺激素	thyroid stimulating hormone（TSH）	促甲状腺激素浓度	数值	/	μIU/ml	探索	刘成玉,罗春丽.临床检验基础.5版.北京:人民卫生出版社,2012.	A20190216LXQ
1970	实验室检验	3	甲功五项检测	3.2	1970	三碘甲腺原氨酸	triiodothyronine（T$_3$）	三碘甲腺原氨酸浓度	数值	/	nmol/L	探索	刘成玉,罗春丽.临床检验基础.5版.北京:人民卫生出版社,2012.	A20190216LXQ
1971	实验室检验	3	甲功五项检测	3.2	1971	甲状腺素	thyroxine（T$_4$）	甲状腺素浓度	数值	/	nmol/L	探索	刘成玉,罗春丽.临床检验基础.5版.北京:人民卫生出版社,2012.	A20190216LXQ
1972	实验室检验	3	甲状腺自身抗体检测	3.3	1972	甲状腺自身抗体	thyroid autoantibody	受试者是否做过甲状腺自身抗体检测	字符	是/否	/	探索	刘成玉,罗春丽.临床检验基础.5版.北京:人民卫生出版社,2012.	A20190216LXQ
1973	实验室检验	3	甲状腺自身抗体检测	3.3	1973	抗甲状腺球蛋白抗体	anti-thyroglobulin antibody	抗甲状腺球蛋白抗体浓度	字符	阴性/阳性	/	探索	刘成玉,罗春丽.临床检验基础.5版.北京:人民卫生出版社,2012.	A20190216LXQ
1974	实验室检验	3	甲状腺自身抗体检测	3.3	1974	抗甲状腺过氧化物酶抗体	anti-thyroid peroxidase antibody	抗甲状腺过氧化物酶抗体浓度	数值	/	U/ml	探索	刘成玉,罗春丽.临床检验基础.5版.北京:人民卫生出版社,2012.	A20190216LXQ

序号	一级类别名称	一级类别名称序号	二级类别名称	二级类别名称序号	数据元序号	中文名称	英文名称	定义	变量类型	值域	单位	数据等级	来源	版本号
1975	实验室检验	3	血管炎两项检测	3.4	1975	血管炎两项检测	two tests of vasculitis	受试者是否做过血管炎两项检测	字符	是/否	/	探索	刘成玉,罗春丽.临床检验基础.5版.北京:人民卫生出版社,2012.	A20190216LXQ
1976	实验室检验	3	血管炎两项检测	3.4	1976	蛋白酶3抗体	proteinase 3 antibody	蛋白酶3抗体浓度	数值	/	U/ml	探索	刘成玉,罗春丽.临床检验基础.5版.北京:人民卫生出版社,2012.	A20190216LXQ
1977	实验室检验	3	血管炎两项检测	3.4	1977	髓过氧化物酶抗体	myeloperoxidase antibody	髓过氧化物酶抗体浓度	数值	/	U/ml	探索	刘成玉,罗春丽.临床检验基础.5版.北京:人民卫生出版社,2012.	A20190216LXQ
1978	实验室检验	3	性激素六项检测	3.5	1978	性激素六项检测标志	six tests of sex hormones sign	受试者是否做过性激素六项检测	字符	是/否	/	探索	刘成玉,罗春丽.临床检验基础.5版.北京:人民卫生出版社,2012.	A20190216LXQ
1979	实验室检验	3	性激素六项检测	3.5	1979	卵泡刺激素	follicle–stimulating hormone	卵泡刺激素浓度	数值	/	U/ml	探索	刘成玉,罗春丽.临床检验基础.5版.北京:人民卫生出版社,2012.	A20190216LXQ
1980	实验室检验	3	性激素六项检测	3.5	1980	黄体生成素	luteinizing hormone	黄体生成素浓度	数值	/	U/ml	探索	刘成玉,罗春丽.临床检验基础.5版.北京:人民卫生出版社,2012.	A20190216LXQ
1981	实验室检验	3	性激素六项检测	3.5	1981	泌乳素	prolactin	泌乳素浓度	数值	/	U/ml	探索	刘成玉,罗春丽.临床检验基础.5版.北京:人民卫生出版社,2012.	A20190216LXQ
1982	实验室检验	3	性激素六项检测	3.5	1982	睾酮	testosterone	睾酮浓度	数值	/	U/ml	探索	刘成玉,罗春丽.临床检验基础.5版.北京:人民卫生出版社,2012.	A20190216LXQ

序号	一级类别名称	一级类别名称序号	二级类别名称	二级类别名称序号	数据元序号	中文名称	英文名称	定义	变量类型	值域	单位	数据等级	来源	版本号
1983	实验室检验	3	性激素六项检测	3.5	1983	雌二醇	estradiol	雌二醇浓度	数值	/	U/ml	探索	刘成玉,罗春丽.临床检验基础.5版.北京:人民卫生出版社,2012.	A20190216LXQ
1984	实验室检验	3	性激素六项检测	3.5	1984	孕酮	progesterone	孕酮浓度	数值	/	U/ml	探索	刘成玉,罗春丽.临床检验基础.5版.北京:人民卫生出版社,2012.	A20190216LXQ
1985	病理检查	4	病理基础属性	4.1	1985	病理检查	pathological examination	用以检查机体器官、组织或细胞中的病理改变的病理形态学方法;是否进行了病理学检查	字符	是/否	/	核心	葛均波,徐永健.病理学.8版.北京:人民卫生出版社,2018.	A20190216LXQ
1986	病理检查	4	病理基础属性	4.1	1986	病理检查日期	date of pathological examination	描述受试者病理报告时间的公元纪年日期	日期	YYYY-MM-DD	/	核心	葛均波,徐永健.病理学.8版.北京:人民卫生出版社,2018.	A20190216LXQ
1987	病理检查	4	病理基础属性	4.1	1987	病理标本来源	source of pathological specimens	病理标本来源的详细描述	字符	肺/淋巴结/其他部位/胸腔积液/心包积液	/	核心	葛均波,徐永健.病理学.8版.北京:人民卫生出版社,2018.	A20190216LXQ
1988	病理检查	4	病理基础属性	4.1	1988	病理诊断描述	diagnosis description of pathology	病理诊断的描述	字符	/	/	探索	葛均波,徐永健.病理学.8版.北京:人民卫生出版社,2018.	A20190216LXQ
1989	病理检查	4	病理基础属性	4.1	1989	病理活检方式	method of pathological biopsy	获取病理活检的方式	字符	气管镜/CT引导穿刺/B超引导肺穿刺/淋巴结活检/外科手术/其他	/	核心	葛均波,徐永健.病理学.8版.北京:人民卫生出版社,2018.	A20190216LXQ

序号	一级类别名称	一级类别名称序号	二级类别名称	二级类别名称序号	数据元序号	中文名称	英文名称	定义	变量类型	值域	单位	数据等级	来源	版本号
1990	病理检查	4	病理基础属性	4.1	1990	活检部位	location of biopsy	病理活检部位	字符	/	/	核心	葛均波,徐永健.病理学.8版.北京:人民卫生出版社,2018.	A20190216LXQ
1991	病理检查	4	病理基础属性	4.1	1991	复合型病理	compound pathology	肺癌是否存在多种病理类型	字符	是/否	/	探索	Network NCC. NCCN Clinical Practice Guidelines in Oncology: Non-small cell lung cancer. version 3. 2020.〔2021-05-30〕. https://www. nccn. org/professionals/physician_gls/pdf/nscl. pdf.	A20190216LXQ
1992	病理检查	4	病理基础属性	4.1	1992	复合型病理各型比例	ratio of each type of compound pathology	肺癌各类型病理所占比例	数字	0~100	%	探索	Network NCC. NCCN Clinical Practice Guidelines in Oncology: Non-small cell lung cancer. version 3. 2020.〔2021-05-30〕. https://www. nccn. org/professionals/physician_gls/pdf/nscl. pdf.	A20190216LXQ
1993	病理检查	4	病理基础属性	4.1	1993	脉管癌栓	vascular tumor emboli	受试者是否有微血管侵犯	字符	是/否	/	探索	Network NCC. NCCN Clinical Practice Guidelines in Oncology: Non-small cell lung cancer. version 3. 2020.〔2021-05-30〕. https://www. nccn. org/professionals/physician_gls/pdf/nscl. pdf.	A20190216LXQ

序号	一级类别名称	一级类别名称序号	二级类别名称	二级类别名称序号	数据元序号	中文名称	英文名称	定义	变量类型	值域	单位	数据等级	来源	版本号
1994	病理检查	4	免疫组化	4.2	1994	细胞程序性死亡－配体1	programmed cell death－ligand 1（PD-L1）	受试者是否检测PD-L1	字符	是／否	/	探索	Network NCC. NCCN Clinical Practice Guidelines in Oncology：Non-small cell lung cancer. version 3. 2020. ［2021-05-30］. https：//www. nccn. org/professionals/physician_gls/pdf/nscl. pdf.	A20190216LXQ
1995	病理检查	4	免疫组化	4.2	1995	细胞程序性死亡－配体1（PD-L1）抗体	antibody of programmed cell death－ligand 1	PD-L1抗体商品名	字符	/	/	探索	Network NCC. NCCN Clinical Practice Guidelines in Oncology：Non-small cell lung cancer. version 3. 2020. ［2021-05-30］. https：//www. nccn. org/professionals/physician_gls/pdf/nscl. pdf.	A20190216LXQ
1996	病理检查	4	免疫组化	4.2	1996	细胞程序性死亡－配体1（PD-L1）表达	expression of programmed cell death-ligand 1	PD-L1在何种细胞中表达	字符	癌细胞／免疫细胞PD-L1	/	探索	Network NCC. NCCN Clinical Practice Guidelines in Oncology：Non-small cell lung cancer. version 3. 2020. ［2021-05-30］. https：//www. nccn. org/professionals/physician_gls/pdf/nscl. pdf.	A20190216LXQ
1997	病理检查	4	免疫组化	4.2	1997	细胞程序性死亡－配体1（PD-L1）表达程度	expression level of PD-L1	受试者PD-L1的表达程度	数值	0~100	%	探索	Network NCC. NCCN Clinical Practice Guidelines in Oncology：Non-small cell lung cancer. version 3. 2020. ［2021-05-30］. https：//www. nccn. org/professionals/physician_gls/pdf/nscl. pdf.	A20190216LXQ

序号	一级类别名称	一级类别名称序号	二级类别名称	二级类别名称序号	数据元序号	中文名称	英文名称	定义	变量类型	值域	单位	数据等级	来源	版本号
1998	病理检查	4	免疫组化	4.2	1998	程序性死亡受体-1(PD-1)	programmed cell death protein-1	受试者是否检测PD-1	字符	是/否	/	探索	Network NCC. NCCN Clinical Practice Guidelines in Oncology：Non-small cell lung cancer. version 3. 2020.［2021-05-30］. https：//www. nccn. org/professionals/physician_gls/pdf/nscl. pdf.	A20190216LXQ
1999	病理检查	4	免疫组化	4.2	1999	程序性死亡受体-1(PD-1)抗体	PD-1 antibody	PD-1抗体商品名	字符	/	/	探索	Network NCC. NCCN Clinical Practice Guidelines in Oncology：Non-small cell lung cancer. version 3. 2020.［2021-05-30］. https：//www. nccn. org/professionals/physician_gls/pdf/nscl. pdf.	A20190216LXQ
2000	病理检查	4	免疫组化	4.2	2000	程序性死亡受体-1(PD-1)表达	PD-1 expression	PD-1在何种细胞中表达	字符	癌细胞/免疫细胞PD-1	/	探索	Network NCC. NCCN Clinical Practice Guidelines in Oncology：Non-small cell lung cancer. version 3. 2020.［2021-05-30］. https：//www. nccn. org/professionals/physician_gls/pdf/nscl. pdf.	A20190216LXQ
2001	病理检查	4	免疫组化	4.2	2001	程序性死亡受体-1(PD-1)表达程度	expression level of PD-1	受试者PD-1的表达程度	数值	0~100	%	探索	Network NCC. NCCN Clinical Practice Guidelines in Oncology：Non-small cell lung cancer. version 3. 2020.［2021-05-30］. https：//www. nccn. org/professionals/physician_gls/pdf/nscl. pdf.	A20190216LXQ

序号	一级类别名称	一级类别名称序号	二级类别名称	二级类别名称序号	数据元序号	中文名称	英文名称	定义	变量类型	值域	单位	数据等级	来源	版本号
2002	病理检查	4	免疫组化	4.2	2002	细胞角蛋白5/6（CK5/6）	cytokeratin 5/6	受试者CK5/6的检测结果	字符	阴性/阳性	/	探索	Network NCC. NCCN Clinical Practice Guidelines in Oncology：Non-small cell lung cancer. version 3. 2020.［2021-05-30］. https：//www.nccn.org/professionals/physician_gls/pdf/nscl.pdf.	A20190216LXQ
2003	病理检查	4	免疫组化	4.2	2003	甲状腺转录因子-1（TTF-1）	thyroid transcription factor-1	受试者TTF-1的检测结果	字符	阴性/阳性	/	探索	Network NCC. NCCN Clinical Practice Guidelines in Oncology：Non-small cell lung cancer. version 3. 2020.［2021-05-30］. https：//www.nccn.org/professionals/physician_gls/pdf/nscl.pdf.	A20190216LXQ
2004	病理检查	4	免疫组化	4.2	2004	天冬氨酸蛋白酶(Napsin)A	Napsin A	一种天冬氨酸蛋白酶,受试者Napsin A的检测结果	字符	阴性/阳性	/	探索	Network NCC. NCCN Clinical Practice Guidelines in Oncology：Non-small cell lung cancer. version 3. 2020.［2021-05-30］. https：//www.nccn.org/professionals/physician_gls/pdf/nscl.pdf.	A20190216LXQ
2005	病理检查	4	免疫组化	4.2	2005	抑癌基因P40	P40 tumor suppressor genes	受试者抑癌基因P40的检测结果	字符	阴性/阳性	/	探索	Network NCC. NCCN Clinical Practice Guidelines in Oncology：Non-small cell lung cancer. version 3. 2020.［2021-05-30］. https：//www.nccn.org/professionals/physician_gls/pdf/nscl.pdf.	A20190216LXQ

序号	一级类别名称	一级类别名称序号	二级类别名称	二级类别名称序号	数据元序号	中文名称	英文名称	定义	变量类型	值域	单位	数据等级	来源	版本号
2006	病理检查	4	免疫组化	4.2	2006	抑癌基因P63	P63 tumor suppressor genes	受试者抑癌基因P63的检测结果	字符	阴性/阳性	/	探索	Network NCC. NCCN Clinical Practice Guidelines in Oncology：Non-small cell lung cancer. version 3. 2020.［2021-05-30］. https：//www. nccn. org/professionals/physician_gls/pdf/nscl. pdf	A20190216LXQ
2007	病理检查	4	免疫组化	4.2	2007	突触素（Syn）	synapsin	受试者突触素的检测结果	字符	阴性/阳性	/	探索	Network NCC. NCCN Clinical Practice Guidelines in Oncology：Non-small cell lung cancer. version 3. 2020.［2021-05-30］. https：//www. nccn. org/professionals/physician_gls/pdf/nscl. pdf.	A20190216LXQ
2008	病理检查	4	免疫组化	4.2	2008	嗜铬粒蛋白A（CgA）	chromogranin A	受试者嗜铬粒蛋白A的检测结果	字符	阴性/阳性	/	探索	Network NCC. NCCN Clinical Practice Guidelines in Oncology：Non-small cell lung cancer. version 3. 2020.［2021-05-30］. https：//www. nccn. org/professionals/physician_gls/pdf/nscl. pdf.	A20190216LXQ
2009	病理检查	4	免疫组化	4.2	2009	酸性钙结合蛋白S-100	acid calcium binding protein S-100	受试者酸性钙结合蛋白S-100的检测结果	字符	阴性/阳性	/	探索	Network NCC. NCCN Clinical Practice Guidelines in Oncology：Non-small cell lung cancer. version 3. 2020.［2021-05-30］. https：//www. nccn. org/professionals/physician_gls/pdf/nscl. pdf.	A20190216LXQ

序号	一级类别名称	一级类别名称序号	二级类别名称	二级类别名称序号	数据元序号	中文名称	英文名称	定义	变量类型	值域	单位	数据等级	来源	版本号
2010	病理检查	4	免疫组化	4.2	2010	平滑肌肌动蛋白（SMA）	smooth muscle actin	受试者平滑肌肌动蛋白的检测结果	字符	阴性／阳性	/	探索	Network NCC. NCCN Clinical Practice Guidelines in Oncology：Non-small cell lung cancer. version 3. 2020.［2021-05-30］. https://www. nccn. org/professionals/physician_gls/pdf/nscl. pdf.	A20190216LXQ
2011	病理检查	4	免疫组化	4.2	2011	睾丸核蛋白（NUT）	nuclear protein of the testis	受试者睾丸核蛋白的检测结果	字符	阴性／阳性	/	探索	Network NCC. NCCN Clinical Practice Guidelines in Oncology：Non-small cell lung cancer. version 3. 2020.［2021-05-30］. https://www. nccn. org/professionals/physician_gls/pdf/nscl. pdf.	A20190216LXQ
2012	病理检查	4	免疫组化	4.2	2012	阿尔辛蓝／过碘酸希夫（AB/PAS）染色	AB/PAS staining	受试者 AB/PAS 染色的检测结果	字符	阴性／阳性	/	探索	Network NCC. NCCN Clinical Practice Guidelines in Oncology：Non-small cell lung cancer. version 3. 2020.［2021-05-30］. https://www. nccn. org/professionals/physician_gls/pdf/nscl. pdf.	A20190216LXQ
2013	病理检查	4	免疫组化	4.2	2013	黏液卡红染色	mucin carmine staining	受试者黏液卡红染色的检测结果	字符	阴性／阳性	/	探索	Network NCC. NCCN Clinical Practice Guidelines in Oncology：Non-small cell lung cancer. version 3. 2020.［2021-05-30］. https://www. nccn. org/professionals/physician_gls/pdf/nscl. pdf.	A20190216LXQ

序号	一级类别名称	一级类别名称序号	二级类别名称	二级类别名称序号	数据元序号	中文名称	英文名称	定义	变量类型	值域	单位	数据等级	来源	版本号
2014	病理检查	4	免疫组化	4.2	2014	其他免疫组化指标	other immunohistochemical indicators	其他免疫组化的指标	字符	/	/	探索	Network NCC. NCCN Clinical Practice Guidelines in Oncology: Non-small cell lung cancer. version 3. 2020.〔2021-05-30〕. https://www.nccn.org/professionals/physician_gls/pdf/nscl.pdf.	A20190216LXQ
2015	病理检查	4	免疫组化	4.2	2015	Ki-67	cell proliferation index	受试者Ki-67的检测结果	字符	阴性/阳性	/	探索	Network NCC. NCCN Clinical Practice Guidelines in Oncology: Non-small cell lung cancer. version 3. 2020.〔2021-05-30〕. https://www.nccn.org/professionals/physician_gls/pdf/nscl.pdf.	A20190216LXQ
2016	病理检查	4	免疫组化	4.2	2016	间变性淋巴瘤激酶(ALK)	anaplastic lymphoma kinase	受试者ALK的检测结果	字符	阴性/阳性	/	探索	Network NCC. NCCN Clinical Practice Guidelines in Oncology: Non-small cell lung cancer. version 3. 2020.〔2021-05-30〕. https://www.nccn.org/professionals/physician_gls/pdf/nscl.pdf.	A20190216LXQ
2017	病理检查	4	免疫组化	4.2	2017	酪氨酸蛋白激酶MET(C-MET)	tyrosine-protein kinase met	受试者C-MET的检测结果	字符	阴性/阳性	/	探索	Network NCC. NCCN Clinical Practice Guidelines in Oncology: Non-small cell lung cancer. version 3. 2020.〔2021-05-30〕. https://www.nccn.org/professionals/physician_gls/pdf/nscl.pdf.	A20190216LXQ

序号	一级类别名称	一级类别名称序号	二级类别名称	二级类别名称序号	数据元序号	中文名称	英文名称	定义	变量类型	值域	单位	数据等级	来源	版本号
2018	病理检查	4	免疫组化	4.2	2018	c-ros 肉瘤致癌因子-受体酪氨酸激酶（ROS-1）	ROS proto-oncogene 1, receptor tyrosine kinase	受试者 ROS-1 的检测结果	字符	阴性/阳性	/	探索	Network NCC. NCCN Clinical Practice Guidelines in Oncology：Non-small cell lung cancer. version 3. 2020.［2021-05-30］. https://www.nccn.org/professionals/physician_gls/pdf/nscl.pdf.	A20190216LXQ
2019	病理检查	4	免疫组化	4.2	2019	EB 病毒编码的 RNAs（EBER）	EB virus encoded RNAs	受试者 EBER 原位杂交的检测结果	字符	阴性/阳性	/	探索	Network NCC. NCCN Clinical Practice Guidelines in Oncology：Non-small cell lung cancer. version 3. 2020.［2021-05-30］. https://www.nccn.org/professionals/physician_gls/pdf/nscl.pdf.	A20190216LXQ
2020	基因检查	5	基因检测	5.1	2020	基因测序	gene sequencing	受试者是否做过基因检测	字符	是/否	/	探索	PASS H I. Principles and Practice of Lung Cancer. 4th ed.［S. l.］：Wolters Kluwer Health/Lippincott Williams & Wilkins, 2010.	A20190216LXQ
2021	基因检查	5	基因检测	5.1	2021	基因测序时间	when to accept gene sequencing	受试者实行基因检测的公元纪年日期	日期	YYYY-MM-DD	/	探索	PASS H I. Principles and Practice of Lung Cancer. 4th ed.［S. l.］：Wolters Kluwer Health/Lippincott Williams & Wilkins, 2010.	A20190216LXQ

序号	一级类别名称	一级类别名称序号	二级类别名称	二级类别名称序号	数据元序号	中文名称	英文名称	定义	变量类型	值域	单位	数据等级	来源	版本号
2022	基因检查	5	基因检测	5.1	2022	基因测序方法	method of gene sequencing	受试者实行基因检测采用的方法	字符	/	/	探索	PASS H I . Principles and Practice of Lung Cancer. 4th ed.［S. l.］: Wolters Kluwer Health/Lippincott Williams & Wilkins, 2010.	A20190216LXQ
2023	基因检查	5	基因检测	5.1	2023	基因测序深度	gene sequencing depth	测序得到的碱基总量（bp）与所测基因组（genome）大小的比值，它是评价测序量的指标之一	数值	/	X	探索	PASS H I . Principles and Practice of Lung Cancer. 4th ed.［S. l.］: Wolters Kluwer Health/Lippincott Williams & Wilkins, 2010.	A20190216LXQ
2024	基因检查	5	基因检测	5.1	2024	基因突变	gene mutation	基因组 DNA 分子发生的突然的、可遗传的变异现象；受试者是否发生基因突变	字符	是／否	/	探索	PASS H I . Principles and Practice of Lung Cancer. 4th ed.［S. l.］: Wolters Kluwer Health/Lippincott Williams & Wilkins, 2010.	A20190216LXQ
2025	基因检查	5	基因检测	5.1	2025	DNA 总量	total DNA content	受试者标本提取 DNA 的含量	数值	0~1 000	ng	探索	PASS H I . Principles and Practice of Lung Cancer. 4th ed.［S. l.］: Wolters Kluwer Health/Lippincott Williams & Wilkins, 2010.	A20190216LXQ
2026	基因检查	5	基因检测	5.1	2026	突变基因名称	mutant gene type	突变基因名称的详细描述	字符	/	/	探索	PASS H I . Principles and Practice of Lung Cancer. 4th ed.［S. l.］: Wolters Kluwer Health/Lippincott Williams & Wilkins, 2010.	A20190216LXQ
2027	基因检查	5	基因检测	5.1	2027	基因突变方式	genetic modification	基因突变方式的详细描述	字符	/	/	探索	PASS H I . Principles and Practice of Lung Cancer. 4th ed.［S. l.］: Wolters Kluwer Health/Lippincott Williams & Wilkins, 2010.	A20190216LXQ

序号	一级类别名称	一级类别名称序号	二级类别名称	二级类别名称序号	数据元序号	中文名称	英文名称	定义	变量类型	值域	单位	数据等级	来源	版本号
2028	基因检查	5	基因检测	5.1	2028	基因突变丰度	gene mutation abundance	体现肿瘤异质性的一个重要指标,突变丰度越高,肿瘤组织中含有这种突变基因的细胞数越多	数值	0~100	%	探索	PASS H I. Principles and Practice of Lung Cancer. 4th ed. [S. l.]: Wolters Kluwer Health/Lippincott Williams & Wilkins, 2010.	A20190216LXQ
2029	基因检查	5	基因检测	5.1	2029	肿瘤突变负荷(TMB)	tumor mutation burden	受试者是否检测肿瘤突变负荷	字符	是/否	/	探索	中国抗癌协会肿瘤标志专业委员会遗传性肿瘤标志物协作组,中国抗癌协会肿瘤病理专业委员会分子病理协作组,莫淼,等. 肿瘤突变负荷检测及临床应用中国专家共识(2020年版)[J]. 中国癌症防治杂志, 2020, 12(5): 485-494. PASS H I. Principles and Practice of Lung Cancer. 4th ed. [S. l.]: Wolters Kluwer Health/Lippincott Williams & Wilkins, 2010.	A20190216LXQ
2030	基因检查	5	基因检测	5.1	2030	肿瘤突变负荷(TMB)的计算方式	calculation method of TMB	肿瘤突变负荷的计算方法	字符	/	/	探索	中国抗癌协会肿瘤标志专业委员会遗传性肿瘤标志物协作组,中国抗癌协会肿瘤病理专业委员会分子病理协作组,莫淼,等. 肿瘤突变负荷检测及临床应用中国专家共识(2020年版)[J]. 中国癌症防治杂志, 2020, 12(5): 485-494. PASS H I. Principles and Practice of Lung Cancer. 4th ed. [S. l.]: Wolters Kluwer Health/Lippincott Williams & Wilkins, 2010.	A20190216LXQ

序号	一级类别名称	一级类别名称序号	二级类别名称	二级类别名称序号	数据元序号	中文名称	英文名称	定义	变量类型	值域	单位	数据等级	来源	版本号
2031	基因检查	5	基因检测	5.1	2031	组织TMB	TMB of tissue	受试者组织中TMB的高低	数值	0~50	个突变/Mb	探索	中国抗癌协会肿瘤标志专业委员会遗传性肿瘤标志物协作组,中国抗癌协会肿瘤病理专业委员会分子病理协作组,莫淼,等.肿瘤突变负荷检测及临床应用中国专家共识(2020年版)〔J〕.中国癌症防治杂志,2020,12(5):485–494. PASS H I. Principles and Practice of Lung Cancer. 4th ed.〔S. l.〕: Wolters Kluwer Health/Lippincott Williams & Wilkins, 2010.	A20190216LXQ
2032	基因检查	5	基因检测	5.1	2032	液体TMB	TMB of liquid	受试者液体中TMB的高低	数值	0~50	个突变/Mb	探索	中国抗癌协会肿瘤标志专业委员会遗传性肿瘤标志物协作组,中国抗癌协会肿瘤病理专业委员会分子病理协作组,莫淼,等.肿瘤突变负荷检测及临床应用中国专家共识(2020年版)〔J〕.中国癌症防治杂志,2020,12(5):485–494. PASS H I. Principles and Practice of Lung Cancer. 4th ed.〔S. l.〕: Wolters Kluwer Health/Lippincott Williams & Wilkins, 2010.	A20190216LXQ

序号	一级类别名称	一级类别名称序号	二级类别名称	二级类别名称序号	数据元序号	中文名称	英文名称	定义	变量类型	值域	单位	数据等级	来源	版本号
2033	基因检查	5	基因检测	5.1	2033	微卫星不稳定性（MSI）	microsatellite instability	微卫星DNA是散布在基因组内的一种重复序列,不同个体间有明显的差别,但在遗传上却是高度保守的。一些肿瘤细胞或癌前病变细胞中发现微卫星DNA的重复序列的拷贝数有变化,称之为微卫星不稳定性。受试者是否有微卫星不稳定性	字符	是/否	/	探索	Network NCC. NCCN Clinical Practice Guidelines in Oncology: Non-small cell lung cancer. version 3. 2020. [2021-05-30]. https://www.nccn.org/professionals/physician_gls/pdf/nscl.pdf.	A20190216LXQ
2034	其他临床辅助检查	6	胸部平片检查	6.1	2034	气管偏移	tracheal shift	是否有剑鞘样改变（左右径/前后径变小）	字符	是/否	/	补充	白人驹,张雪林.医学影像诊断学.3版.北京:人民卫生出版社,2010.	A20190216LXQ
2035	其他临床辅助检查	6	胸部CT检查	6.2	2035	大血管侵犯	great vessels invasion	大血管是否受到侵犯	字符	是/否	/	补充	陈荣昌,钟南山,刘又宁.呼吸病学.3版.北京:人民卫生出版社,2022.	A20190216LXQ
2036	其他临床辅助检查	6	胸部CT检查	6.2	2036	气管受累	trachea involvement	气管是否有狭窄或受侵犯	字符	是/否	/	补充	白人驹,张雪林.医学影像诊断学.3版.北京:人民卫生出版社,2010.	A20190216LXQ

序号	一级类别名称	一级类别名称序号	二级类别名称	二级类别名称序号	数据元序号	中文名称	英文名称	定义	变量类型	值域	单位	数据等级	来源	版本号
2037	其他临床辅助检查	6	头颅CT检查	6.3	2037	头颅CT扫描	brain CT scan	受试者是否进行了头颅CT检查	字符	是/否	/	核心	白人驹,张雪林.医学影像诊断学.3版.北京:人民卫生出版社,2010.	A20190216LXQ
2038	其他临床辅助检查	6	头颅MR检查	6.4	2038	头颅MR扫描	MR scan of brain	受试者是否进行了头颅MR检查	字符	是/否	/	核心	白人驹,张雪林.医学影像诊断学.3版.北京:人民卫生出版社,2010.	A20190216LXQ
2039	其他临床辅助检查	6	头颅MR检查	6.4	2039	脑转移	brain metastases	肺癌可引起脑、脑膜或脊髓转移,以小细胞肺癌为多,其次为大细胞癌、腺癌、鳞癌。受试者是否发生脑转移	字符	是/否	/	核心	白人驹,张雪林.医学影像诊断学.3版.北京:人民卫生出版社,2010.	A20190216LXQ
2040	其他临床辅助检查	6	头颅MR检查	6.4	2040	脑转移数量	number of brain metastases	肿瘤转移至脑部是单发或多发	字符	单发/多发	/	核心	白人驹,张雪林.医学影像诊断学.3版.北京:人民卫生出版社,2010.	A20190216LXQ
2041	其他临床辅助检查	6	头颅MR检查	6.4	2041	瘤周出血	peritumoral bleeding	是否有脑转移瘤周围出血	字符	是/否	/	核心	白人驹,张雪林.医学影像诊断学.3版.北京:人民卫生出版社,2010.	A20190216LXQ
2042	其他临床辅助检查	6	头颅MR检查	6.4	2042	瘤周水肿	peritumoral edema	是否有脑转移瘤周围水肿	字符	是/否	/	核心	白人驹,张雪林.医学影像诊断学.3版.北京:人民卫生出版社,2010.	A20190216LXQ

序号	一级类别名称	一级类别名称序号	二级类别名称	二级类别名称序号	数据元序号	中文名称	英文名称	定义	变量类型	值域	单位	数据等级	来源	版本号
2043	其他临床辅助检查	6	头颅MR检查	6.4	2043	脑中线偏移	brain midline shift	是否有脑中线偏移	字符	是/否	/	核心	白人驹,张雪林.医学影像诊断学.3版.北京:人民卫生出版社,2010.	A20190216LXQ
2044	其他临床辅助检查	6	头颅MR检查	6.4	2044	脑转移部位	site of brain metastases	受试者发生脑转移的部位	字符	/	/	核心	白人驹,张雪林.医学影像诊断学.3版.北京:人民卫生出版社,2010.	A20190216LXQ
2045	其他临床辅助检查	6	头颅MR检查	6.4	2045	头颅MR诊断	brain MR diagnosis	受试者头颅MR诊断的结果	字符	/	/	核心	Network NCC. NCCN Clinical Practice Guidelines in Oncology: Non-small cell lung cancer. version 3. 2020. [2021-05-30]. https://www. nccn. org/professionals/physician_gls/pdf/nscl. pdf.	A20190216LXQ
2046	其他临床辅助检查	6	PET/CT检查	6.5	2046	PET/CT检查标志	PET/CT examination	受试者是否进行了PET/CT检查	字符	是/否	/	核心	Network NCC. NCCN Clinical Practice Guidelines in Oncology: Non-small cell lung cancer. version 3. 2020. [2021-05-30]. https://www. nccn. org/professionals/physician_gls/pdf/nscl. pdf.	A20190216LXQ
2047	其他临床辅助检查	6	PET/CT检查	6.5	2047	肺部肿块	pulmonary mass	受试者是否发现肺部肿块	字符	是/否	/	补充	Network NCC. NCCN Clinical Practice Guidelines in Oncology: Non-small cell lung cancer. version 3. 2020. [2021-05-30]. https://www. nccn. org/professionals/physician_gls/pdf/nscl. pdf.	A20190216LXQ

序号	一级类别名称	一级类别名称序号	二级类别名称	二级类别名称序号	数据元序号	中文名称	英文名称	定义	变量类型	值域	单位	数据等级	来源	版本号
2048	其他临床辅助检查	6	PET/CT检查	6.5	2048	肺部肿块形态	shape of pulmonary mass	受试者肺部肿块的形态	字符	/	/	补充	Network NCC. NCCN Clinical Practice Guidelines in Oncology: Non-small cell lung cancer. version 3. 2020.〔2021-05-30〕. https://www.nccn.org/professionals/physician_gls/pdf/nscl.pdf.	A20190216LXQ
2049	其他临床辅助检查	6	PET/CT检查	6.5	2049	肺部肿块性质	property of pulmonary mass	受试者肺部肿块的性质	字符	/	/	补充	Network NCC. NCCN Clinical Practice Guidelines in Oncology: Non-small cell lung cancer. version 3. 2020.〔2021-05-30〕. https://www.nccn.org/professionals/physician_gls/pdf/nscl.pdf.	A20190216LXQ
2050	其他临床辅助检查	6	PET/CT检查	6.5	2050	肺部肿块SUV值	SUV value of pulmonary mass	受试者肺部肿块的标准摄取值	数值	/	/	补充	Network NCC. NCCN Clinical Practice Guidelines in Oncology: Non-small cell lung cancer. version 3. 2020.〔2021-05-30〕. https://www.nccn.org/professionals/physician_gls/pdf/nscl.pdf.	A20190216LXQ
2051	其他临床辅助检查	6	PET/CT检查	6.5	2051	肺部结节	pulmonary nodule	受试者是否有肺结节	字符	是/否	/	补充	Network NCC. NCCN Clinical Practice Guidelines in Oncology: Non-small cell lung cancer. version 3. 2020.〔2021-05-30〕. https://www.nccn.org/professionals/physician_gls/pdf/nscl.pdf.	A20190216LXQ

序号	一级类别名称	一级类别名称序号	二级类别名称	二级类别名称序号	数据元序号	中文名称	英文名称	定义	变量类型	值域	单位	数据等级	来源	版本号
2052	其他临床辅助检查	6	PET/CT检查	6.5	2052	肺部结节部位	site of pulmonary nodule	受试者肺部结节所在部位	字符	/	/	补充	Network NCC. NCCN Clinical Practice Guidelines in Oncology：Non-small cell lung cancer. version 3. 2020 https：//www.nccn. org/professionals/physician_gls/pdf/nscl. pdf	A20190216LXQ
2053	其他临床辅助检查	6	PET/CT检查	6.5	2053	肺部结节SUV 值	SUV value of pulmonary nodule	结节的最大摄取值	数值	0~100	/	补充	Network NCC. NCCN Clinical Practice Guidelines in Oncology：Non-small cell lung cancer. version 3. 2020.〔2021-05-30〕. https：//www. nccn. org/professionals/physician_gls/pdf/nscl. pdf	A20190216LXQ
2054	其他临床辅助检查	6	PET/CT检查	6.5	2054	肺门淋巴结增大	pulmonary hilar lymph node enlargement	受试者有无肺门淋巴结增大	字符	有 / 无	/	补充	Network NCC. NCCN Clinical Practice Guidelines in Oncology：Non-small cell lung cancer. version 3. 2020.〔2021-05-30〕. https：//www. nccn. org/professionals/physician_gls/pdf/nscl. pdf.	A20190216LXQ
2055	其他临床辅助检查	6	PET/CT检查	6.5	2055	肺门淋巴结部位	site of pulmonary hilar lymph node	受试者肺门淋巴结所在的具体部位	字符	/	/	补充	Network NCC. NCCN Clinical Practice Guidelines in Oncology：Non-small cell lung cancer. version 3. 2020.〔2021-05-30〕. https：//www. nccn. org/professionals/physician_gls/pdf/nscl. pdf.	A20190216LXQ

序号	一级类别名称	一级类别名称序号	二级类别名称	二级类别名称序号	数据元序号	中文名称	英文名称	定义	变量类型	值域	单位	数据等级	来源	版本号
2056	其他临床辅助检查	6	PET/CT检查	6.5	2056	肺门淋巴结短径	short diameter of pulmonary hilar lymph node	肺门淋巴结最短直径的大小	数值	0~100	cm	补充	Network NCC. NCCN Clinical Practice Guidelines in Oncology: Non-small cell lung cancer. version 3. 2020. [2021-05-30]. https://www.nccn.org/professionals/physician_gls/pdf/nscl.pdf.	A20190216LXQ
2057	其他临床辅助检查	6	PET/CT检查	6.5	2057	肺门淋巴结SUV值	SUV value of pulmonary hilar lymph node	肺门淋巴结最大摄取值的大小	数值	0~100	/	补充	Network NCC. NCCN Clinical Practice Guidelines in Oncology: Non-small cell lung cancer. version 3. 2020. [2021-05-30]. https://www.nccn.org/professionals/physician_gls/pdf/nscl.pdf.	A20190216LXQ
2058	其他临床辅助检查	6	PET/CT检查	6.5	2058	纵隔淋巴结增大	mediastinal lymphadenopathy	受试者有无纵隔淋巴结增大	字符	有/无	/	补充	Network NCC. NCCN Clinical Practice Guidelines in Oncology: Non-small cell lung cancer. version 3. 2020. [2021-05-30]. https://www.nccn.org/professionals/physician_gls/pdf/nscl.pdf.	A20190216LXQ
2059	其他临床辅助检查	6	PET/CT检查	6.5	2059	纵隔淋巴结短径	size of mediastinal lymph node	纵隔淋巴结最短直径的大小	数值	0~100	cm	补充	Network NCC. NCCN Clinical Practice Guidelines in Oncology: Non-small cell lung cancer. version 3. 2020. [2021-05-30]. https://www.nccn.org/professionals/physician_gls/pdf/nscl.pdf.	A20190216LXQ

序号	一级类别名称	一级类别名称序号	二级类别名称	二级类别名称序号	数据元序号	中文名称	英文名称	定义	变量类型	值域	单位	数据等级	来源	版本号
2060	其他临床辅助检查	6	PET/CT检查	6.5	2060	纵隔淋巴结SUV值	SUV value of mediastinal lymph node	纵隔淋巴结最大摄取值	数值	/	/	补充	Network NCC. NCCN Clinical Practice Guidelines in Oncology: Non-small cell lung cancer. version 3. 2020. [2021-05-30]. https://www.nccn.org/professionals/physician_gls/pdf/nscl.pdf.	A20190216LXQ
2061	其他临床辅助检查	6	PET/CT检查	6.5	2061	其他部位淋巴结	other lymph nodes	受试者其他部位有无淋巴结增大	字符	有/无	/	补充	Network NCC. NCCN Clinical Practice Guidelines in Oncology: Non-small cell lung cancer. version 3. 2020. [2021-05-30]. https://www.nccn.org/professionals/physician_gls/pdf/nscl.pdf.	A20190216LXQ
2062	其他临床辅助检查	6	PET/CT检查	6.5	2062	其他淋巴结部位	site of other lymph nodes	受试者其他淋巴结位置的详细描述	字符	/	/	补充	Network NCC. NCCN Clinical Practice Guidelines in Oncology: Non-small cell lung cancer. version 3. 2020. [2021-05-30]. https://www.nccn.org/professionals/physician_gls/pdf/nscl.pdf.	A20190216LXQ
2063	其他临床辅助检查	6	PET/CT检查	6.5	2063	其他部位淋巴结短径	size of other lymph nodes	其他部位淋巴结最短直径的大小	数值	0~100	cm	补充	Network NCC. NCCN Clinical Practice Guidelines in Oncology: Non-small cell lung cancer. version 3. 2020. [2021-05-30]. https://www.nccn.org/professionals/physician_gls/pdf/nscl.pdf.	A20190216LXQ

序号	一级类别名称	一级类别名称序号	二级类别名称	二级类别名称序号	数据元序号	中文名称	英文名称	定义	变量类型	值域	单位	数据等级	来源	版本号
2064	其他临床辅助检查	6	PET/CT检查	6.5	2064	其他部位淋巴结SUV值	SUV value of other lymph nodes	其他部位淋巴结最大摄取值	数值	0~100	/	补充	Network NCC. NCCN Clinical Practice Guidelines in Oncology：Non-small cell lung cancer. version 3. 2020.［2021-05-30］. https：//www. nccn. org/ professionals/physician_gls/pdf/ nscl. pdf.	A20190216LXQ
2065	其他临床辅助检查	6	PET/CT检查	6.5	2065	胸膜SUV值	SUV value of pleural	胸膜最大摄取值	数值	0~100	/	补充	Network NCC. NCCN Clinical Practice Guidelines in Oncology：Non-small cell lung cancer. version 3. 2020.［2021-05-30］. https：//www. nccn. org/ professionals/physician_gls/pdf/ nscl. pdf.	A20190216LXQ
2066	其他临床辅助检查	6	PET/CT检查	6.5	2066	胸外病灶	extrathoracic lesion	受试者有无胸外病灶	字符	有 / 无	/	补充	Network NCC. NCCN Clinical Practice Guidelines in Oncology：Non-small cell lung cancer. version 3. 2020.［2021-05-30］. https：//www. nccn. org/ professionals/physician_gls/pdf/ nscl. pdf.	A20190216LXQ
2067	其他临床辅助检查	6	PET/CT检查	6.5	2067	胸外病灶部位	location of extrathoracic lesion	受试者胸外病灶位置的详细描述	字符	/	/	补充	Network NCC. NCCN Clinical Practice Guidelines in Oncology：Non-small cell lung cancer. version 3. 2020.［2021-05-30］. https：//www. nccn. org/ professionals/physician_gls/pdf/ nscl. pdf.	A20190216LXQ

序号	一级类别名称	一级类别名称序号	二级类别名称	二级类别名称序号	数据元序号	中文名称	英文名称	定义	变量类型	值域	单位	数据等级	来源	版本号
2068	其他临床辅助检查	6	PET/CT检查	6.5	2068	胸外病灶大小	size of extrathoracic lesion	受试者胸外病灶大小的详细描述	数值	0~100	cm	补充	Network NCC. NCCN Clinical Practice Guidelines in Oncology: Non-small cell lung cancer. version 3. 2020. [2021-05-30]. https://www.nccn.org/professionals/physician_gls/pdf/nscl.pdf.	A20190216LXQ
2069	其他临床辅助检查	6	PET/CT检查	6.5	2069	胸外病灶SUV值	SUV value of extrathoracic lesion	胸外病灶的标准摄取值	数值	0~100	/	补充	Network NCC. NCCN Clinical Practice Guidelines in Oncology: Non-small cell lung cancer. version 3. 2020. [2021-05-30]. https://www.nccn.org/professionals/physician_gls/pdf/nscl.pdf.	A20190216LXQ
2070	其他临床辅助检查	6	PET/CT检查	6.5	2070	PET/CT诊断	position emissiontomography/computed tomography (PET/CT) diagnosis	受试者是否进行PET/CT诊断	字符	是/否	/	补充	Network NCC. NCCN Clinical Practice Guidelines in Oncology: Non-small cell lung cancer. version 3. 2020. [2021-05-30]. https://www.nccn.org/professionals/physician_gls/pdf/nscl.pdf.	A20190216LXQ
2071	其他临床辅助检查	6	骨ECT检查	6.6	2071	骨ECT检查	bone ECT examination	受试者是否行骨ECT检查	字符	是/否	/	补充	Network NCC. NCCN Clinical Practice Guidelines in Oncology: Non-small cell lung cancer. version 3. 2020. [2021-05-30]. https://www.nccn.org/professionals/physician_gls/pdf/nscl.pdf.	A20190216LXQ

序号	一级类别名称	一级类别名称序号	二级类别名称	二级类别名称序号	数据元序号	中文名称	英文名称	定义	变量类型	值域	单位	数据等级	来源	版本号
2072	其他临床辅助检查	6	骨 ECT 检查	6.6	2072	骨 ECT 检查结果异常	abnormal result of bone ECT examination	受试者骨 ECT 检查结果是否异常	字符	是 / 否	/	补充	Network NCC. NCCN Clinical Practice Guidelines in Oncology：Non-small cell lung cancer. version 3. 2020.［2021-05-30］. https：//www. nccn. org/professionals/physician_gls/pdf/nscl. pdf.	A20190216LXQ
2073	其他临床辅助检查	6	骨 ECT 检查	6.6	2073	骨转移部位	site of bone metastases	肿瘤发生骨转移的具体部位	字符	/	/	补充	Network NCC. NCCN Clinical Practice Guidelines in Oncology：Non-small cell lung cancer. version 3. 2020.［2021-05-30］. https：//www. nccn. org/professionals/physician_gls/pdf/nscl. pdf.	A20190216LXQ
2074	其他临床辅助检查	6	骨 ECT 检查	6.6	2074	骨 ECT 诊断	bone ECT diagnosis	骨 ECT 诊断结果的详细描述	字符	/	/	补充	白人驹,张雪林. 医学影像诊断学. 3 版. 北京：人民卫生出版社, 2010.	A20190216LXQ
2075	其他临床辅助检查	6	腹部 CT 检查	6.7	2075	腹部 CT 扫描	abdominal CT scan	受试者是否进行了腹部 CT 检查	字符	是 / 否	/	补充	白人驹,张雪林. 医学影像诊断学. 3 版. 北京：人民卫生出版社, 2010.	A20190216LXQ
2076	其他临床辅助检查	6	腹部 CT 检查	6.7	2076	腹部 CT 检查结果异常	abnormal result of abdominal CT examination	腹部 CT 检查结果是否异常	字符	是 / 否	/	补充	Network NCC. NCCN Clinical Practice Guidelines in Oncology：Non-small cell lung cancer. version 3. 2020.［2021-05-30］. https：//www. nccn. org/professionals/physician_gls/pdf/nscl. pdf.	A20190216LXQ

序号	一级类别名称	一级类别名称序号	二级类别名称	二级类别名称序号	数据元序号	中文名称	英文名称	定义	变量类型	值域	单位	数据等级	来源	版本号
2077	其他临床辅助检查	6	腹部CT检查	6.7	2077	腹腔转移部位	site of abdominal metastases	肿瘤发生腹腔转移的具体部位	字符	/	/	补充	Network NCC. NCCN Clinical Practice Guidelines in Oncology: Non-small cell lung cancer. version 3. 2020. [2021-05-30]. https://www. nccn. org/professionals/physician_gls/pdf/nscl. pdf.	A20190216LXQ
2078	其他临床辅助检查	6	腹部CT检查	6.7	2078	腹腔淋巴结受累	abdomina lymph node involvement	腹腔淋巴结是否受累	字符	是/否	/	补充	Network NCC. NCCN Clinical Practice Guidelines in Oncology: Non-small cell lung cancer. version 3. 2020. [2021-05-30]. https://www. nccn. org/professionals/physician_gls/pdf/nscl. pdf.	A20190216LXQ
2079	其他临床辅助检查	6	腹部CT检查	6.7	2079	腹部CT诊断结果	abdominal CT diagnosis result	受试者腹部CT诊断结果的详细描述	字符	/	/	补充	白人驹,张雪林. 医学影像诊断学. 3版. 北京:人民卫生出版社,2010.	A20190216LXQ
2080	其他临床辅助检查	6	心脏超声检查	6.8	2080	超声心动图检查	echocardiogram examination	受试者是否进行超声心动图检查	字符	是/否	/	补充	白人驹,张雪林. 医学影像诊断学. 3版. 北京:人民卫生出版社,2010.	A20190216LXQ
2081	其他临床辅助检查	6	心脏超声检查	6.8	2081	超声心动图诊断结果	echocardiogram diagnosis result	超声心动图诊断结果的详细描述	字符	/	/	探索	Network NCC. NCCN Clinical Practice Guidelines in Oncology: Non-small cell lung cancer. version 3. 2020. [2021-05-30]. https://www. nccn. org/professionals/physician_gls/pdf/nscl. pdf.	A20190216LXQ

序号	一级类别名称	一级类别名称序号	二级类别名称	二级类别名称序号	数据元序号	中文名称	英文名称	定义	变量类型	值域	单位	数据等级	来源	版本号
2082	其他临床辅助检查	6	心脏超声检查	6.8	2082	心包壁受侵犯	pericardial wall invasion	肿瘤是否侵犯心包壁	字符	是／否	/	探索	Network NCC. NCCN Clinical Practice Guidelines in Oncology: Non-small cell lung cancer. version 3. 2020.〔2021-05-30〕. https://www.nccn.org/professionals/physician_gls/pdf/nscl.pdf.	A20190216LXQ
2083	其他临床辅助检查	6	心脏超声检查	6.8	2083	心房受侵犯	atrium invasion	肿瘤是否侵犯心房	字符	是／否	/	探索	Network NCC. NCCN Clinical Practice Guidelines in Oncology: Non-small cell lung cancer. version 3. 2020.〔2021-05-30〕. https://www.nccn.org/professionals/physician_gls/pdf/nscl.pdf.	A20190216LXQ
2084	其他临床辅助检查	6	心脏超声检查	6.8	2084	肺动脉受侵犯	pulmonary artery invasion	肿瘤是否侵犯肺动脉	字符	是／否	/	探索	Network NCC. NCCN Clinical Practice Guidelines in Oncology: Non-small cell lung cancer. version 3. 2020.〔2021-05-30〕. https://www.nccn.org/professionals/physician_gls/pdf/nscl.pdf.	A20190216LXQ

序号	一级类别名称	一级类别名称序号	二级类别名称	二级类别名称序号	数据元序号	中文名称	英文名称	定义	变量类型	值域	单位	数据等级	来源	版本号
2085	其他临床辅助检查	6	心脏超声检查	6.8	2085	心房癌栓	atrial embolus	癌栓是肿瘤常见并发症之一,是指癌细胞在生长、繁殖、转移过程中,侵袭或堆集在血管和淋巴系统,或引起血液的凝血异常,导致血管功能和血液运行障碍、异常凝血、血栓形成,产生一系列病理生理改变的肿瘤并发症;受试者心房是否发生癌栓	字符	是/否	/	探索	白人驹,张雪林.医学影像诊断学.3版.北京:人民卫生出版社,2010.	A20190216LXQ
2086	其他临床辅助检查	6	腹部彩超检查	6.9	2086	腹部彩超	abdominal color ultrasound	受试者是否进行了腹部彩超检查	字符	是/否	/	探索	白人驹,张雪林.医学影像诊断学.3版.北京:人民卫生出版社,2010.	A20190216LXQ
2087	其他临床辅助检查	6	腹部彩超检查	6.9	2087	腹部B超	abdominal B-scan ultrasonography	受试者是否进行了腹部B超检查	字符	是/否	/	探索	白人驹,张雪林.医学影像诊断学.3版.北京:人民卫生出版社,2010.	A20190216LXQ
2088	其他临床辅助检查	6	腹部彩超检查	6.9	2088	腹部转移部位	abdominal metastases site	肿瘤发生腹部转移的具体部位	字符	/	/	探索	Network NCC. NCCN Clinical Practice Guidelines in Oncology: Non-small cell lung cancer. version 3. 2020.［2021-05-30］. https://www.nccn.org/professionals/physician_gls/pdf/nscl.pdf.	A20190216LXQ

序号	一级类别名称	一级类别名称序号	二级类别名称	二级类别名称序号	数据元序号	中文名称	英文名称	定义	变量类型	值域	单位	数据等级	来源	版本号
2089	其他临床辅助检查	6	腹部彩超检查	6.9	2089	腹水	abdominal effusion	受试者是否有腹水	字符	是/否	/	探索	白人驹,张雪林.医学影像诊断学.3版.北京:人民卫生出版社,2010.	A20190216LXQ
2090	其他临床辅助检查	6	腹部彩超检查	6.9	2090	腹部彩超诊断结果	diagnosis of abdominal color ultrasound result	腹部彩超诊断结果的详细描述	字符	/	/	探索	白人驹,张雪林.医学影像诊断学.3版.北京:人民卫生出版社,2010.	A20190216LXQ
2091	其他临床辅助检查	6	泌尿系统B超检查	6.10	2091	泌尿系统B超	urinary B-ultrasound	受试者是否进行了泌尿系统B超检查	字符	是/否	/	探索	白人驹,张雪林.医学影像诊断学.3版.北京:人民卫生出版社,2010.	A20190216LXQ
2092	其他临床辅助检查	6	泌尿系统B超检查	6.10	2092	泌尿系统转移	urinary system metastases	肿瘤是否转移至泌尿系统	字符	是/否	/	探索	白人驹,张雪林.医学影像诊断学.3版.北京:人民卫生出版社,2010.	A20190216LXQ
2093	其他临床辅助检查	6	泌尿系统B超检查	6.10	2093	泌尿系统转移部位	metastases site of urinary system	肿瘤转移至泌尿系统的具体部位	字符	/	/	探索	白人驹,张雪林.医学影像诊断学.3版.北京:人民卫生出版社,2010.	A20190216LXQ
2094	其他临床辅助检查	6	泌尿系统B超检查	6.10	2094	泌尿系统B超诊断结果	urinary B-ultrasound diagnosis result	泌尿系统B超诊断结果的详细描述	字符	/	/	探索	白人驹,张雪林.医学影像诊断学.3版.北京:人民卫生出版社,2010.	A20190216LXQ

序号	一级类别名称	一级类别名称序号	二级类别名称	二级类别名称序号	数据元序号	中文名称	英文名称	定义	变量类型	值域	单位	数据等级	来源	版本号
2095	其他临床辅助检查	6	浅表组织彩超检查	6.11	2095	浅表组织彩超	superficial tissue color ultrasound	受试者是否进行了浅表组织彩超检查	字符	是／否	／	探索	Network NCC. NCCN Clinical Practice Guidelines in Oncology：Non-small cell lung cancer. version 3. 2020.〔2021-05-30〕. https：//www. nccn. org/professionals/physician_gls/pdf/nscl. pdf.	A20190216LXQ
2096	其他临床辅助检查	6	浅表组织彩超检查	6.11	2096	浅表组织转移部位	metastases site of superficial tissue	肿瘤发生浅表组织转移的具体部位	字符	／	／	探索	Network NCC. NCCN Clinical Practice Guidelines in Oncology：Non-small cell lung cancer. version 3. 2020.〔2021-05-30〕. https：//www. nccn. org/professionals/physician_gls/pdf/nscl. pdf.	A20190216LXQ
2097	其他临床辅助检查	6	浅表组织彩超检查	6.11	2097	浅表组织彩超诊断	superficial tissue color ultrasound diagnosis	浅表组织彩超诊断结果的详细描述	字符	／	／	探索	Network NCC. NCCN Clinical Practice Guidelines in Oncology：Non-small cell lung cancer. version 3. 2020.〔2021-05-30〕. https：//www. nccn. org/professionals/physician_gls/pdf/nscl. pdf.	A20190216LXQ
2098	其他临床辅助检查	6	双下肢静脉B超检查	6.12	2098	双下肢静脉B超	double lower extremity vein B-ultrasound	受试者是否进行了双下肢静脉B超检查	字符	是／否	／	探索	Network NCC. NCCN Clinical Practice Guidelines in Oncology：Non-small cell lung cancer. version 3. 2020.〔2021-05-30〕. https：//www. nccn. org/professionals/physician_gls/pdf/nscl. pdf.	A20190216LXQ

序号	一级类别名称	一级类别名称序号	二级类别名称	二级类别名称序号	数据元序号	中文名称	英文名称	定义	变量类型	值域	单位	数据等级	来源	版本号
2099	医学诊断	7	肺癌的诊断	7.1	2099	支气管肺癌（简称肺癌）	bronchogenic carcinoma（lung cancer）	原发性支气管肺癌，简称肺癌，为起源于支气管黏膜或腺体的恶性肿瘤，主要为小细胞肺癌和非小细胞肺癌两大亚群	字符	是／否	／	核心	陈荣昌,钟南山,刘又宁.呼吸病学.3版.北京:人民卫生出版社,2022.	A20190216LXQ
2100	医学诊断	7	肺癌的诊断	7.1	2100	肺癌临床分期	clinical TNM stage（cTNM）for lung cancer	肺癌的临床分期是肺癌患者入院时,根据肺癌患者病史、体格检查及相关辅助检查,经充分评估后确立的分期	字符	／	／	核心	Network NCC. NCCN Clinical Practice Guidelines in Oncology: Non-small cell lung cancer. version 3. 2020.［2021-05-30］. https://www.nccn.org/professionals/physician_gls/pdf/nscl.pdf.	A20190216LXQ
2101	医学诊断	7	肺癌的诊断	7.1	2101	肺癌病理分期	surgico-pathological TNM stage（pTNM）for lung cancer	肺癌的病理分期（pTNM）根据肿瘤病理诊断所进行的分期,是在临床分期的基础上,再根据术后的病理结果而得到分期	字符	／	／	核心	Network NCC. NCCN Clinical Practice Guidelines in Oncology: Non-small cell lung cancer. version 3. 2020.［2021-05-30］. https://www.nccn.org/professionals/physician_gls/pdf/nscl.pdf.	A20190216LXQ

序号	一级类别名称	一级类别名称序号	二级类别名称	二级类别名称序号	数据元序号	中文名称	英文名称	定义	变量类型	值域	单位	数据等级	来源	版本号
2102	医学诊断	7	肺癌的诊断	7.1	2102	肺癌病理学诊断	pathology of lung carcinoma	病理类型,肺癌的组织学命名以世界卫生组织(WHO)分类系统为基础,首先根据光学显微镜下的细胞形态、结构特征区分出小细胞肺癌与非小细胞肺癌。根据酶标等方法又可以进一步分为鳞状细胞癌、腺癌、腺鳞癌、大细胞癌、类癌及肉瘤样癌等亚型	字符	腺癌/鳞状细胞癌/小细胞肺癌/混合型/大细胞癌/类癌/肉瘤样癌	/	核心	Network NCC. NCCN Clinical Practice Guidelines in Oncology: Non-small cell lung cancer. version 3. 2020.〔2021-05-30〕. https://www.nccn.org/professionals/physician_gls/pdf/nscl.pdf.	A20190216LXQ
2103	医学诊断	7	肺癌的诊断	7.1	2103	肺癌病灶测量	measure of lung cancer	受试者是否进行了肺癌病灶大小的测量	字符	是/否	/	核心	Network NCC. NCCN Clinical Practice Guidelines in Oncology: Non-small cell lung cancer. version 3. 2020.〔2021-05-30〕. https://www.nccn.org/professionals/physician_gls/pdf/nscl.pdf.	A20190216LXQ
2104	医学诊断	7	肺癌的诊断	7.1	2104	肺癌最大直径	maximum diameter of lung cancer	肺癌平面最大长度	数值	0~100	cm	核心	Network NCC. NCCN Clinical Practice Guidelines in Oncology: Non-small cell lung cancer. version 3. 2020.〔2021-05-30〕. https://www.nccn.org/professionals/physician_gls/pdf/nscl.pdf.	A20190216LXQ

序号	一级类别名称	一级类别名称序号	二级类别名称	二级类别名称序号	数据元序号	中文名称	英文名称	定义	变量类型	值域	单位	数据等级	来源	版本号
2105	医学诊断	7	肺癌的诊断	7.1	2105	肺癌侵犯范围	lung cancer invasion range	肺癌累及周围组织的部位	字符	肺癌累及支气管 / 隆突 / 脏层胸膜 / 胸壁 / 心包壁	/	核心	Network NCC. NCCN Clinical Practice Guidelines in Oncology: Non-small cell lung cancer. version 3. 2020. 〔2021-05-30〕. https://www.nccn.org/professionals/physician_gls/pdf/nscl.pdf.	A20190216LXQ
2106	医学诊断	7	肺癌的诊断	7.1	2106	肺癌远端阻塞	distal obstruction of lung cancer	肺癌是否阻塞了远端支气管	字符	是 / 否	/	核心	Network NCC. NCCN Clinical Practice Guidelines in Oncology: Non-small cell lung cancer. version 3. 2020. 〔2021-05-30〕. https://www.nccn.org/professionals/physician_gls/pdf/nscl.pdf.	A20190216LXQ
2107	医学诊断	7	肺癌的诊断	7.1	2107	同侧肺癌肺叶播散	lung cancer metastasis in the ipsilateral lung	肺癌在同侧肺内播散情况	字符	同一肺叶出现卫星结节 / 同侧不同肺叶出现卫星结节	/	核心	Network NCC. NCCN Clinical Practice Guidelines in Oncology: Non-small cell lung cancer. version 3. 2020. 〔2021-05-30〕. https://www.nccn.org/professionals/physician_gls/pdf/nscl.pdf.	A20190216LXQ
2108	医学诊断	7	肺癌的诊断	7.1	2108	肺癌侵犯中央脏器	lung cancer invades the central organs	肺癌累及纵隔内主要脏器的情况	字符	侵及心脏 / 食管 / 气管 / 纵隔 / 横膈 / 隆突 / 椎体	/	核心	Network NCC. NCCN Clinical Practice Guidelines in Oncology: Non-small cell lung cancer. version 3. 2020. 〔2021-05-30〕. https://www.nccn.org/professionals/physician_gls/pdf/nscl.pdf.	A20190216LXQ

序号	一级类别名称	一级类别名称序号	二级类别名称	二级类别名称序号	数据元序号	中文名称	英文名称	定义	变量类型	值域	单位	数据等级	来源	版本号
2109	医学诊断	7	肺癌的诊断	7.1	2109	原发性肺癌部位	location of primary lung cancer	受试者原发性肺癌病灶的具体部位	字符	右（上/中/下）/左（上/中/下）/双肺（上/中/下）	/	核心	Network NCC. NCCN Clinical Practice Guidelines in Oncology: Non-small cell lung cancer. version 3. 2020. ［2021-05-30］. https://www. nccn. org/professionals/physician_gls/pdf/nscl. pdf.	A20190216LXQ
2110	医学诊断	7	肺癌的诊断	7.1	2110	肺癌原发灶分期（T）	stage of tumor	肺癌原发灶分期情况的描述	字符	1~4	/	核心	Network NCC. NCCN Clinical Practice Guidelines in Oncology: Non-small cell lung cancer. version 3. 2020. ［2021-05-30］. https://www. nccn. org/professionals/physician_gls/pdf/nscl. pdf.	A20190216LXQ
2111	医学诊断	7	肺癌的诊断	7.1	2111	淋巴结受累	lymph node involvement	受试者淋巴结是否受累	字符	是/否/无法判断	/	核心	Network NCC. NCCN Clinical Practice Guidelines in Oncology: Non-small cell lung cancer. version 3. 2020. ［2021-05-30］. https://www. nccn. org/professionals/physician_gls/pdf/nscl. pdf.	A20190216LXQ
2112	医学诊断	7	肺癌的诊断	7.1	2112	淋巴结受累部位	location of lymph node involvement	受试者淋巴结受累部位的详细描述	字符	同侧支气管或肺门/同侧纵隔和（或）隆突下肺门/对侧纵隔和（或）对侧肺门/和（或）同侧或对侧前斜角肌或锁骨上区淋巴结	/	核心	Network NCC. NCCN Clinical Practice Guidelines in Oncology: Non-small cell lung cancer. version 3. ［2021-05-30］. https://www. nccn. org/professionals/physician_gls/pdf/nscl. pdf.	A20190216LXQ

序号	一级类别名称	一级类别名称序号	二级类别名称	二级类别名称序号	数据元序号	中文名称	英文名称	定义	变量类型	值域	单位	数据等级	来源	版本号
2113	医学诊断	7	肺癌的诊断	7.1	2113	淋巴结分期（N）	stage of lymph node	肺癌侵犯淋巴结的分期情况	数值	1~3	/	核心	Network NCC. NCCN Clinical Practice Guidelines in Oncology：Non-small cell lung cancer. version 3. 2020.〔2021-05-30〕. https://www.nccn.org/professionals/physician_gls/pdf/nscl.pdf.	A20190216LXQ
2114	医学诊断	7	肺癌的诊断	7.1	2114	肺癌转移部位判断	determination of lung cancer metastasis	受试者肺癌转移部位是否能判断	字符	是/否	/	核心	Network NCC. NCCN Clinical Practice Guidelines in Oncology：Non-small cell lung cancer. version 3. 2020.〔2021-05-30〕. https://www.nccn.org/professionals/physician_gls/pdf/nscl.pdf.	A20190216LXQ
2115	医学诊断	7	肺癌的诊断	7.1	2115	肺癌转移	lung cancer metastasis	受试者是否发生肺癌转移	字符	是/否	/	核心	Network NCC. NCCN Clinical Practice Guidelines in Oncology：Non-small cell lung cancer. version 3. 2020.〔2021-05-30〕. https://www.nccn.org/professionals/physician_gls/pdf/nscl.pdf.	A20190216LXQ
2116	医学诊断	7	肺癌的诊断	7.1	2116	肺癌胸膜腔转移	lung cancer pleural metastasis	肺癌转移至胸膜腔后发生的表现	字符	恶性胸腔积液/心包积液/胸膜结节	/	核心	Network NCC. NCCN Clinical Practice Guidelines in Oncology：Non-small cell lung cancer. version 3. 2020.〔2021-05-30〕. https://www.nccn.org/professionals/physician_gls/pdf/nscl.pdf.	A20190216LXQ

序号	一级类别名称	一级类别名称序号	二级类别名称	二级类别名称序号	数据元序号	中文名称	英文名称	定义	变量类型	值域	单位	数据等级	来源	版本号
2117	医学诊断	7	肺癌的诊断	7.1	2117	肺癌对侧肺转移	contralateral lung metastasis	肺癌是否转移至对侧肺组织	字符	是／否	／	核心	Network NCC. NCCN Clinical Practice Guidelines in Oncology：Non-small cell lung cancer. version 3. 2020.〔2021-05-30〕. https://www.nccn.org/professionals/physician_gls/pdf/nscl.pdf.	A20190216LXQ
2118	医学诊断	7	肺癌的诊断	7.1	2118	远处单发转移	remote single metastasis	远处单个器官单发转移	字符	是／否	／	核心	Network NCC. NCCN Clinical Practice Guidelines in Oncology：Non-small cell lung cancer. version 3. 2020.〔2021-05-30〕. https://www.nccn.org/professionals/physician_gls/pdf/nscl.pdf.	A20190216LXQ
2119	医学诊断	7	肺癌的诊断	7.1	2119	远处多发转移	remote multiple metastasis	远处单个或多个器官多发转移	字符	是／否	／	核心	Network NCC. NCCN Clinical Practice Guidelines in Oncology：Non-small cell lung cancer. version 3. 2020.〔2021-05-30〕. https://www.nccn.org/professionals/physician_gls/pdf/nscl.pdf.	A20190216LXQ
2120	医学诊断	7	肺癌的诊断	7.1	2120	肺癌远处转移分期（M）	stage of metastasis	受试者肺癌远处转移分期情况	字符	$M_X/M_0/M_1/M_{1a}/M_{1b}/M_{1c}$	／	核心	Network NCC. NCCN Clinical Practice Guidelines in Oncology：Non-small cell lung cancer. version 3. 2020.〔2021-05-30〕. https://www.nccn.org/professionals/physician_gls/pdf/nscl.pdf.	A20190216LXQ

序号	一级类别名称	一级类别名称序号	二级类别名称	二级类别名称序号	数据元序号	中文名称	英文名称	定义	变量类型	值域	单位	数据等级	来源	版本号
2121	医学诊断	7	肺癌的诊断	7.1	2121	肺癌 TNM 分期	TNM stage of lung cancer	按肺癌发生部位、大小及扩散程度的一种临床分期	字符	/	/	核心	Network NCC. NCCN Clinical Practice Guidelines in Oncology：Non-small cell lung cancer. version 3. 2020.〔2021-05-30〕. https：//www. nccn. org/professionals/physician_gls/pdf/nscl. pdf.	A20190216LXQ
2122	医学诊断	7	肺癌的诊断	7.1	2122	肺癌核心基因突变	mutation at core genes of lung cancer	是否有肺癌核心基因突变	字符	是 / 否	/	核心	Network NCC. NCCN Clinical Practice Guidelines in Oncology：Non-small cell lung cancer. version 3. 2020.〔2021-05-30〕. https：//www. nccn. org/professionals/physician_gls/pdf/nscl. pdf.	A20190216LXQ
2123	医学诊断	7	肺癌的诊断	7.1	2123	肺癌非核心基因突变	mutation at non-core genes of lung cancer	是否有肺癌非核心基因突变	字符	是 / 否	/	核心	Network NCC. NCCN Clinical Practice Guidelines in Oncology：Non-small cell lung cancer. version 3. 2020.〔2021-05-30〕. https：//www. nccn. org/professionals/physician_gls/pdf/nscl. pdf.	A20190216LXQ
2124	医学诊断	7	肺癌的诊断	7.1	2124	肺癌非核心基因突变类型	mutation type at non-core genes of lung cancer	基因突变指 DNA 分子上碱基顺序改变，导致基因型和表型产生变化的遗传过程，受试者发生肺癌非核心基因突变的类型	字符	EGFR18-21/ALK/c-MET/ROS1/NTRK/KRAS/BRAF/ERBB2/RET	/	核心	Network NCC. NCCN Clinical Practice Guidelines in Oncology：Non-small cell lung cancer. version 3. 2020.〔2021-05-30〕. https：//www. nccn. org/professionals/physician_gls/pdf/nscl. pdf.	A20190216LXQ

序号	一级类别名称	一级类别名称序号	二级类别名称	二级类别名称序号	数据元序号	中文名称	英文名称	定义	变量类型	值域	单位	数据等级	来源	版本号
2125	医学诊断	7	肺癌的诊断	7.1	2125	肺癌患病年长	years of suffering from lung cancer	肺癌患病年限为几年	数值	/	年	核心	Network NCC. NCCN Clinical Practice Guidelines in Oncology：Non-small cell lung cancer. version 3. 2020.［2021-05-30］. https://www.nccn.org/professionals/physician_gls/pdf/nscl.pdf.	A20190216LXQ
2126	医学诊断	7	呼吸系统合并症	7.2	2126	急性呼吸窘迫综合征	acute respiratory distress syndrome	由肺内原因和/或肺外原因引起的,以顽固性低氧血症为显著特征的临床综合征	字符	是/否	/	补充	陈荣昌,钟南山,刘又宁.呼吸病学.3版.北京:人民卫生出版社,2022.	A20190216LXQ
2127	评估量表	8	评价量表	8.1	2127	实体瘤疗效评价（RESCIT）日期	date of RECIST criteria	实体瘤疗效评价报告时间的公元纪年日期	日期	YYYY-MM-DD	/	核心	EISENHAUER E A, THERASSE P, BOGAERTS J, et al. New response evaluation criteria in solid tumours：revised RECIST guideline（version 1.1）. Eur J Cancer, 2009, 45（2）: 228-247.	A20190216LXQ
2128	评估量表	8	评价量表	8.1	2128	实体瘤疗效评价结果(靶病灶)	RECIST criteria result（targeting lesion）	靶病灶实体瘤疗效评价结果	字符	PD（疾病进展）/SD（病态稳定）/PR（部分缓解）/CR（完全缓解）	/	核心	EISENHAUER E A, THERASSE P, BOGAERTS J, et al. New response evaluation criteria in solid tumours：revised RECIST guideline（version 1.1）. Eur J Cancer, 2009, 45（2）: 228-247.	A20190216LXQ

序号	一级类别名称	一级类别名称序号	二级类别名称	二级类别名称序号	数据元序号	中文名称	英文名称	定义	变量类型	值域	单位	数据等级	来源	版本号
2129	评估量表	8	评价量表	8.1	2129	实体瘤疗效评价标准（非靶病灶）	RECIST criteria result（non-targeting lesion）	非靶病灶实体瘤疗效评价结果	字符	PD（疾病进展）/SD（病态稳定）/PR（部分缓解）/CR（完全缓解）	/	核心	王巧红,吴霞.免疫检查点抑制剂治疗中的疗效评估：RECIST还是irRC.中国免疫学杂志,2017,33（6）:951-954.	A20190216LXQ
2130	评估量表	8	评价量表	8.1	2130	免疫相关疗效评价标准（irRC）日期	date of immune-related response criteria	irRC评价时间的公元纪年日期	日期	YYYY-MM-DD	/	核心	王巧红,吴霞.免疫检查点抑制剂治疗中的疗效评估：RECIST还是irRC.中国免疫学杂志,2017,33（6）:951-954.	A20190216LXQ
2131	评估量表	8	评价量表	8.1	2131	免疫相关疗效评价标准（irRC）评价结果	result of immune-related response criteria	靶病灶的免疫相关疗效评价结果的详细描述	字符	irPD（免疫相关疾病进展）/irSD（免疫相关病态稳定）/irPR（免疫相关部分缓解）/irCR（免疫相关完全缓解）	/	核心	王巧红,吴霞.免疫检查点抑制剂治疗中的疗效评估：RECIST还是irRC.中国免疫学杂志,2017,33（6）:951-954.	A20190216LXQ
2132	评估量表	8	评价量表	8.1	2132	体力状态（PS）评分	performance status score	PS评分,评价受试者的体力活动状态	数值	0~5	分	核心	Network NCC. NCCN Clinical Practice Guidelines in Oncology: Non-small cell lung cancer. version 3. 2020.[2021-05-30]. https://www.nccn.org/professionals/physician_gls/pdf/nscl.pdf	A20190216LXQ
2133	评估量表	8	评价量表	8.1	2133	卡式功能状态（KPS）评分	Karnofsky performance status score	KPS评分,评价受试者的功能状态	数值	0~100	分	核心	Network NCC. NCCN Clinical Practice Guidelines in Oncology: Non-small cell lung cancer. version 3. 2020.[2021-05-30]. https://www.nccn.org/professionals/physician_gls/pdf/nscl.pdf	A20190216LXQ

序号	一级类别名称	一级类别名称序号	二级类别名称	二级类别名称序号	数据元序号	中文名称	英文名称	定义	变量类型	值域	单位	数据等级	来源	版本号
2134	全身治疗	9	化学治疗	9.1	2134	化学治疗（简称化疗）	chemotherapy	是否行化疗	字符	是/否	/	核心	陈荣昌,钟南山,刘又宁.呼吸病学.3版.北京:人民卫生出版社,2022.	A20190216LXQ
2135	全身治疗	9	化学治疗	9.1	2135	化疗日期	date of chemotherapy	化疗的公元纪年日期	日期	YYYY-MM-DD	/	核心	陈荣昌,钟南山,刘又宁.呼吸病学.3版.北京:人民卫生出版社,2022.	A20190216LXQ
2136	全身治疗	9	化学治疗	9.1	2136	化疗名称	name of chemotherapy drug	化疗药物名称的详细描述	字符	/	/	核心	Network NCC. NCCN Clinical Practice Guidelines in Oncology: Non-small cell lung cancer. version 3. 2020.〔2021-05-30〕. https://www. nccn. org/ professionals/physician_gls/pdf/nscl. pdf.	A20190216LXQ
2137	全身治疗	9	化学治疗	9.1	2137	化疗药物剂量	dose of chemotherapy drug	化疗的药物剂量	数值	/	mg	核心	Network NCC. NCCN Clinical Practice Guidelines in Oncology: Non-small cell lung cancer. version 3. 2020.〔2021-05-30〕. https://www. nccn. org/ professionals/physician_gls/pdf/nscl. pdf.	A20190216LXQ
2138	全身治疗	9	化学治疗	9.1	2138	化疗药物给药方式	delivery method of chemotherapy drug	化疗的给药方式	字符	静脉/口服/外用	/	核心	Network NCC. NCCN Clinical Practice Guidelines in Oncology: Non-small cell lung cancer. version 3. 2020.〔2021-05-30〕. https://www. nccn. org/ professionals/physician_gls/pdf/nscl. pdf.	A20190216LXQ

序号	一级类别名称	一级类别名称序号	二级类别名称	二级类别名称序号	数据元序号	中文名称	英文名称	定义	变量类型	值域	单位	数据等级	来源	版本号
2139	全身治疗	9	靶向治疗	9.2	2139	靶向治疗	targeted therapy	导向治疗和针对性治疗；受试者是否接受靶向治疗	字符	是／否	/	核心	Network NCC. NCCN Clinical Practice Guidelines in Oncology：Non-small cell lung cancer. version 3. 2020.［2021-05-30］. https://www. nccn. org/professionals/physician_gls/pdf/nscl. pdf.	A20190216LXQ
2140	全身治疗	9	靶向治疗	9.2	2140	靶向治疗开始日期	start date of targeted therapy	靶向治疗开始用药的公元纪年日期	日期	YYYY-MM-DD	/	核心	Network NCC. NCCN Clinical Practice Guidelines in Oncology：Non-small cell lung cancer. version 3. 2020.［2021-05-30］. https://www. nccn. org/professionals/physician_gls/pdf/nscl. pdf.	A20190216LXQ
2141	全身治疗	9	靶向治疗	9.2	2141	靶向治疗结束日期	end date of targeted therapy	靶向治疗结束用药的公元纪年日期	日期	YYYY-MM-DD	/	核心	Network NCC. NCCN Clinical Practice Guidelines in Oncology：Non-small cell lung cancer. version 3. 2020.［2021-05-30］. https://www. nccn. org/professionals/physician_gls/pdf/nscl. pdf.	A20190216LXQ
2142	全身治疗	9	靶向治疗	9.2	2142	靶向药物名称	name of targeted drug	靶向药物名称的详细描述	字符	/	/	核心	Network NCC. NCCN Clinical Practice Guidelines in Oncology：Non-small cell lung cancer. version 3. 2020.［2021-05-30］. https://www. nccn. org/professionals/physician_gls/pdf/nscl. pdf.	A20190216LXQ

序号	一级类别名称	一级类别名称序号	二级类别名称	二级类别名称序号	数据元序号	中文名称	英文名称	定义	变量类型	值域	单位	数据等级	来源	版本号
2143	全身治疗	9	靶向治疗	9.2	2143	靶向药物剂量	dose of targeted drug	药剂的用药量，一般指单一服用靶向药物受试者单次的使用剂量	数值	/	mg	核心	王丽萍．非小细胞肺癌的靶向和免疫治疗进展．郑州大学学报（医学版），2020，55（2）：176-182.	A20190216LXQ
2144	全身治疗	9	免疫治疗	9.3	2144	免疫治疗	immunologic therapy	肿瘤免疫治疗分为经典免疫治疗和免疫检查点抑制剂治疗；受试者是否接受免疫治疗	字符	是/否	/	核心	王丽萍．非小细胞肺癌的靶向和免疫治疗进展．郑州大学学报（医学版），2020，55（2）：176-182.	A20190216LXQ
2145	全身治疗	9	免疫治疗	9.3	2145	免疫治疗开始日期	start date of immunologic therapy	免疫治疗开始用药的公元纪年日期	日期	YYYY-MM-DD	/	核心	王丽萍．非小细胞肺癌的靶向和免疫治疗进展．郑州大学学报（医学版），2020，55（2）：176-182.	A20190216LXQ
2146	全身治疗	9	免疫治疗	9.3	2146	免疫治疗停止日期	end date of immunologic therapy	免疫治疗最后用药的公元纪年日期	日期	YYYY-MM-DD	/	核心	杨宝峰，陈建国．药理学．9版．北京：人民卫生出版社，2018.	A20190216LXQ
2147	全身治疗	9	免疫治疗	9.3	2147	免疫药物名称	name of immunologic drug	免疫药物的具体名称	字符	/	/	核心	杨宝峰，陈建国．药理学．9版．北京：人民卫生出版社，2018.	A20190216LXQ
2148	全身治疗	9	免疫治疗	9.3	2148	免疫药物剂量	dose of immunologic drug	免疫药物的用药剂量	数值	/	/	核心	Network NCC. NCCN Clinical Practice Guidelines in Oncology: Non-small cell lung cancer. version 3. 2020. ［2021-05-30］. https://www.nccn.org/professionals/physician_gls/pdf/nscl.pdf.	A20190216LXQ

序号	一级类别名称	一级类别名称序号	二级类别名称	二级类别名称序号	数据元序号	中文名称	英文名称	定义	变量类型	值域	单位	数据等级	来源	版本号
2149	局部治疗	10	局部治疗情况	10.1	2149	局部治疗	local treatment	局部治疗是一种微创治疗方法;受试者是否接受局部治疗	字符	是/否	/	核心	Network NCC. NCCN Clinical Practice Guidelines in Oncology: Non-small cell lung cancer. version 3. 2020.〔2021-05-30〕. https://www.nccn.org/professionals/physician_gls/pdf/nscl.pdf.	A20190216LXQ
2150	局部治疗	10	气管介入	10.2	2150	气管介入治疗日期	date of tracheal involvement	气管介入治疗的公元纪年日期	日期	YYYY-MM-DD	/	核心	Network NCC. NCCN Clinical Practice Guidelines in Oncology: Non-small cell lung cancer. version 3. 2020.〔2021-05-30〕. https://www.nccn.org/professionals/physician_gls/pdf/nscl.pdf.	A20190216LXQ
2151	局部治疗	10	气管介入	10.2	2151	气管介入治疗方法	method of tracheal involvement	气管介入治疗方法的详细描述	字符	支架/局部切除/冷冻/烧灼	/	核心	Network NCC. NCCN Clinical Practice Guidelines in Oncology: Non-small cell lung cancer. version 3. 2020.〔2021-05-30〕. https://www.nccn.org/professionals/physician_gls/pdf/nscl.pdf.	A20190216LXQ

序号	一级类别名称	一级类别名称序号	二级类别名称	二级类别名称序号	数据元序号	中文名称	英文名称	定义	变量类型	值域	单位	数据等级	来源	版本号
2152	局部治疗	10	氩氦刀	10.3	2152	氩氦刀治疗	argon-helium cryosurgery	氩氦刀是一种通过精确定位,采用超速冷冻、迅速复温的一种治疗系统,它也是一种微创的治疗系统,反复降温复温就可以把刀头周围组织形成一个冰球,从而达到摧毁这个组织的目的,肿瘤细胞在这个冰球范围内也得到最大程度的摧毁;受试者是否接受氩氦刀治疗	字符	是/否	/	核心	Network NCC. NCCN Clinical Practice Guidelines in Oncology: Non-small cell lung cancer. version 3. 2020.〔2021-05-30〕. https://www.nccn.org/professionals/physician_gls/pdf/nscl.pdf.	A20190216LXQ
2153	局部治疗	10	氩氦刀	10.3	2153	氩氦刀治疗日期	date of argon-helium cryosurgery	氩氦刀冷冻消融治疗的公元纪年日期	日期	YYYY-MM-DD	/	核心	Network NCC. NCCN Clinical Practice Guidelines in Oncology: Non-small cell lung cancer. version 3. 2020.〔2021-05-30〕. https://www.nccn.org/professionals/physician_gls/pdf/nscl.pdf.	A20190216LXQ
2154	局部治疗	10	氩氦刀	10.3	2154	氩氦刀治疗部位	site of argon-helium cryosurgery	氩氦刀冷冻消融治疗部位的详细描述	字符	/	/	核心	Network NCC. NCCN Clinical Practice Guidelines in Oncology: Non-small cell lung cancer. version 3. 2020.〔2021-05-30〕. https://www.nccn.org/professionals/physician_gls/pdf/nscl.pdf.	A20190216LXQ

序号	一级类别名称	一级类别名称序号	二级类别名称	二级类别名称序号	数据元序号	中文名称	英文名称	定义	变量类型	值域	单位	数据等级	来源	版本号
2155	局部治疗	10	热消融	10.4	2155	热消融	thermal ablation	主要包括射频消融和微波消融；受试者是否接受热消融治疗	字符	是/否	/	核心	Network NCC. NCCN Clinical Practice Guidelines in Oncology：Non-small cell lung cancer. version 3. 2020.［2021-05-30］. https：//www. nccn. org/ professionals/physician_gls/pdf/ nscl. pdf.	A20190216LXQ
2156	局部治疗	10	热消融	10.4	2156	热消融日期	date of thermal ablation	受试者接受热消融治疗的公元纪年日期	日期	YYYY-MM-DD	/	核心	Network NCC. NCCN Clinical Practice Guidelines in Oncology：Non-small cell lung cancer. version 3. 2020.［2021-05-30］. https：//www. nccn. org/ professionals/physician_gls/pdf/ nscl. pdf.	A20190216LXQ
2157	局部治疗	10	热消融	10.4	2157	热消融部位	site of thermal ablation	受试者接受热消融治疗部位的详细描述	字符	/	/	核心	Network NCC. NCCN Clinical Practice Guidelines in Oncology：Non-small cell lung cancer. version 3. 2020.［2021-05-30］. https：//www. nccn. org/ professionals/physician_gls/pdf/ nscl. pdf.	A20190216LXQ

序号	一级类别名称	一级类别名称序号	二级类别名称	二级类别名称序号	数据元序号	中文名称	英文名称	定义	变量类型	值域	单位	数据等级	来源	版本号
2158	局部治疗	10	胸腔热灌注	10.5	2158	胸腔热灌注	thoracic thermal perfusion	胸腔热灌注是一种热疗方式,治疗原理是利用物理方法加热灌注液后注入胸腔内进行热传递,促使胸腔处于一定温度且维持一段时间;受试者是否接受胸腔热灌注治疗	字符	是/否	/	核心	Network NCC. NCCN Clinical Practice Guidelines in Oncology: Non-small cell lung cancer. version 3. 2020.〔2021-05-30〕. https://www.nccn.org/professionals/physician_gls/pdf/nscl.pdf.	A20190216LXQ
2159	局部治疗	10	胸腔热灌注	10.5	2159	胸腔热灌注日期	date of thoracic thermal perfusion	胸腔热灌注的公元纪年日期	日期	YYYY-MM-DD	/	核心	Network NCC. NCCN Clinical Practice Guidelines in Oncology: Non-small cell lung cancer. version 3. 2020.〔2021-05-30〕. https://www.nccn.org/professionals/physician_gls/pdf/nscl.pdf.	A20190216LXQ
2160	局部治疗	10	胸腔热灌注	10.5	2160	胸腔热灌注部位	site of thoracic thermal perfusion	胸腔热灌注位置的详细描述	字符	左侧/右侧/双侧	/	核心	Network NCC. NCCN Clinical Practice Guidelines in Oncology: Non-small cell lung cancer. version 3. 2020.〔2021-05-30〕. https://www.nccn.org/professionals/physician_gls/pdf/nscl.pdf.	A20190216LXQ

序号	一级类别名称	一级类别名称序号	二级类别名称	二级类别名称序号	数据元序号	中文名称	英文名称	定义	变量类型	值域	单位	数据等级	来源	版本号
2161	局部治疗	10	胸腔局部注药	10.6	2161	胸腔局部注药	delivery of chemotherapy for pleural cavity	受试者是否接受胸腔局部注药	字符	是／否	／	核心	Network NCC. NCCN Clinical Practice Guidelines in Oncology: Non-small cell lung cancer. version 3. 2020.〔2021-05-30〕. https://www. nccn. org/professionals/physician_gls/pdf/nscl. pdf.	A20190216LXQ
2162	局部治疗	10	胸腔局部注药	10.6	2162	胸腔局部注药日期	date of chemotherapy delivery for pleural cavity	胸腔局部注药的公元纪年日期	日期	YYYY-MM-DD	／	核心	Network NCC. NCCN Clinical Practice Guidelines in Oncology: Non-small cell lung cancer. version 3. 2020.〔2021-05-30〕. https://www. nccn. org/professionals/physician_gls/pdf/nscl. pdf.	A20190216LXQ
2163	局部治疗	10	胸腔局部注药	10.6	2163	胸腔局部注药名称	drug name of chemotherapy delivery for pleural cavity	胸腔局部注药的药物具体名称	字符	／	／	核心	Network NCC. NCCN Clinical Practice Guidelines in Oncology: Non-small cell lung cancer. version 3. 2020.〔2021-05-30〕. https://www. nccn. org/professionals/physician_gls/pdf/nscl. pdf.	A20190216LXQ
2164	局部治疗	10	胸腔穿刺引流	10.7	2164	胸腔穿刺引流标志	thoracic puncture and drainage	受试者是否接受胸腔穿刺术	字符	是／否	／	核心	Network NCC. NCCN Clinical Practice Guidelines in Oncology: Non-small cell lung cancer. version 3. 2020.〔2021-05-30〕. https://www. nccn. org/professionals/physician_gls/pdf/nscl. pdf.	A20190216LXQ

序号	一级类别名称	一级类别名称序号	二级类别名称	二级类别名称序号	数据元序号	中文名称	英文名称	定义	变量类型	值域	单位	数据等级	来源	版本号
2165	局部治疗	10	胸腔穿刺引流	10.7	2165	胸腔穿刺引流日期	date of thoracic puncture and drainage	受试者接受胸腔穿刺引流治疗的公元纪年日期	日期	YYYY-MM-DD	/	核心	Network NCC. NCCN Clinical Practice Guidelines in Oncology：Non-small cell lung cancer. version 3. 2020.［2021-05-30］. https：//www. nccn. org/ professionals/physician_gls/pdf/ nscl. pdf.	A20190216LXQ
2166	局部治疗	10	放射治疗	10.8	2166	放射治疗（简称放疗）	radiotherapy	受试者是否接受放疗	字符	是 / 否	/	核心	Network NCC. NCCN Clinical Practice Guidelines in Oncology：Non-small cell lung cancer. version 3. 2020.［2021-05-30］. https：//www. nccn. org/ professionals/physician_gls/pdf/ nscl. pdf.	A20190216LXQ
2167	局部治疗	10	放射治疗	10.8	2167	放疗起始日期	start date of radiotherapy	放疗起始的公元纪年日期	日期	YYYY-MM-DD	/	核心	Network NCC. NCCN Clinical Practice Guidelines in Oncology：Non-small cell lung cancer. version 3. 2020.［2021-05-30］. https：//www. nccn. org/ professionals/physician_gls/pdf/ nscl. pdf.	A20190216LXQ
2168	局部治疗	10	放射治疗	10.8	2168	放疗结束日期	end date of radiotherapy	放疗结束的公元纪年日期	日期	YYYY-MM-DD	/	核心	Network NCC. NCCN Clinical Practice Guidelines in Oncology：Non-small cell lung cancer. version 3. 2020.［2021-05-30］. https：//www. nccn. org/ professionals/physician_gls/pdf/ nscl. pdf.	A20190216LXQ

序号	一级类别名称	一级类别名称序号	二级类别名称	二级类别名称序号	数据元序号	中文名称	英文名称	定义	变量类型	值域	单位	数据等级	来源	版本号
2169	局部治疗	10	放射治疗	10.8	2169	放疗部位	site of radiotherapy	放疗部位的详细描述	字符	/	/	核心	Network NCC. NCCN Clinical Practice Guidelines in Oncology: Non-small cell lung cancer. version 3. 2020.［2021-05-30］. https://www. nccn. org/professionals/physician_gls/pdf/nscl. pdf.	A20190216LXQ
2170	局部治疗	10	放射治疗	10.8	2170	放疗方式	method of radiotherapy	放疗采用的技术	字符	/	/	核心	Network NCC. NCCN Clinical Practice Guidelines in Oncology: Non-small cell lung cancer. version 3. 2020.［2021-05-30］. https://www. nccn. org/professionals/physician_gls/pdf/nscl. pdf.	A20190216LXQ
2171	局部治疗	10	放射治疗	10.8	2171	放疗剂量/分割	radiotherapy dose/fraction	受试者接受放疗的总剂量及其剂量分割后的次数	字符	/	/	核心	Network NCC. NCCN Clinical Practice Guidelines in Oncology: Non-small cell lung cancer. version 3. 2020.［2021-05-30］. https://www. nccn. org/professionals/physician_gls/pdf/nscl. pdf.	A20190216LXQ

序号	一级类别名称	一级类别名称序号	二级类别名称	二级类别名称序号	数据元序号	中文名称	英文名称	定义	变量类型	值域	单位	数据等级	来源	版本号
2172	局部治疗	10	放射治疗	10.8	2172	放射性肺炎	radiation pneumonitis	胸部肿瘤如乳腺癌、食管癌、肺癌和其他恶性肿瘤接受放疗后,在放射区内的正常肺组织发生放射性损伤,表现为炎症反应,称为放射性肺炎;受试者是否有放射性肺炎	字符	是/否	/	核心	Network NCC. NCCN Clinical Practice Guidelines in Oncology:Non-small cell lung cancer.version 3. 2020.〔2021-05-30〕. https://www.nccn.org/professionals/physician_gls/pdf/nscl.pdf.	A20190216LXQ
2173	局部治疗	10	放射治疗	10.8	2173	放射性食管炎	radiation esophagitis	肺癌、纵隔肿瘤、食管癌等接受放疗后,因接受的剂量原因而发生食管炎;受试者是否有放射性食管炎	字符	是/否	/	核心	Network NCC. NCCN Clinical Practice Guidelines in Oncology:Non-small cell lung cancer.version 3. 2020.〔2021-05-30〕. https://www.nccn.org/professionals/physician_gls/pdf/nscl.pdf.	A20190216LXQ
2174	卫生费用	11	经济负担	11.1	2174	每月肺癌医疗费用支出	expenditure for lung cancer per month	每月用于肺癌的医疗费用支出	数值	/	元/月	探索	中华人民共和国卫生部.《卫生信息数据元目录》等35项强制性卫生行业标准(卫通〔2011〕13号). 2011. 第13部分:卫生费用(WS 363.13—2011).	A20190216LXQ

注:PET/CT,正电子发射计算机断层显像;ECT,发射型计算机断层显像,是利用放射性核素进行检查的一种方法。

三、睡眠呼吸暂停综合征

包括睡眠状况、白天嗜睡状况、健康危险因素、睡眠呼吸监测、医学诊断、评估量表、其他干预措施、随访预后情况、卫生费用相关的数据元。

序号	一级类别名称	一级类别名称序号	二级类别名称	二级类别名称序号	数据元序号	中文名称	英文名称	定义	变量类型	值域	单位	数据等级	来源	版本号
2175	睡眠状况	1	睡眠状况信息	1.1	2175	打鼾	snore	熟睡时发出粗重呼吸声；受试者是否有打鼾	字符	是 / 否	/	核心	中华医学会呼吸病学分会睡眠呼吸障碍学组 . 阻塞性睡眠呼吸暂停低通气综合征诊治指南（2011 年修订版）. 中华结核和呼吸杂志, 2012, 35（1）: 9-12.	A20190217WK
2176	睡眠状况	1	睡眠状况信息	1.1	2176	打鼾史	duration of snoring	打鼾持续时长	数值	<5/5~10/>10	年	核心	中华医学会呼吸病学分会睡眠呼吸障碍学组 . 阻塞性睡眠呼吸暂停低通气综合征诊治指南（2011 年修订版）. 中华结核和呼吸杂志, 2012, 35（1）: 9-12.	A20190217WK
2177	睡眠状况	1	睡眠状况信息	1.1	2177	鼾声	sound of snoring	打鼾声音大小	字符	较呼吸音粗 / 大于说话声 / 使同一房间人无法入睡	/	核心	中华医学会呼吸病学分会睡眠呼吸障碍学组 . 阻塞性睡眠呼吸暂停低通气综合征诊治指南（2011 年修订版）. 中华结核和呼吸杂志, 2012, 35（1）: 9-12.	A20190217WK
2178	睡眠状况	1	睡眠状况信息	1.1	2178	睡眠异常行为	sleep behavior disorder	睡眠异常相关症状	字符	梦游 / 磨牙 / 说梦话 / 抽搐 / 其他 / 无	/	核心	中华医学会呼吸病学分会睡眠呼吸障碍学组 . 阻塞性睡眠呼吸暂停低通气综合征诊治指南（2011 年修订版）. 中华结核和呼吸杂志, 2012, 35（1）: 9-12.	A20190217WK

序号	一级类别名称	一级类别名称序号	二级类别名称	二级类别名称序号	数据元序号	中文名称	英文名称	定义	变量类型	值域	单位	数据等级	来源	版本号
2179	睡眠状况	1	睡眠状况信息	1.1	2179	睡眠疾病家族史	history of sleep related diseases	直系亲属有类似的睡眠异常情况	字符	打鼾/梦游/磨牙/说梦话/抽搐/其他/无	/	核心	陈荣昌,钟南山,刘又宁.呼吸病学.3版.北京:人民卫生出版社,2022.	A20190217WK
2180	睡眠状况	1	睡眠状况信息	1.1	2180	睡眠呼吸暂停发生频率	sleep apnea（SA）frequency	睡眠过程中口鼻呼吸气流消失明显减弱（较基线幅度下降≥90%），持续时间≥10秒;受试者睡眠中发生呼吸暂停频率	字符	无/每月1~2次/每周1~2次/每周3~4次/几乎每天	/	核心	中华医学会呼吸病学分会睡眠呼吸障碍学组.阻塞性睡眠呼吸暂停低通气综合征诊治指南（2011年修订版）.中华结核和呼吸杂志,2012,35（1）:9-12.	A20190217WK
2181	睡眠状况	1	睡眠状况信息	1.1	2181	夜间憋醒频率	frequency of respiratory effort-related arousals	受试者夜间憋醒频率	字符	无/每月1~2次/每周1~2次/每周3~4次/几乎每天	/	核心	中华医学会呼吸病学分会睡眠呼吸障碍学组.阻塞性睡眠呼吸暂停低通气综合征诊治指南（2011年修订版）.中华结核和呼吸杂志,2012,35（1）:9-12.	A20190217WK
2182	白天嗜睡状况	2	Epworth嗜睡量表	2.1	2182	Epworth嗜睡量表评分	Epworth sleepiness scale score	Epworth嗜睡量表问题分数总和	数值	0~24	分	核心	Johns M W. A new method for measuring daytime sleepiness: the Epworth sleepiness scale. Sleep, 1991, 14（6）:540-545.	A20190217WK
2183	白天嗜睡状况	2	Epworth嗜睡量表	2.1	2183	Epworth嗜睡量表评分:坐着阅读时	Epworth sleepiness scale: reading when sitting	坐着阅读时嗜睡程度	数值	从不(0)/很少(1)/有时(2)/经常(3)	分	核心	Johns M W. A new method for measuring daytime sleepiness: the Epworth sleepiness scale. Sleep, 1991, 14（6）:540-545.	A20190217WK

序号	一级类别名称	一级类别名称序号	二级类别名称	二级类别名称序号	数据元序号	中文名称	英文名称	定义	变量类型	值域	单位	数据等级	来源	版本号
2184	白天嗜睡状况	2	Epworth嗜睡量表	2.1	2184	Epworth嗜睡量表评分:看电视时	Epworth sleepiness scale: watching TV	看电视时嗜睡程度	数值	从不(0)/很少(1)/有时(2)/经常(4)	分	核心	Johns M W. A new method for measuring daytime sleepiness: the Epworth sleepiness scale. Sleep, 1991, 14(6): 540–545.	A20190217WK
2185	白天嗜睡状况	2	Epworth嗜睡量表	2.1	2185	Epworth嗜睡量表评分:在公共场所坐着不动时(如剧场或开会)	Epworth sleepiness scale: sitting in a public place (such as a theater or a meeting)	在公共场所坐着不动时(如剧场或开会)嗜睡程度	数值	从不(0)/很少(1)/有时(2)/经常(5)	分	核心	Johns M W. A new method for measuring daytime sleepiness: the Epworth sleepiness scale. Sleep, 1991, 14(6): 540–545.	A20190217WK
2186	白天嗜睡状况	2	Epworth嗜睡量表	2.1	2186	Epworth嗜睡量表评分:长时间坐车时中间不休息(超过1h)	Epworth sleepiness scale: no rest when driving for a long time (more than 1 hour)	长时间坐车时中间不休息(超过1小时)嗜睡程度	数值	从不(0)/很少(1)/有时(2)/经常(6)	分	核心	Johns M W. A new method for measuring daytime sleepiness: the Epworth sleepiness scale. Sleep, 1991, 14(6): 540–545.	A20190217WK
2187	白天嗜睡状况	2	Epworth嗜睡量表	2.1	2187	Epworth嗜睡量表评分:坐着与人谈话时	Epworth sleepiness scale: sitting and talking to people	坐着与人谈话时嗜睡程度	数值	从不(0)/很少(1)/有时(2)/经常(7)	分	核心	Johns M W. A new method for measuring daytime sleepiness: the Epworth sleepiness scale. Sleep, 1991, 14(6): 540–545.	A20190217WK
2188	白天嗜睡状况	2	Epworth嗜睡量表	2.1	2188	Epworth嗜睡量表评分:午餐不喝酒,餐后安静坐着	Epworth sleepiness scale: no drinking at lunch, sitting quietly after meal	午餐不喝酒,餐后安静坐着嗜睡程度	数值	从不(0)/很少(1)/有时(2)/经常(8)	分	核心	Johns M W. A new method for measuring daytime sleepiness: the Epworth sleepiness scale. Sleep, 1991, 14(6): 540–545.	A20190217WK

序号	一级类别名称	一级类别名称序号	二级类别名称	二级类别名称序号	数据元序号	中文名称	英文名称	定义	变量类型	值域	单位	数据等级	来源	版本号
2189	白天嗜睡状况	2	Epworth嗜睡量表	2.1	2189	Epworth嗜睡量表评分:遇堵车停车数分钟或等红绿灯时	Epworth sleepiness scale: stopping in traffic jam for a few minutes or waiting for traffic lights	遇堵车停车数分钟或等红绿灯时嗜睡程度	数值	从不(0)/很少(1)/有时(2)/经常(9)	分	核心	Johns M W. A new method for measuring daytime sleepiness: the Epworth sleepiness scale. Sleep, 1991, 14(6): 540–545.	A20190217WK
2190	白天嗜睡状况	2	Epworth嗜睡量表	2.1	2190	Epworth嗜睡量表评分:在环境许可,下午静卧休息时	Epworth sleepiness scale: rest in the afternoon when the environment permits	在环境许可时,下午静卧休息时嗜睡程度	数值	从不(0)/很少(1)/有时(2)/经常(10)	分	核心	Johns M W. A new method for measuring daytime sleepiness: the Epworth sleepiness scale. Sleep, 1991, 14(6): 540–545.	A20190217WK
2191	健康危险因素	3	健康危险因素情况	3.1	2191	下颌后缩	mandibular retraction	下颌骨与颅骨的位置正常情况偏向后的一种牙颌畸形;受试者有无出现下颌后缩的症状	字符	有/无	/	核心	中华医学会呼吸病学分会睡眠呼吸障碍学组.阻塞性睡眠呼吸暂停低通气综合征诊治指南(2011年修订版).中华结核和呼吸杂志, 2012, 35(1): 9–12.	A20190217WK
2192	健康危险因素	3	健康危险因素情况	3.1	2192	下颌畸形	mandibular malformation	下颌畸形常见的有下颌前突、下颌后移和下颌骨发育不全;受试者有无出现下颌畸形的症状	字符	有/无	/	核心	中华医学会呼吸病学分会睡眠呼吸障碍学组.阻塞性睡眠呼吸暂停低通气综合征诊治指南(2011年修订版).中华结核和呼吸杂志, 2012, 35(1): 9–12.	A20190217WK
2193	健康危险因素	3	健康危险因素情况	3.1	2193	悬雍垂肥大	uvula enlargement	受试者悬雍垂有无肥大	字符	有/无	/	核心	中华医学会呼吸病学分会睡眠呼吸障碍学组.阻塞性睡眠呼吸暂停低通气综合征诊治指南(2011年修订版).中华结核和呼吸杂志, 2012, 35(1): 9–12.	A20190217WK

序号	一级类别名称	一级类别名称序号	二级类别名称	二级类别名称序号	数据元序号	中文名称	英文名称	定义	变量类型	值域	单位	数据等级	来源	版本号
2194	健康危险因素	3	健康危险因素情况	3.1	2194	扁桃体肿大	tonsil enlargement	受试者有无扁桃体体积的病态性增大	字符	有/无	/	核心	张麦叶,李进让,梁媛,等.扁桃体肥大与咽喉反流的相关性研究.重庆医学,2019,48(3):519-522.	A20190217WK
2195	健康危险因素	3	健康危险因素情况	3.1	2195	扁桃体肿大程度	degree of tonsil enlargement	扁桃体肿大情况的分度	字符	Ⅰ度/Ⅱ度/Ⅲ度	/	核心	张麦叶,李进让,梁媛,等.扁桃体肥大与咽喉反流的相关性研究.重庆医学,2019,48(3):519-522.	A20190217WK
2196	健康危险因素	3	健康危险因素情况	3.1	2196	舌体肥大	tongue enlargement	受试者舌体有无肥大	字符	有/无	/	核心	张麦叶,李进让,梁媛,等.扁桃体肥大与咽喉反流的相关性研究.重庆医学,2019,48(3):519-522.	A20190217WK
2197	健康危险因素	3	健康危险因素情况	3.1	2197	腺样体肥大	adenoid hypertrophy	受试者有无腺样体肥大	字符	有/无	/	核心	中华医学会呼吸病学分会睡眠呼吸障碍学组.阻塞性睡眠呼吸暂停低通气综合征诊治指南(2011年修订版).中华结核和呼吸杂志,2012,35(1):9-12.	A20190217WK
2198	健康危险因素	3	健康危险因素情况	3.1	2198	咽腔狭窄	pharyngeal cavity stenosis	受试者咽腔有无狭窄	字符	有/无	/	核心	张麦叶,李进让,梁媛,等.扁桃体肥大与咽喉反流的相关性研究.重庆医学,2019,48(3):519-522.	A20190217WK
2199	睡眠呼吸监测	4	一般信息	4.1	2199	睡眠呼吸监测	sleep breathing monitoring	受试者进行睡眠呼吸监测的情况	字符	PSG(多导睡眠图)/PM(多导呼吸睡眠监测仪)/否	/	核心	陈荣昌,钟南山,刘又宁.呼吸病学.3版.北京:人民卫生出版社,2022.	A20190217WK

序号	一级类别名称	一级类别名称序号	二级类别名称	二级类别名称序号	数据元序号	中文名称	英文名称	定义	变量类型	值域	单位	数据等级	来源	版本号
2200	睡眠呼吸监测	4	一般信息	4.1	2200	睡眠呼吸监测设备型号	type of pulmonary function meter	睡眠呼吸监测设备的类型	字符	/	/	探索	中国医师协会神经内科医师分会睡眠障碍专业委员会,中国睡眠研究会睡眠障碍专业委员会,中华医学会神经病学分会睡眠障碍学组.中国成人多导睡眠监测技术操作规范及临床应用专家共识[J].中华医学杂志,2018,98(47):7.	A20190217WK
2201	睡眠呼吸监测	4	一般信息	4.1	2201	睡眠呼吸监测设备品牌	brand of pulmonary function meter	睡眠呼吸监测设备的品牌	字符	飞利浦/瑞思迈/其他	/	探索	中国医师协会神经内科医师分会睡眠障碍专业委员会,中国睡眠研究会睡眠障碍专业委员会,中华医学会神经病学分会睡眠障碍学组.中国成人多导睡眠监测技术操作规范及临床应用专家共识[J].中华医学杂志,2018,98(47):7.	A20190217WK
2202	睡眠呼吸监测	4	睡眠持续时间	4.2	2202	关灯时间	time of lights off	睡眠监测关灯时间	数值	时(0~24时):分(0~60分)	/	核心	中国医师协会神经内科医师分会睡眠障碍专业委员会,中国睡眠研究会睡眠障碍专业委员会,中华医学会神经病学分会睡眠障碍学组.中国成人多导睡眠监测技术操作规范及临床应用专家共识[J].中华医学杂志,2018,98(47):7.	A20190217WK

序号	一级类别名称	一级类别名称序号	二级类别名称	二级类别名称序号	数据元序号	中文名称	英文名称	定义	变量类型	值域	单位	数据等级	来源	版本号
2203	睡眠呼吸监测	4	睡眠持续时间	4.2	2203	开灯时间	time of lights on	睡眠监测开灯时间	数值	时（0~24 时）：分（0~60 分）	/	核心	中国医师协会神经内科医师分会睡眠障碍专业委员会,中国睡眠研究会睡眠障碍专业委员会,中华医学会神经病学分会睡眠障碍学组.中国成人多导睡眠监测技术操作规范及临床应用专家共识[J].中华医学杂志,2018,98(47):7.	A20190217WK
2204	睡眠呼吸监测	4	睡眠持续时间	4.2	2204	总记录时间	total recording time	睡眠监测关灯至开灯时间	数值	0~10 000	分钟	核心	中国医师协会神经内科医师分会睡眠障碍专业委员会,中国睡眠研究会睡眠障碍专业委员会,中华医学会神经病学分会睡眠障碍学组.中国成人多导睡眠监测技术操作规范及临床应用专家共识[J].中华医学杂志,2018,98(47):7.	A20190217WK
2205	睡眠呼吸监测	4	睡眠持续时间	4.2	2205	卧床时间	time in bed	睡眠监测卧床至停止记录时间	数值	0~10 000	分钟	核心	中国医师协会神经内科医师分会睡眠障碍专业委员会,中国睡眠研究会睡眠障碍专业委员会,中华医学会神经病学分会睡眠障碍学组.中国成人多导睡眠监测技术操作规范及临床应用专家共识[J].中华医学杂志,2018,98(47):7.	A20190217WK

序号	一级类别名称	一级类别名称序号	二级类别名称	二级类别名称序号	数据元序号	中文名称	英文名称	定义	变量类型	值域	单位	数据等级	来源	版本号
2206	睡眠呼吸监测	4	睡眠持续时间	4.2	2206	总睡眠时间	total sleep time	受试者接受监测的总睡眠时间	数值	0~10 000	分钟	核心	中国医师协会神经内科医师分会睡眠障碍专业委员会,中国睡眠研究会睡眠障碍专业委员会,中华医学会神经病学分会睡眠障碍学组.中国成人多导睡眠监测技术操作规范及临床应用专家共识[J].中华医学杂志,2018,98(47):7.	A20190217WK
2207	睡眠呼吸监测	4	睡眠持续时间	4.2	2207	快速眼动睡眠(REM)持续时间	duration of rapid eye movement	快速眼动睡眠记录时间	数值	0~10 000	分钟	核心	中国医师协会神经内科医师分会睡眠障碍专业委员会,中国睡眠研究会睡眠障碍专业委员会,中华医学会神经病学分会睡眠障碍学组.中国成人多导睡眠监测技术操作规范及临床应用专家共识[J].中华医学杂志,2018,98(47):7.	A20190217WK
2208	睡眠呼吸监测	4	睡眠持续时间	4.2	2208	非快速眼动睡眠(NREM)持续时间	duration of non-rapid eye movement	非快速眼动睡眠记录时间	数值	0~10 000	分钟	核心	中国医师协会神经内科医师分会睡眠障碍专业委员会,中国睡眠研究会睡眠障碍专业委员会,中华医学会神经病学分会睡眠障碍学组.中国成人多导睡眠监测技术操作规范及临床应用专家共识[J].中华医学杂志,2018,98(47):7.	A20190217WK

序号	一级类别名称	一级类别名称序号	二级类别名称	二级类别名称序号	数据元序号	中文名称	英文名称	定义	变量类型	值域	单位	数据等级	来源	版本号
2209	睡眠呼吸监测	4	睡眠持续时间	4.2	2209	慢波睡眠（SWS）持续时间	duration of slow wave sleep	受试者睡眠监测中慢波睡眠的记录时间	数值	0~10 000	分钟	核心	中国医师协会神经内科医师分会睡眠障碍专业委员会,中国睡眠研究会睡眠障碍专业委员会,中华医学会神经病学分会睡眠障碍学组.中国成人多导睡眠监测技术操作规范及临床应用专家共识[J].中华医学杂志,2018,98(47):7.	A20190217WK
2210	睡眠呼吸监测	4	睡眠分期	4.3	2210	睡眠周期时间（SPT）内觉醒时间	awakening period time during sleep period time	从开始入睡第一帧到最后一帧期间觉醒时间	数值	0~10 000	分钟	核心	BERRY R B, BUDHIRAJA R, GOTTLIEB D J, et al. Rules for scoring respiratory events in sleep: Update of the 2007 AASM manual for the scoring of sleep and associated events. J Clin Sleep Med, 2012, 8(5): 597-619.	A20190217WK
2211	睡眠呼吸监测	4	睡眠分期	4.3	2211	睡眠周期时间内觉醒次数	awakening times during SPT	从开始入睡第一帧到最后一帧期间觉醒次数	数值	0~10 000	次	核心	BERRY R B, BUDHIRAJA R, GOTTLIEB D J, et al. Rules for scoring respiratory events in sleep: Update of the 2007 AASM manual for the scoring of sleep and associated events. J Clin Sleep Med, 2012, 8(5): 597-619.	A20190217WK

序号	一级类别名称	一级类别名称序号	二级类别名称	二级类别名称序号	数据元序号	中文名称	英文名称	定义	变量类型	值域	单位	数据等级	来源	版本号
2212	睡眠呼吸监测	4	睡眠分期	4.3	2212	卧床时间（TIB）内觉醒期时间	awakening period time during time in bed（TIB）	卧床时间内觉醒期的总时间	数值	0~10 000	分钟	核心	BERRY R. B，BUDHIRAJA R，GOTTLIEB D J，et al. Rules for scoring respiratory events in sleep：Update of the 2007 AASM manual for the scoring of sleep and associated events. J Clin Sleep Med，2012，8（5）：597-619.	A20190217WK
2213	睡眠呼吸监测	4	睡眠分期	4.3	2213	卧床时间内觉醒次数	awakening times during TIB	卧床时间内觉醒出现的次数	数值	0~10 000	次	核心	BERRY R B，BUDHIRAJA R，GOTTLIEB D J，et al. Rules for scoring respiratory events in sleep：Update of the 2007 AASM manual for the scoring of sleep and associated events. J Clin Sleep Med，2012，8（5）：597-619.	A20190217WK
2214	睡眠呼吸监测	4	睡眠分期	4.3	2214	1期时间	duration of S1	非快速眼动睡眠1期睡眠时间	数值	0~10 000	分钟	核心	BERRY R B，BUDHIRAJA R，GOTTLIEB D J，et al. Rules for scoring respiratory events in sleep：Update of the 2007 AASM manual for the scoring of sleep and associated events. J Clin Sleep Med，2012，8（5）：597-619.	A20190217WK

序号	一级类别名称	一级类别名称序号	二级类别名称	二级类别名称序号	数据元序号	中文名称	英文名称	定义	变量类型	值域	单位	数据等级	来源	版本号
2215	睡眠呼吸监测	4	睡眠分期	4.3	2215	1期次数	total times of S1	入睡后非快速眼动睡眠1期睡眠出现的总次数	数值	0~10 000	次	核心	BERRY R B，BUDHIRAJA R，GOTTLIEB D J，et al. Rules for scoring respiratory events in sleep: Update of the 2007 AASM manual for the scoring of sleep and associated events. J Clin Sleep Med，2012，8（5）：597－619.	A20190217WK
2216	睡眠呼吸监测	4	睡眠分期	4.3	2216	2期时间	duration of S2	非快速眼动睡眠2期睡眠时间	数值	0~10 000	分钟	核心	BERRY R B，BUDHIRAJA R，GOTTLIEB D J，et al. Rules for scoring respiratory events in sleep: Update of the 2007 AASM manual for the scoring of sleep and associated events. J Clin Sleep Med，2012，8（5）：597－619.	A20190217WK
2217	睡眠呼吸监测	4	睡眠分期	4.3	2217	2期次数	total times of S2	入睡后非快速眼动睡眠2期睡眠出现的总次数	数值	0~10 000	次	核心	BERRY R B，BUDHIRAJA R，GOTTLIEB D J，et al. Rules for scoring respiratory events in sleep: Update of the 2007 AASM manual for the scoring of sleep and associated events. J Clin Sleep Med，2012，8（5）：597－619.	A20190217WK

序号	一级类别名称	一级类别名称序号	二级类别名称	二级类别名称序号	数据元序号	中文名称	英文名称	定义	变量类型	值域	单位	数据等级	来源	版本号
2218	睡眠呼吸监测	4	睡眠分期	4.3	2218	3 期时间	duration of S3	非快速眼动睡眠 3 期睡眠时间	数值	0~10 000	分钟	核心	BERRY R B, BUDHIRAJA R, GOTTLIEB D J, et al. Rules for scoring respiratory events in sleep: Update of the 2007 AASM manual for the scoring of sleep and associated events. J Clin Sleep Med, 2012, 8（5）: 597-619.	A20190217WK
2219	睡眠呼吸监测	4	睡眠分期	4.3	2219	3 期次数	total times of S3	入睡后非快速眼动睡眠 3 期睡眠出现的总次数	数值	0~10 000	次	核心	BERRY R B, BUDHIRAJA R, GOTTLIEB D J, et al. Rules for scoring respiratory events in sleep: Update of the 2007 AASM manual for the scoring of sleep and associated events. J Clin Sleep Med, 2012, 8（5）: 597-619.	A20190217WK
2220	睡眠呼吸监测	4	睡眠潜伏期	4.4	2220	睡眠潜伏期时长	sleep latency	从关灯到第一帧任何睡眠期的时长	数值	0~10 000	分钟	核心	RECHTSCHAFFEN A, KALES A. A Manual of Standardized Terminology, Techniques and Scoring System for Sleep Stages of Human Subject. Los Angeles: BIS / BRI, UCIA, 1968.	A20190217WK
2221	睡眠呼吸监测	4	睡眠潜伏期	4.4	2221	S2 潜伏期	S2 latency	睡眠开始到第一帧 S2 期的时间	数值	0~10 000	分钟	核心	RECHTSCHAFFEN A, KALES A. A Manual of Standardized Terminology, Techniques and Scoring System for Sleep Stages of Human Subject. Los Angeles: BIS / BRI, UCIA, 1968.	A20190217WK

序号	一级类别名称	一级类别名称序号	二级类别名称	二级类别名称序号	数据元序号	中文名称	英文名称	定义	变量类型	值域	单位	数据等级	来源	版本号
2222	睡眠呼吸监测	4	睡眠潜伏期	4.4	2222	S3 潜伏期	S3 latency	睡眠开始到第一帧 S3 期的时间	数值	0~10 000	分钟	核心	RECHTSCHAFFEN A, KALES A. A Manual of Standardized Terminology, Techniques and Scoring System for Sleep Stages of Human Subject. Los Angeles：BIS / BRI, UCIA, 1968.	A20190217WK
2223	睡眠呼吸监测	4	睡眠潜伏期	4.4	2223	REM 潜伏期	REM latency	睡眠开始到第一帧快速眼动睡眠期的时间	数值	0~10 000	分钟	核心	RECHTSCHAFFEN A, KALES A. A Manual of Standardized Terminology, Techniques and Scoring System for Sleep Stages of Human Subject. Los Angeles：BIS / BRI, UCIA, 1968.	A20190217WK
2224	睡眠呼吸监测	4	睡眠呼吸暂停低通气次数	4.5	2224	阻塞性呼吸暂停次数	times of obstructive sleep apnea	受试者发生阻塞性呼吸暂停次数	数值	0~10 000	次	核心	中华医学会呼吸病学分会睡眠呼吸障碍学组. 阻塞性睡眠呼吸暂停低通气综合征诊治指南（2011 年修订版）. 中华结核和呼吸杂志, 2012, 35（1）: 9–12.	A20190217WK
2225	睡眠呼吸监测	4	睡眠呼吸暂停低通气次数	4.5	2225	阻塞性呼吸暂停伴心率下降次数	times of obstructive apnea with heart rate drop	受试者发生阻塞性呼吸暂停并伴心率下降的次数	数值	0~10 000	次	核心	中华医学会呼吸病学分会睡眠呼吸障碍学组. 阻塞性睡眠呼吸暂停低通气综合征诊治指南（2011 年修订版）. 中华结核和呼吸杂志, 2012, 35（1）: 9–12.	A20190217WK
2226	睡眠呼吸监测	4	睡眠呼吸暂停低通气次数	4.5	2226	中枢性呼吸暂停次数	times of central sleep apnea	受试者发生中枢性呼吸暂停次数	数值	0~10 000	次	核心	中华医学会呼吸病学分会睡眠呼吸障碍学组. 阻塞性睡眠呼吸暂停低通气综合征诊治指南（2011 年修订版）. 中华结核和呼吸杂志, 2012, 35（1）: 9–12.	A20190217WK

序号	一级类别名称	一级类别名称序号	二级类别名称	二级类别名称序号	数据元序号	中文名称	英文名称	定义	变量类型	值域	单位	数据等级	来源	版本号
2227	睡眠呼吸监测	4	睡眠呼吸暂停低通气次数	4.5	2227	中枢性呼吸暂停伴心率下降次数	times of central apnea with heart rate drop	受试者发生中枢性呼吸暂停并伴心率下降的次数	数值	0~10 000	次	核心	中华医学会呼吸病学分会睡眠呼吸障碍学组.阻塞性睡眠呼吸暂停低通气综合征诊治指南（2011年修订版）.中华结核和呼吸杂志,2012,35（1）:9-12.	A20190217WK
2228	睡眠呼吸监测	4	睡眠呼吸暂停低通气次数	4.5	2228	混合性呼吸暂停次数	times of mixed sleep apnea	受试者发生混合性呼吸暂停次数	数值	0~10 000	次	核心	中华医学会呼吸病学分会睡眠呼吸障碍学组.阻塞性睡眠呼吸暂停低通气综合征诊治指南（2011年修订版）.中华结核和呼吸杂志,2012,35（1）:9-12.	A20190217WK
2229	睡眠呼吸监测	4	睡眠呼吸暂停低通气次数	4.5	2229	混合性呼吸暂停伴心率下降次数	times of mixed sleep apnea with heart drop	受试者发生混合性呼吸暂停并伴心率下降的次数	数值	0~10 000	次	核心	中华医学会呼吸病学分会睡眠呼吸障碍学组.阻塞性睡眠呼吸暂停低通气综合征诊治指南（2011年修订版）.中华结核和呼吸杂志,2012,35（1）:9-12.	A20190217WK
2230	睡眠呼吸监测	4	睡眠呼吸暂停低通气次数	4.5	2230	低通气次数	times of hypopnea	睡眠过程中口鼻气流较基线水平降低≥30%,并伴SaO_2下降≥4%,持续时间≥10s;或者是口鼻气流较基准水平降低≥50%,并伴SaO_2下降≥3%,持续时间≥10s;受试者的低通气次数	数值	0~10 000	次	核心	中华医学会呼吸病学分会睡眠呼吸障碍学组.阻塞性睡眠呼吸暂停低通气综合征诊治指南（2011年修订版）.中华结核和呼吸杂志,2012,35（1）:9-12.	A20190217WK

序号	一级类别名称	一级类别名称序号	二级类别名称	二级类别名称序号	数据元序号	中文名称	英文名称	定义	变量类型	值域	单位	数据等级	来源	版本号
2231	睡眠呼吸监测	4	睡眠呼吸暂停低通气次数	4.5	2231	低通气伴心率下降次数	times of hypopnea with heart drop	受试者伴随心率下降的低通气次数	数值	0~10 000	次	核心	中华医学会呼吸病学分会睡眠呼吸障碍学组.阻塞性睡眠呼吸暂停低通气综合征诊治指南（2011年修订版）.中华结核和呼吸杂志,2012,35（1）:9-12.	A20190217WK
2232	睡眠呼吸监测	4	睡眠呼吸暂停低通气次数	4.5	2232	呼吸暂停低通气指数（AHI）	apnea hypopnea index	（呼吸暂停+低通气）/总睡眠时间	数值	0~10 000	次/h	核心	中华医学会呼吸病学分会睡眠呼吸障碍学组.阻塞性睡眠呼吸暂停低通气综合征诊治指南（2011年修订版）.中华结核和呼吸杂志,2012,35（1）:9-12.	A20190217WK
2233	睡眠呼吸监测	4	微觉醒	4.6	2233	REM期微觉醒次数	arousal times during REM	受试者快速眼动睡眠期微觉醒次数	数值	0~10 000	次	核心	中华医学会呼吸病学分会睡眠呼吸障碍学组.阻塞性睡眠呼吸暂停低通气综合征诊治指南（2011年修订版）.中华结核和呼吸杂志,2012,35（1）:9-12.	A20190217WK
2234	睡眠呼吸监测	4	微觉醒	4.6	2234	REM期伴随呼吸事件的微觉醒次数	arousal times with respiratory event during REM	受试者快速眼动睡眠期伴随呼吸事件的微觉醒次数	数值	0~10 000	次	核心	中华医学会呼吸病学分会睡眠呼吸障碍学组.阻塞性睡眠呼吸暂停低通气综合征诊治指南（2011年修订版）.中华结核和呼吸杂志,2012,35（1）:9-12.	A20190217WK
2235	睡眠呼吸监测	4	微觉醒	4.6	2235	REM期伴随呼吸事件或氧减的微觉醒次数	arousal times during REM with respiratory event or oxygen desaturation	受试者快速眼动睡眠期伴随呼吸事件或氧减的微觉醒次数	数值	0~10 000	次	核心	中华医学会呼吸病学分会睡眠呼吸障碍学组.阻塞性睡眠呼吸暂停低通气综合征诊治指南（2011年修订版）.中华结核和呼吸杂志,2012,35（1）:9-12.	A20190217WK

序号	一级类别名称	一级类别名称序号	二级类别名称	二级类别名称序号	数据元序号	中文名称	英文名称	定义	变量类型	值域	单位	数据等级	来源	版本号
2236	睡眠呼吸监测	4	微觉醒	4.6	2236	REM 期伴腿动的微觉醒次数	arousal times during REM with leg movement	受试者快速眼动睡眠期伴腿动的微觉醒次数	数值	0~10 000	次	核心	中华医学会呼吸病学分会睡眠呼吸障碍学组．阻塞性睡眠呼吸暂停低通气综合征诊治指南（2011 年修订版）．中华结核和呼吸杂志，2012，35（1）：9–12.	A20190217WK
2237	睡眠呼吸监测	4	微觉醒	4.6	2237	REM 期自发性微觉醒次数	spontaneous arousal times during REM	受试者快速眼动睡眠期自发性微觉醒次数	数值	0~10 000	次	核心	中华医学会呼吸病学分会睡眠呼吸障碍学组．阻塞性睡眠呼吸暂停低通气综合征诊治指南（2011 年修订版）．中华结核和呼吸杂志，2012，35（1）：9–12.	A20190217WK
2238	睡眠呼吸监测	4	微觉醒	4.6	2238	NREM 期微觉醒次数	arousal times during NREM	受试者非快速眼动睡眠期微觉醒次数	数值	0~10 000	次	核心	中华医学会呼吸病学分会睡眠呼吸障碍学组．阻塞性睡眠呼吸暂停低通气综合征诊治指南（2011 年修订版）．中华结核和呼吸杂志，2012，35（1）：9–12.	A20190217WK
2239	睡眠呼吸监测	4	微觉醒	4.6	2239	NREM 期伴随呼吸事件的微觉醒次数	arousal times with respiratory event during NREM	受试者非快速眼动睡眠期伴随呼吸事件的微觉醒次数	数值	0~10 000	次	核心	中华医学会呼吸病学分会睡眠呼吸障碍学组．阻塞性睡眠呼吸暂停低通气综合征诊治指南（2011 年修订版）．中华结核和呼吸杂志，2012，35（1）：9–12.	A20190217WK
2240	睡眠呼吸监测	4	微觉醒	4.6	2240	NREM 期伴随呼吸事件或氧减的微觉醒次数	arousal times with respiratory event or oxygen desaturation during NREM	受试者非快速眼动睡眠期伴随呼吸事件或氧减的微觉醒次数	数值	0~10 000	次	核心	中华医学会呼吸病学分会睡眠呼吸障碍学组．阻塞性睡眠呼吸暂停低通气综合征诊治指南（2011 年修订版）．中华结核和呼吸杂志，2012，35（1）：9–12.	A20190217WK

序号	一级类别名称	一级类别名称序号	二级类别名称	二级类别名称序号	数据元序号	中文名称	英文名称	定义	变量类型	值域	单位	数据等级	来源	版本号
2241	睡眠呼吸监测	4	微觉醒	4.6	2241	NREM期伴随腿动的微觉醒次数	arousal times with leg movement during NREM	受试者非快速眼动睡眠期伴随腿动的微觉醒次数	数值	0~10 000	次	核心	中华医学会呼吸病学分会睡眠呼吸障碍学组.阻塞性睡眠呼吸暂停低通气综合征诊治指南（2011年修订版）.中华结核和呼吸杂志,2012,35（1）:9-12.	A20190217WK
2242	睡眠呼吸监测	4	微觉醒	4.6	2242	NREM期自发性微觉醒次数	spontaneous arousal times during NREM	受试者非快速眼动睡眠期自发性微觉醒次数	数值	0~10 000	次	核心	中华医学会呼吸病学分会睡眠呼吸障碍学组.阻塞性睡眠呼吸暂停低通气综合征诊治指南（2011年修订版）.中华结核和呼吸杂志,2012,35（1）:9-12.	A20190217WK
2243	睡眠呼吸监测	4	微觉醒	4.6	2243	运动期微觉醒次数	arousal times during movement time（MVT）	受试者MVT期微觉醒次数	数值	0~10 000	次	核心	中华医学会呼吸病学分会睡眠呼吸障碍学组.阻塞性睡眠呼吸暂停低通气综合征诊治指南（2011年修订版）.中华结核和呼吸杂志,2012,35（1）:9-12.	A20190217WK
2244	睡眠呼吸监测	4	微觉醒	4.6	2244	运动期伴随呼吸事件的微觉醒次数	arousal times with respiratory even during MVT	受试者MVT期伴随呼吸事件的微觉醒次数	数值	0~10 000	次	核心	中华医学会呼吸病学分会睡眠呼吸障碍学组.阻塞性睡眠呼吸暂停低通气综合征诊治指南（2011年修订版）.中华结核和呼吸杂志,2012,35（1）:9-12.	A20190217WK
2245	睡眠呼吸监测	4	微觉醒	4.6	2245	运动期伴随呼吸事件或氧减的微觉醒次数	arousal times with respiratory even or oxygen desaturation during MVT	MVT期伴随呼吸事件或氧减的微觉醒次数	数值	0~10 000	次	核心	中华医学会呼吸病学分会睡眠呼吸障碍学组.阻塞性睡眠呼吸暂停低通气综合征诊治指南（2011年修订版）.中华结核和呼吸杂志,2012,35（1）:9-12.	A20190217WK

序号	一级类别名称	一级类别名称序号	二级类别名称	二级类别名称序号	数据元序号	中文名称	英文名称	定义	变量类型	值域	单位	数据等级	来源	版本号
2246	睡眠呼吸监测	4	微觉醒	4.6	2246	运动期伴随腿动的微觉醒次数	arousal times with leg movement during MVT	MVT期伴随腿动的微觉醒次数	数值	0~10 000	次	核心	中华医学会呼吸病学分会睡眠呼吸障碍学组．阻塞性睡眠呼吸暂停低通气综合征诊治指南（2011年修订版）．中华结核和呼吸杂志，2012，35（1）：9-12.	A20190217WK
2247	睡眠呼吸监测	4	微觉醒	4.6	2247	运动期自发性微觉醒次数	spontaneous arousal times during MVT	MVT期自发性微觉醒次数	数值	0~10 000	次	核心	中华医学会呼吸病学分会睡眠呼吸障碍学组．阻塞性睡眠呼吸暂停低通气综合征诊治指南（2011年修订版）．中华结核和呼吸杂志，2012，35（1）：9-12.	A20190217WK
2248	睡眠呼吸监测	4	微觉醒	4.6	2248	清醒期微觉醒次数	arousal times during wake（WK）	清醒期的微觉醒次数	数值	0~10 000	次	核心	中华医学会呼吸病学分会睡眠呼吸障碍学组．阻塞性睡眠呼吸暂停低通气综合征诊治指南（2011年修订版）．中华结核和呼吸杂志，2012，35（1）：9-12.	A20190217WK
2249	睡眠呼吸监测	4	微觉醒	4.6	2249	清醒期伴随呼吸事件的微觉醒次数	arousal times with respiratory event during wake	清醒期伴随呼吸事件的微觉醒次数	数值	0~10 000	次	核心	中华医学会呼吸病学分会睡眠呼吸障碍学组．阻塞性睡眠呼吸暂停低通气综合征诊治指南（2011年修订版）．中华结核和呼吸杂志，2012，35（1）：9-12.	A20190217WK
2250	睡眠呼吸监测	4	微觉醒	4.6	2250	清醒期伴随呼吸事件或氧减的微觉醒次数	arousal times with respiratory event or oxygen desaturation during wake	清醒期伴随呼吸事件或氧减的微觉醒次数	数值	0~10 000	次	核心	中华医学会呼吸病学分会睡眠呼吸障碍学组．阻塞性睡眠呼吸暂停低通气综合征诊治指南（2011年修订版）．中华结核和呼吸杂志，2012，35（1）：9-12.	A20190217WK

序号	一级类别名称	一级类别名称序号	二级类别名称	二级类别名称序号	数据元序号	中文名称	英文名称	定义	变量类型	值域	单位	数据等级	来源	版本号
2251	睡眠呼吸监测	4	微觉醒	4.6	2251	清醒期伴随腿动的微觉醒次数	arousal times with leg movement during wake	清醒期伴随腿动的微觉醒的次数	数值	0~10 000	次	核心	中华医学会呼吸病学分会睡眠呼吸障碍学组.阻塞性睡眠呼吸暂停低通气综合征诊治指南（2011年修订版）.中华结核和呼吸杂志,2012,35（1）:9-12.	A20190217WK
2252	睡眠呼吸监测	4	微觉醒	4.6	2252	清醒期自发性微觉醒次数	spontaneous arousal times during wake	清醒期自发性微觉醒的次数	数值	0~10 000	次	核心	中华医学会呼吸病学分会睡眠呼吸障碍学组.阻塞性睡眠呼吸暂停低通气综合征诊治指南（2011年修订版）.中华结核和呼吸杂志,2012,35（1）:9-12.	A20190217WK
2253	睡眠呼吸监测	4	微觉醒	4.6	2253	微觉醒指数	arousal index	总微觉醒次数/总睡眠时间	数值	0~10 000	次/h	核心	中华医学会呼吸病学分会睡眠呼吸障碍学组.阻塞性睡眠呼吸暂停低通气综合征诊治指南（2011年修订版）.中华结核和呼吸杂志,2012,35（1）:9-12.	A20190217WK
2254	睡眠呼吸监测	4	鼾声	4.7	2254	鼾声事件次数	snoring times	受试者发生鼾声次数	数值	0~10 000	次	核心	中华医学会呼吸病学分会睡眠呼吸障碍学组.阻塞性睡眠呼吸暂停低通气综合征诊治指南（2011年修订版）.中华结核和呼吸杂志,2012,35（1）:9-12.	A20190217WK
2255	睡眠呼吸监测	4	鼾声	4.7	2255	平均每次打鼾时间	mean each snoring time	受试者平均每次打鼾时间	数值	0~10 000	秒	核心	中华医学会呼吸病学分会睡眠呼吸障碍学组.阻塞性睡眠呼吸暂停低通气综合征诊治指南（2011年修订版）.中华结核和呼吸杂志,2012,35（1）:9-12.	A20190217WK

序号	一级类别名称	一级类别名称序号	二级类别名称	二级类别名称序号	数据元序号	中文名称	英文名称	定义	变量类型	值域	单位	数据等级	来源	版本号
2256	睡眠呼吸监测	4	鼾声	4.7	2256	总共打鼾时间	total snoring time	受试者总共打鼾时间	数值	0~10 000	分钟	核心	中华医学会呼吸病学分会睡眠呼吸障碍学组.阻塞性睡眠呼吸暂停低通气综合征诊治指南（2011年修订版）.中华结核和呼吸杂志,2012,35（1）:9-12.	A20190217WK
2257	睡眠呼吸监测	4	体位	4.8	2257	左侧卧位（L）	left position	睡眠时左侧卧位时间	数值	0~10 000	分钟	核心	中华医学会呼吸病学分会睡眠呼吸障碍学组.阻塞性睡眠呼吸暂停低通气综合征诊治指南（2011年修订版）.中华结核和呼吸杂志,2012,35（1）:9-12.	A20190217WK
2258	睡眠呼吸监测	4	体位	4.8	2258	右侧卧位（R）	right position	睡眠时右侧卧位时间	数值	0~10 000	分钟	核心	中华医学会呼吸病学分会睡眠呼吸障碍学组.阻塞性睡眠呼吸暂停低通气综合征诊治指南（2011年修订版）.中华结核和呼吸杂志,2012,35（1）:9-12.	A20190217WK
2259	睡眠呼吸监测	4	体位	4.8	2259	仰卧位（S）	supine position	睡眠时仰卧位时间	数值	0~10 000	分钟	核心	中华医学会呼吸病学分会睡眠呼吸障碍学组.阻塞性睡眠呼吸暂停低通气综合征诊治指南（2011年修订版）.中华结核和呼吸杂志,2012,35（1）:9-12.	A20190217WK
2260	睡眠呼吸监测	4	体位	4.8	2260	俯卧位（P）	prone position	睡眠时俯卧位时间	数值	0~10 000	分钟	核心	中华医学会呼吸病学分会睡眠呼吸障碍学组.阻塞性睡眠呼吸暂停低通气综合征诊治指南（2011年修订版）.中华结核和呼吸杂志,2012,35（1）:9-12.	A20190217WK

序号	一级类别名称	一级类别名称序号	二级类别名称	二级类别名称序号	数据元序号	中文名称	英文名称	定义	变量类型	值域	单位	数据等级	来源	版本号
2261	睡眠呼吸监测	4	心率	4.9	2261	清醒期平均心率	mean heart rate during wake	受试者清醒期平均心率	数值	0~1 000	次/min	核心	中国医师协会神经内科医师分会睡眠障碍专业委员会,中国睡眠研究会睡眠障碍专业委员会,中华医学会神经病学分会睡眠障碍学组.中国成人多导睡眠监测技术操作规范及临床应用专家共识.中华医学杂志,2018,98(47):7.	A20190217WK
2262	睡眠呼吸监测	4	心率	4.9	2262	清醒期最高心率	maximum heart rate during wake	受试者清醒期最高心率	数值	0~1 000	次/min	核心	中国医师协会神经内科医师分会睡眠障碍专业委员会,中国睡眠研究会睡眠障碍专业委员会,中华医学会神经病学分会睡眠障碍学组.中国成人多导睡眠监测技术操作规范及临床应用专家共识.中华医学杂志,2018,98(47):7.	A20190217WK
2263	睡眠呼吸监测	4	心率	4.9	2263	清醒期最低心率	lowest heart rate during wake	受试者清醒期最低心率	数值	0~1 000	次/min	核心	中国医师协会神经内科医师分会睡眠障碍专业委员会,中国睡眠研究会睡眠障碍专业委员会,中华医学会神经病学分会睡眠障碍学组.中国成人多导睡眠监测技术操作规范及临床应用专家共识.中华医学杂志,2018,98(47):7.	A20190217WK

序号	一级类别名称	一级类别名称序号	二级类别名称	二级类别名称序号	数据元序号	中文名称	英文名称	定义	变量类型	值域	单位	数据等级	来源	版本号
2264	睡眠呼吸监测	4	心率	4.9	2264	REM期平均心率	mean heart rate during REM	受试者快速眼动睡眠期平均心率	数值	0~1 000	次/min	核心	中国医师协会神经内科医师分会睡眠障碍专业委员会,中国睡眠研究会睡眠障碍专业委员会,中华医学会神经病学分会睡眠障碍学组.中国成人多导睡眠监测技术操作规范及临床应用专家共识.中华医学杂志,2018,98(47):7.	A20190217WK
2265	睡眠呼吸监测	4	心率	4.9	2265	REM期最高心率	maximum heart rate during REM	受试者快速眼动睡眠期最高心率	数值	0~1 000	次/min	核心	中国医师协会神经内科医师分会睡眠障碍专业委员会,中国睡眠研究会睡眠障碍专业委员会,中华医学会神经病学分会睡眠障碍学组.中国成人多导睡眠监测技术操作规范及临床应用专家共识.中华医学杂志,2018,98(47):7.	A20190217WK
2266	睡眠呼吸监测	4	心率	4.9	2266	REM期最低心率	lowest heart rate during REM	受试者快速眼动睡眠期最低心率	数值	0~1 000	次/min	核心	中国医师协会神经内科医师分会睡眠障碍专业委员会,中国睡眠研究会睡眠障碍专业委员会,中华医学会神经病学分会睡眠障碍学组.中国成人多导睡眠监测技术操作规范及临床应用专家共识.中华医学杂志,2018,98(47):7.	A20190217WK

序号	一级类别名称	一级类别名称序号	二级类别名称	二级类别名称序号	数据元序号	中文名称	英文名称	定义	变量类型	值域	单位	数据等级	来源	版本号
2267	睡眠呼吸监测	4	心率	4.9	2267	NREM 期平均心率	mean heart rate during NREM	受试者非快速眼动睡眠期平均心率	数值	0~1 000	次/min	核心	中国医师协会神经内科医师分会睡眠障碍专业委员会,中国睡眠研究会睡眠障碍专业委员会,中华医学会神经病学分会睡眠障碍学组(后文以"等"简写). 中国成人多导睡眠监测技术操作规范及临床应用专家共识. 中华医学杂志,2018,98(47):7.	A20190217WK
2268	睡眠呼吸监测	4	心率	4.9	2268	NREM 期最高心率	maximum heart rate during NREM	受试者非快速眼动睡眠期的最高心率	数值	0~1 000	次/min	核心	中国医师协会神经内科医师分会睡眠障碍专业委员会,等. 中国成人多导睡眠监测技术操作规范及临床应用专家共识. 中华医学杂志,2018,98(47):7.	A20190217WK
2269	睡眠呼吸监测	4	心率	4.9	2269	NREM 期最低心率	lowest heart rate during NREM	受试者非快速眼动睡眠期的最低心率	数值	0~1 000	次/min	核心	中国医师协会神经内科医师分会睡眠障碍专业委员会,等. 中国成人多导睡眠监测技术操作规范及临床应用专家共识. 中华医学杂志,2018,98(47):7.	A20190217WK
2270	睡眠呼吸监测	4	心率	4.9	2270	S1 期平均心率	mean heart rate during S1	受试者 S1 期平均心率	数值	0~1 000	次/min	核心	中国医师协会神经内科医师分会睡眠障碍专业委员会,等. 中国成人多导睡眠监测技术操作规范及临床应用专家共识. 中华医学杂志,2018,98(47):7.	A20190217WK

序号	一级类别名称	一级类别名称序号	二级类别名称	二级类别名称序号	数据元序号	中文名称	英文名称	定义	变量类型	值域	单位	数据等级	来源	版本号
2271	睡眠呼吸监测	4	心率	4.9	2271	S1期最高心率	maximum heart rate during S1	受试者S1期最高心率	数值	0~1 000	次/min	核心	中国医师协会神经内科医师分会睡眠障碍专业委员会,等.中国成人多导睡眠监测技术操作规范及临床应用专家共识.中华医学杂志,2018,98(47):7.	A20190217WK
2272	睡眠呼吸监测	4	心率	4.9	2272	S1期最低心率	lowest heart rate during S1	受试者S1期最低心率	数值	0~1 000	次/min	核心	中国医师协会神经内科医师分会睡眠障碍专业委员会,等.中国成人多导睡眠监测技术操作规范及临床应用专家共识.中华医学杂志,2018,98(47):7.	A20190217WK
2273	睡眠呼吸监测	4	心率	4.9	2273	S2期平均心率	mean heart rate during S2	受试者S2期平均心率	数值	0~1 000	次/min	核心	中国医师协会神经内科医师分会睡眠障碍专业委员会,等.中国成人多导睡眠监测技术操作规范及临床应用专家共识.中华医学杂志,2018,98(47):7.	A20190217WK
2274	睡眠呼吸监测	4	心率	4.9	2274	S2期最高心率	maximum heart rate during S2	受试者S2期最高心率	数值	0~1 000	次/min	核心	中国医师协会神经内科医师分会睡眠障碍专业委员会,等.中国成人多导睡眠监测技术操作规范及临床应用专家共识.中华医学杂志,2018,98(47):7.	A20190217WK
2275	睡眠呼吸监测	4	心率	4.9	2275	S2期最低心率	lowest heart rate during S2	受试者S2期最低心率	数值	0~1 000	次/min	核心	中国医师协会神经内科医师分会睡眠障碍专业委员会,等.中国成人多导睡眠监测技术操作规范及临床应用专家共识.中华医学杂志,2018,98(47):7.	A20190217WK

序号	一级类别名称	一级类别名称序号	二级类别名称	二级类别名称序号	数据元序号	中文名称	英文名称	定义	变量类型	值域	单位	数据等级	来源	版本号
2276	睡眠呼吸监测	4	心率	4.9	2276	S3 期平均心率	mean heart rate during S3	受试者 S3 期平均心率	数值	0~1 000	次 /min	核心	中国医师协会神经内科医师分会睡眠障碍专业委员会，等. 中国成人多导睡眠监测技术操作规范及临床应用专家共识. 中华医学杂志, 2018, 98（47）: 7.	A20190217WK
2277	睡眠呼吸监测	4	心率	4.9	2277	S3 期最高心率	maximum heart rate during S3	受试者 S3 期最高心率	数值	0~1 000	次 /min	核心	中国医师协会神经内科医师分会睡眠障碍专业委员会，等. 中国成人多导睡眠监测技术操作规范及临床应用专家共识. 中华医学杂志, 2018, 98（47）: 7.	A20190217WK
2278	睡眠呼吸监测	4	心率	4.9	2278	S3 期最低心率	lowest heart rate during S3	受试者 S3 期最低心率	数值	0~1 000	次 /min	核心	中国医师协会神经内科医师分会睡眠障碍专业委员会，等. 中国成人多导睡眠监测技术操作规范及临床应用专家共识. 中华医学杂志, 2018, 98（47）: 7.	A20190217WK
2279	睡眠呼吸监测	4	血氧分布	4.10	2279	清醒期 <80 时间	oxygen saturation <80% duration in wake phase	清醒期血氧饱和度小于 80% 的时间	数值	0~10 000	分钟	核心	中国医师协会神经内科医师分会睡眠障碍专业委员会，等. 中国成人多导睡眠监测技术操作规范及临床应用专家共识. 中华医学杂志, 2018, 98（47）: 7.	A20190217WK

序号	一级类别名称	一级类别名称序号	二级类别名称	二级类别名称序号	数据元序号	中文名称	英文名称	定义	变量类型	值域	单位	数据等级	来源	版本号
2280	睡眠呼吸监测	4	血氧分布	4.10	2280	清醒期<85时间	oxygen saturation <85% duration in wake phase	清醒期血氧饱和度小于85%的时间	数值	0~10 000	分钟	核心	中国医师协会神经内科医师分会睡眠障碍专业委员会,等.中国成人多导睡眠监测技术操作规范及临床应用专家共识.中华医学杂志,2018,98(47):7.	A20190217WK
2281	睡眠呼吸监测	4	血氧分布	4.10	2281	清醒期<90时间	oxygen saturation <90% duration in wake phase	清醒期血氧饱和度小于90%的时间	数值	0~10 000	分钟	核心	中国医师协会神经内科医师分会睡眠障碍专业委员会,等.中国成人多导睡眠监测技术操作规范及临床应用专家共识.中华医学杂志,2018,98(47):7.	A20190217WK
2282	睡眠呼吸监测	4	血氧分布	4.10	2282	清醒期<95时间	oxygen saturation <95% duration in wake phase	清醒期血氧饱和度小于95%的时间	数值	0~10 000	分钟	核心	中国医师协会神经内科医师分会睡眠障碍专业委员会,等.中国成人多导睡眠监测技术操作规范及临床应用专家共识.中华医学杂志,2018,98(47):7.	A20190217WK
2283	睡眠呼吸监测	4	血氧分布	4.10	2283	清醒期平均血氧	mean oxygen saturation during wake phase	清醒期平均血氧饱和度	数值	0~100	%	核心	中国医师协会神经内科医师分会睡眠障碍专业委员会,等.中国成人多导睡眠监测技术操作规范及临床应用专家共识.中华医学杂志,2018,98(47):7.	A20190217WK

序号	一级类别名称	一级类别名称序号	二级类别名称	二级类别名称序号	数据元序号	中文名称	英文名称	定义	变量类型	值域	单位	数据等级	来源	版本号
2284	睡眠呼吸监测	4	血氧分布	4.10	2284	清醒期氧减指数	oxygen desaturation index during wake phase	清醒期氧减次数 / 清醒期时间	数值	0~10 000	次 /h	核心	中国医师协会神经内科医师分会睡眠障碍专业委员会,等.中国成人多导睡眠监测技术操作规范及临床应用专家共识.中华医学杂志,2018, 98（47）: 7.	A20190217WK
2285	睡眠呼吸监测	4	血氧分布	4.10	2285	清醒期最大氧减	maximum oxygen desaturation during wake phase	受试者清醒期最大氧减	数值	0~100	%	核心	中国医师协会神经内科医师分会睡眠障碍专业委员会,等.中国成人多导睡眠监测技术操作规范及临床应用专家共识.中华医学杂志,2018, 98（47）: 7.	A20190217WK
2286	睡眠呼吸监测	4	血氧分布	4.10	2286	清醒期最长氧减时间	longest duration of oxygen desaturation in wake phase	清醒期最长氧减时间	数值	0~10 000	秒	核心	中国医师协会神经内科医师分会睡眠障碍专业委员会,等.中国成人多导睡眠监测技术操作规范及临床应用专家共识.中华医学杂志,2018, 98（47）: 7.	A20190217WK
2287	睡眠呼吸监测	4	血氧分布	4.10	2287	REM 期 <80 时间	oxygen saturation <80% duration in REM	快速眼动睡眠期血氧饱和度小于80% 的时间	数值	0~10 000	分钟	核心	中国医师协会神经内科医师分会睡眠障碍专业委员会,等.中国成人多导睡眠监测技术操作规范及临床应用专家共识.中华医学杂志,2018, 98（47）: 7.	A20190217WK

序号	一级类别名称	一级类别名称序号	二级类别名称	二级类别名称序号	数据元序号	中文名称	英文名称	定义	变量类型	值域	单位	数据等级	来源	版本号
2288	睡眠呼吸监测	4	血氧分布	4.10	2288	REM 期 <85 时间	oxygen saturation <85% duration in REM	REM 期血氧饱和度小于 85% 的时间	数值	0~10 000	分钟	核心	中国医师协会神经内科医师分会睡眠障碍专业委员会,等.中国成人多导睡眠监测技术操作规范及临床应用专家共识.中华医学杂志,2018,98(47):7.	A20190217WK
2289	睡眠呼吸监测	4	血氧分布	4.10	2289	REM 期 <90 时间	oxygen saturation <90% duration in REM	REM 期血氧饱和度小于 90% 的时间	数值	0~10 000	分钟	核心	中国医师协会神经内科医师分会睡眠障碍专业委员会,等.中国成人多导睡眠监测技术操作规范及临床应用专家共识.中华医学杂志,2018,98(47):7.	A20190217WK
2290	睡眠呼吸监测	4	血氧分布	4.10	2290	REM 期 <95 时间	oxygen saturation <95% duration in REM	快速眼动睡眠期血氧饱和度小于 95% 的时间	数值	0~10 000	分钟	核心	中国医师协会神经内科医师分会睡眠障碍专业委员会,等.中国成人多导睡眠监测技术操作规范及临床应用专家共识.中华医学杂志,2018,98(47):7.	A20190217WK
2291	睡眠呼吸监测	4	血氧分布	4.10	2291	REM 期平均血氧	mean oxygen saturation during REM	快速眼动睡眠期平均血氧饱和度	数值	0~100	%	核心	中国医师协会神经内科医师分会睡眠障碍专业委员会,等.中国成人多导睡眠监测技术操作规范及临床应用专家共识.中华医学杂志,2018,98(47):7.	A20190217WK

序号	一级类别名称	一级类别名称序号	二级类别名称	二级类别名称序号	数据元序号	中文名称	英文名称	定义	变量类型	值域	单位	数据等级	来源	版本号
2292	睡眠呼吸监测	4	血氧分布	4.10	2292	REM期氧减指数	oxygen desaturation index during REM	快速眼动睡眠期氧减次数/清醒期时间	数值	0~10 000	次/h	核心	中国医师协会神经内科医师分会睡眠障碍专业委员会,等.中国成人多导睡眠监测技术操作规范及临床应用专家共识.中华医学杂志,2018,98(47):7.	A20190217WK
2293	睡眠呼吸监测	4	血氧分布	4.10	2293	REM期最大氧减	maximum oxygen desaturation during REM	受试者快速眼动睡眠期最大氧减	数值	0~100	%	核心	中国医师协会神经内科医师分会睡眠障碍专业委员会,等.中国成人多导睡眠监测技术操作规范及临床应用专家共识.中华医学杂志,2018,98(47):7.	A20190217WK
2294	睡眠呼吸监测	4	血氧分布	4.10	2294	REM期最长氧减时间	longest duration of oxygen desaturation in REM	受试者快速眼动睡眠期最长氧减时间	数值	0~10 000	秒	核心	中国医师协会神经内科医师分会睡眠障碍专业委员会,等.中国成人多导睡眠监测技术操作规范及临床应用专家共识.中华医学杂志,2018,98(47):7.	A20190217WK
2295	睡眠呼吸监测	4	血氧分布	4.10	2295	NREM期<80时间	oxygen saturation <80% duration in NREM	非快速眼动睡眠期血氧饱和度小于80%的时间	数值	0~10 000	分钟	核心	中国医师协会神经内科医师分会睡眠障碍专业委员会,等.中国成人多导睡眠监测技术操作规范及临床应用专家共识.中华医学杂志,2018,98(47):7.	A20190217WK

序号	一级类别名称	一级类别名称序号	二级类别名称	二级类别名称序号	数据元序号	中文名称	英文名称	定义	变量类型	值域	单位	数据等级	来源	版本号
2296	睡眠呼吸监测	4	血氧分布	4.10	2296	NREM期<85时间	oxygen saturation <85% duration in NREM	非快速眼动睡眠期血氧饱和度小于85%的时间	数值	0~10 000	分钟	核心	中国医师协会神经内科医师分会睡眠障碍专业委员会,等.中国成人多导睡眠监测技术操作规范及临床应用专家共识.中华医学杂志,2018,98(47):7.	A20190217WK
2297	睡眠呼吸监测	4	血氧分布	4.10	2297	NREM期<90时间	oxygen saturation <90% duration in NREM	非快速眼动睡眠期血氧饱和度小于90%的时间	数值	0~10 000	分钟	核心	中国医师协会神经内科医师分会睡眠障碍专业委员会,等.中国成人多导睡眠监测技术操作规范及临床应用专家共识.中华医学杂志,2018,98(47):7.	A20190217WK
2298	睡眠呼吸监测	4	血氧分布	4.10	2298	NREM期<95时间	oxygen saturation <95% duration in NREM	非快速眼动睡眠期血氧饱和度小于95%的时间	数值	0~10 000	分钟	核心	中国医师协会神经内科医师分会睡眠障碍专业委员会,等.中国成人多导睡眠监测技术操作规范及临床应用专家共识.中华医学杂志,2018,98(47):7.	A20190217WK
2299	睡眠呼吸监测	4	血氧分布	4.10	2299	NREM期平均血氧	mean oxygen saturation during NREM	非快速眼动睡眠期平均血氧饱和度	数值	0~100	%	核心	中国医师协会神经内科医师分会睡眠障碍专业委员会,等.中国成人多导睡眠监测技术操作规范及临床应用专家共识.中华医学杂志,2018,98(47):7.	A20190217WK

序号	一级类别名称	一级类别名称序号	二级类别名称	二级类别名称序号	数据元序号	中文名称	英文名称	定义	变量类型	值域	单位	数据等级	来源	版本号
2300	睡眠呼吸监测	4	血氧分布	4.10	2300	NREM 期氧减指数	oxygen desaturation index during NREM	非快速眼动睡眠期氧减次数 / 非快速眼动睡眠时间	数值	0~10 000	次/h	核心	中国医师协会神经内科医师分会睡眠障碍专业委员会,等 . 中国成人多导睡眠监测技术操作规范及临床应用专家共识 . 中华医学杂志, 2018, 98(47): 7.	A20190217WK
2301	睡眠呼吸监测	4	血氧分布	4.10	2301	NREM 期最大氧减	maximum oxygen desaturation in NREM	非快速眼动睡眠期最大氧减	数值	0~100	%	核心	中国医师协会神经内科医师分会睡眠障碍专业委员会,等 . 中国成人多导睡眠监测技术操作规范及临床应用专家共识 . 中华医学杂志, 2018, 98(47): 7.	A20190217WK
2302	睡眠呼吸监测	4	血氧分布	4.10	2302	NREM 期最长氧减时间	longest duration of oxygen desaturation in NREM	非快速眼动睡眠期最长氧减时间	数值	0~10 000	秒	核心	中国医师协会神经内科医师分会睡眠障碍专业委员会,等 . 中国成人多导睡眠监测技术操作规范及临床应用专家共识 . 中华医学杂志, 2018, 98(47): 7.	A20190217WK
2303	睡眠呼吸监测	4	血氧分布	4.10	2303	S1<80 时间	oxygen saturation <80% duration in S1	S1 期血氧饱和度小于 80% 的时间	数值	0~10 000	分钟	核心	中国医师协会神经内科医师分会睡眠障碍专业委员会,等 . 中国成人多导睡眠监测技术操作规范及临床应用专家共识 . 中华医学杂志, 2018, 98(47): 7.	A20190217WK

序号	一级类别名称	一级类别名称序号	二级类别名称	二级类别名称序号	数据元序号	中文名称	英文名称	定义	变量类型	值域	单位	数据等级	来源	版本号
2304	睡眠呼吸监测	4	血氧分布	4.10	2304	S1 期 <85 时间	oxygen saturation <85% duration in S2	S1 期血氧饱和度小于 85% 的时间	数值	0~10 000	分钟	核心	中国医师协会神经内科医师分会睡眠障碍专业委员会,等.中国成人多导睡眠监测技术操作规范及临床应用专家共识.中华医学杂志,2018,98(47):7.	A20190217WK
2305	睡眠呼吸监测	4	血氧分布	4.10	2305	S1 期 <90 时间	oxygen saturation <90% duration in S1	S1 期血氧饱和度小于 90% 的时间	数值	0~10 000	分钟	核心	中国医师协会神经内科医师分会睡眠障碍专业委员会,等.中国成人多导睡眠监测技术操作规范及临床应用专家共识.中华医学杂志,2018,98(47):7.	A20190217WK
2306	睡眠呼吸监测	4	血氧分布	4.10	2306	S1 期 <95 时间	oxygen saturation <95% duration in S1	S1 期血氧饱和度小于 95% 的时间	数值	0~10 000	分钟	核心	中国医师协会神经内科医师分会睡眠障碍专业委员会,等.中国成人多导睡眠监测技术操作规范及临床应用专家共识.中华医学杂志,2018,98(47):7.	A20190217WK
2307	睡眠呼吸监测	4	血氧分布	4.10	2307	S1 期平均血氧	mean oxygen saturation in S1	S1 期平均血氧饱和度	数值	0~100	%	核心	中国医师协会神经内科医师分会睡眠障碍专业委员会,等.中国成人多导睡眠监测技术操作规范及临床应用专家共识.中华医学杂志,2018,98(47):7.	A20190217WK

续表

序号	一级类别名称	一级类别名称序号	二级类别名称	二级类别名称序号	数据元序号	中文名称	英文名称	定义	变量类型	值域	单位	数据等级	来源	版本号
2308	睡眠呼吸监测	4	血氧分布	4.10	2308	S1 期氧减指数	oxygen desaturation index in S1	S1 期氧减次数 /S1 时间	数值	0~10 000	次 /h	核心	中国医师协会神经内科医师分会睡眠障碍专业委员会,等 . 中国成人多导睡眠监测技术操作规范及临床应用专家共识 . 中华医学杂志,2018,98(47):7.	A20190217WK
2309	睡眠呼吸监测	4	血氧分布	4.10	2309	S1 期最大氧减	maximum oxygen desaturation index in S1	受试者 S1 期最大氧减	数值	0~100	%	核心	中国医师协会神经内科医师分会睡眠障碍专业委员会,等 . 中国成人多导睡眠监测技术操作规范及临床应用专家共识 . 中华医学杂志,2018,98(47):7.	A20190217WK
2310	睡眠呼吸监测	4	血氧分布	4.10	2310	S1 期最长氧减时间	longest duration of oxygen desaturation in S1	S1 期最长氧减时间	数值	0~10 000	秒	核心	中国医师协会神经内科医师分会睡眠障碍专业委员会,等 . 中国成人多导睡眠监测技术操作规范及临床应用专家共识 . 中华医学杂志,2018,98(47):7.	A20190217WK
2311	睡眠呼吸监测	4	血氧分布	4.10	2311	S2 期 <80 时间	oxygen saturation <80% duration in S2	S2 期血氧饱和度小于 80% 的时间	数值	0~10 000	分钟	核心	中国医师协会神经内科医师分会睡眠障碍专业委员会,等 . 中国成人多导睡眠监测技术操作规范及临床应用专家共识 . 中华医学杂志,2018,98(47):7.	A20190217WK

序号	一级类别名称	一级类别名称序号	二级类别名称	二级类别名称序号	数据元序号	中文名称	英文名称	定义	变量类型	值域	单位	数据等级	来源	版本号
2312	睡眠呼吸监测	4	血氧分布	4.10	2312	S2期<85时间	oxygen saturation <85% duration in S2	S2期血氧饱和度小于85%的时间	数值	0~10 000	分钟	核心	中国医师协会神经内科医师分会睡眠障碍专业委员会,等.中国成人多导睡眠监测技术操作规范及临床应用专家共识.中华医学杂志,2018,98(47):7.	A20190217WK
2313	睡眠呼吸监测	4	血氧分布	4.10	2313	S2期<90时间	oxygen saturation <90% duration in S2	S2期血氧饱和度小于90%的时间	数值	0~10 000	分钟	核心	中国医师协会神经内科医师分会睡眠障碍专业委员会,等.中国成人多导睡眠监测技术操作规范及临床应用专家共识.中华医学杂志,2018,98(47):7.	A20190217WK
2314	睡眠呼吸监测	4	血氧分布	4.10	2314	S2期<95时间	oxygen saturation <95% duration in S2	S2期血氧饱和度小于95%的时间	数值	0~10 000	分钟	核心	中国医师协会神经内科医师分会睡眠障碍专业委员会,等.中国成人多导睡眠监测技术操作规范及临床应用专家共识.中华医学杂志,2018,98(47):7.	A20190217WK
2315	睡眠呼吸监测	4	血氧分布	4.10	2315	S2期平均血氧	mean oxygen saturation duration in S2	受试者S2期平均血氧饱和度	数值	0~100	%	核心	中国医师协会神经内科医师分会睡眠障碍专业委员会,等.中国成人多导睡眠监测技术操作规范及临床应用专家共识.中华医学杂志,2018,98(47):7.	A20190217WK

序号	一级类别名称	一级类别名称序号	二级类别名称	二级类别名称序号	数据元序号	中文名称	英文名称	定义	变量类型	值域	单位	数据等级	来源	版本号
2316	睡眠呼吸监测	4	血氧分布	4.10	2316	S2 期氧减指数	oxygen desaturation index duration in S2	S2 期氧减次数 /S2 期时间	数值	0~10 000	次 /h	核心	中国医师协会神经内科医师分会睡眠障碍专业委员会,等 . 中国成人多导睡眠监测技术操作规范及临床应用专家共识 . 中华医学杂志, 2018, 98（47）: 7.	A20190217WK
2317	睡眠呼吸监测	4	血氧分布	4.10	2317	S2 期最大氧减	maximum oxygen desaturation duration in S3	受试者 S2 期最大氧减	数值	0~100	%	核心	中国医师协会神经内科医师分会睡眠障碍专业委员会,等 . 中国成人多导睡眠监测技术操作规范及临床应用专家共识 . 中华医学杂志, 2018, 98（47）: 7.	A20190217WK
2318	睡眠呼吸监测	4	血氧分布	4.10	2318	S2 期最长氧减时间	longest duration of oxygen desaturation in S2	受试者 S2 期最长氧减时间	数值	0~10 000	秒	核心	中国医师协会神经内科医师分会睡眠障碍专业委员会,等 . 中国成人多导睡眠监测技术操作规范及临床应用专家共识 . 中华医学杂志, 2018, 98（47）: 7.	A20190217WK
2319	睡眠呼吸监测	4	血氧分布	4.10	2319	S3 期 <80 时间	oxygen saturation <80% duration in S3	S3 期血氧饱和度小于 95% 的时间	数值	0~10 000	分钟	核心	中国医师协会神经内科医师分会睡眠障碍专业委员会,等 . 中国成人多导睡眠监测技术操作规范及临床应用专家共识 . 中华医学杂志, 2018, 98（47）: 7.	A20190217WK

序号	一级类别名称	一级类别名称序号	二级类别名称	二级类别名称序号	数据元序号	中文名称	英文名称	定义	变量类型	值域	单位	数据等级	来源	版本号
2320	睡眠呼吸监测	4	血氧分布	4.10	2320	S3 期 <85 时间	oxygen saturation <85% duration in S3	S3 期血氧饱和度小于 85% 的时间	数值	0~10 000	分钟	核心	中国医师协会神经内科医师分会睡眠障碍专业委员会,等.中国成人多导睡眠监测技术操作规范及临床应用专家共识.中华医学杂志,2018,98（47）:7.	A20190217WK
2321	睡眠呼吸监测	4	血氧分布	4.10	2321	S3 期 <90 时间	oxygen saturation <90% duration in S3	S3 期血氧饱和度小于 90% 的时间	数值	0~10 000	分钟	核心	中国医师协会神经内科医师分会睡眠障碍专业委员会,等.中国成人多导睡眠监测技术操作规范及临床应用专家共识.中华医学杂志,2018,98（47）:7.	A20190217WK
2322	睡眠呼吸监测	4	血氧分布	4.10	2322	S3 期 <95 时间	oxygen saturation <95% duration in S3	S3 期血氧饱和度小于 95% 的时间	数值	0~10 000	分钟	核心	中国医师协会神经内科医师分会睡眠障碍专业委员会,等.中国成人多导睡眠监测技术操作规范及临床应用专家共识.中华医学杂志,2018,98（47）:7.	A20190217WK
2323	睡眠呼吸监测	4	血氧分布	4.10	2323	S3 期平均血氧	mean oxygen saturation during S3	受试者 S3 期平均血氧饱和度	数值	0~100	%	核心	中国医师协会神经内科医师分会睡眠障碍专业委员会,等.中国成人多导睡眠监测技术操作规范及临床应用专家共识.中华医学杂志,2018,98（47）:7.	A20190217WK

序号	一级类别名称	一级类别名称序号	二级类别名称	二级类别名称序号	数据元序号	中文名称	英文名称	定义	变量类型	值域	单位	数据等级	来源	版本号
2324	睡眠呼吸监测	4	血氧分布	4.10	2324	S3期氧减指数	oxygen desaturation index during S3	受试者S3期氧减指数	数值	0~10 000	次/h	核心	中国医师协会神经内科医师分会睡眠障碍专业委员会,等.中国成人多导睡眠监测技术操作规范及临床应用专家共识.中华医学杂志,2018,98(47):7.	A20190217WK
2325	睡眠呼吸监测	4	血氧分布	4.10	2325	S3期最大氧减	maximum oxygen desaturation during S3	受试者S3期最大氧减	数值	0~100	%	核心	中国医师协会神经内科医师分会睡眠障碍专业委员会,等.中国成人多导睡眠监测技术操作规范及临床应用专家共识.中华医学杂志,2018,98(47):7.	A20190217WK
2326	睡眠呼吸监测	4	血氧分布	4.10	2326	S3期最长氧减时间	the longest oxygen desaturation time during S3	受试者S3期最长氧减时间	数值	0~10 000	秒	核心	中国医师协会神经内科医师分会睡眠障碍专业委员会,等.中国成人多导睡眠监测技术操作规范及临床应用专家共识.中华医学杂志,2018,98(47):7.	A20190217WK

序号	一级类别名称	一级类别名称序号	二级类别名称	二级类别名称序号	数据元序号	中文名称	英文名称	定义	变量类型	值域	单位	数据等级	来源	版本号
2327	睡眠呼吸监测	4	血氧分布	4.10	2327	夜间最低血氧饱和度	lowest oxygen saturation（LaSO₂）during the night	受试者夜间最低血氧饱和度	数值	0~100	%	核心	中国医师协会神经内科医师分会睡眠障碍专业委员会，等．中国成人多导睡眠监测技术操作规范及临床应用专家共识．中华医学杂志，2018，98（47）：7.	A20190217WK
2328	医学诊断	5	睡眠呼吸暂停综合征的诊断	5.1	2328	阻塞性睡眠呼吸暂停（OSA）综合征	obstructive sleep apnea syndrome	指口鼻气流流失，胸腹式呼吸仍然存在。系因上气道阻塞而出现呼吸暂停，但是中枢神经系统呼吸驱动功能正常，继续发出呼吸运动指令兴奋呼吸肌，因此胸腹式呼吸运动仍存在。受试者是否为阻塞性睡眠呼吸暂停综合征	字符	是／否	／	核心	中华医学会呼吸病学分会睡眠呼吸障碍学组．阻塞性睡眠呼吸暂停低通气综合征诊治指南（2011年修订版）．中华结核和呼吸杂志，2012，35（1）：9-12.	A20190217WK
2329	医学诊断	5	睡眠呼吸暂停综合征的诊断	5.1	2329	中枢性睡眠呼吸暂停（CSA）综合征	central sleep apnea syndrome	指口鼻气流与胸腹式呼吸同时消失。受试者是否为中枢性睡眠呼吸暂停综合征	字符	是／否	／	核心	中华医学会呼吸病学分会睡眠呼吸障碍学组．阻塞性睡眠呼吸暂停低通气综合征诊治指南（2011年修订版）．中华结核和呼吸杂志，2012，35（1）：9-12.	A20190217WK

序号	一级类别名称	一级类别名称序号	二级类别名称	二级类别名称序号	数据元序号	中文名称	英文名称	定义	变量类型	值域	单位	数据等级	来源	版本号
2330	医学诊断	5	睡眠呼吸暂停综合征的诊断	5.1	2330	混合性睡眠呼吸暂停（MSA）综合征	mixed sleep apnea syndrome	指1次呼吸暂停过程中，开始口鼻气流与胸腹式呼吸同时消失，数秒或数十秒后出现胸腹式呼吸运动，仍无口鼻气流。即在1次呼吸暂停过程中，先出现中枢性呼吸暂停，后出现阻塞性呼吸暂停。受试者是否为混合性睡眠呼吸暂停综合征	字符	是/否	/	核心	中华医学会呼吸病学分会睡眠呼吸障碍学组.阻塞性睡眠呼吸暂停低通气综合征诊治指南（2011年修订版）.中华结核和呼吸杂志,2012,35（1）:9–12.	A20190217WK
2331	医学诊断	5	睡眠呼吸暂停综合征的诊断	5.1	2331	慢阻肺–阻塞性睡眠呼吸暂停综合征重叠	COPD（chronic obstructive pulmonary disease）–OSA overlap syndrome	受试者是否合并慢阻肺	字符	是/否	/	核心	陈荣昌,钟南山,刘又宁.呼吸病学.3版.北京:人民卫生出版社,2022.	A20190217WK
2332	医学诊断	5	睡眠呼吸暂停综合征的诊断	5.1	2332	哮喘–阻塞性睡眠呼吸暂停综合征重叠	asthma–OSA overlap syndrome	受试者是否合并哮喘	字符	是/否	/	核心	陈荣昌,钟南山,刘又宁.呼吸病学.3版.北京:人民卫生出版社,2022.	A20190217WK
2333	医学诊断	5	睡眠呼吸暂停综合征的诊断	5.1	2333	睡眠呼吸暂停综合征的诊断患病年长	duration of OSA	睡眠呼吸暂停综合征的诊断患病年限为几年	数值	/	年	核心	陈荣昌,钟南山,刘又宁.呼吸病学.3版.北京:人民卫生出版社,2022.	A20190217WK

序号	一级类别名称	一级类别名称序号	二级类别名称	二级类别名称序号	数据元序号	中文名称	英文名称	定义	变量类型	值域	单位	数据等级	来源	版本号
2334	评估量表	6	评价量表	6.1	2334	匹兹堡睡眠质量指数（PSQI）	Pittsburgh sleep quality index	PSQI 得分	数值	0~24	分	核心	BUYSSE D J，REYNOLDS C F，MONK T H，et al . The Pittsburgh Sleep Quality Index：a new instrument for psychiatric practice and research. Psychiatry Res，1989，28（2）：193–213.	A20190303WK
2335	评估量表	6	评价量表	6.1	2335	NoSAS 评分	NoSAS score	NoSAS 评分得分	数值	0~17	分	核心	HIROTSU C，SOTERIO-PIRES J，TUFIK S，et al. Sleep disturbance and sexual dysfunction in postmenopausal women. Int J Impot Res，2017，29（3）: 126.	A20190217WK
2336	评估量表	6	评价量表	6.1	2336	No–apnea评分	No–apnea score	No–apnea 评分	数值	0~9	分	核心	DUARTE R L，RABAHI M F，MAGALHAES DASILVEIRA F J，et al. Simplifying the screening of obstructive sleep apnea with a 2–item model, no–apnea：a cross–sectional study. J Clin Sleep Med，2018，14（7）：1097–1107.	A20190303WK
2337	评估量表	6	评价量表	6.1	2337	斯坦福睡眠量表	Stanford sleepiness scale	嗜睡的主观评价：斯坦福睡眠量表	数值	0~50	分	核心	陈荣昌,钟南山,刘又宁 . 呼吸病学 . 3 版 . 北京：人民卫生出版社，2022.	A20190303WK

序号	一级类别名称	一级类别名称序号	二级类别名称	二级类别名称序号	数据元序号	中文名称	英文名称	定义	变量类型	值域	单位	数据等级	来源	版本号
2338	评估量表	6	评价量表	6.1	2338	Berlin 问卷	Berlin questionnaire	柏林问卷得分	数值	0~30	分	核心	PATAKA A, DASKALOPOULOU E, KALAMARAS G, et al. Evaluation of five different questionnaires for assessing sleep apnea syndrome in a sleep clinic. Sleep Med, 2014, 15（7）: 776–781.	A20190217WK
2339	评估量表	6	评价量表	6.1	2339	STOP 问卷	STOP Questionnaire	STOP 问卷得分	数值	0~4	分	核心	CHUNG F, YEGNESWARAN B, LIAO P, et al. STOP question-naire: a tool to screen patients for obstructive sleep apnea. Anesthes-iology, 2008, 108（5）: 812–821.	A20190217WK
2340	评估量表	6	评价量表	6.1	2340	STOP-Bang 问卷	STOP-Bang questionnaire	STOP-Bang 问卷得分	数值	0~8	分	核心	CHUNG F, YEGNESWARAN B, LIAO P, et al. STOP question-naire: a tool to screen patients for obstructive sleep apnea. Anesthes-iology, 2008, 108（5）: 812–821.	A20190217WK
2341	其他干预措施	7	治疗情况	7.1	2341	睡眠呼吸障碍治疗	treatment of sleep apnea disorder	受试者是否已经接受睡眠呼吸障碍治疗	字符	是 / 否	/	核心	陈荣昌, 钟南山, 刘又宁. 呼吸病学. 3 版. 北京: 人民卫生出版社, 2022.	A20190217WK
2342	其他干预措施	7	治疗方式	7.2	2342	睡眠呼吸障碍治疗方式	sleep apnea disorder treatment method	受试者接受睡眠呼吸障碍治疗的方式	字符	呼吸机 / 口腔矫正器 / 外科手术 / 减重治疗 / 其他	/	核心	陈荣昌, 钟南山, 刘又宁. 呼吸病学. 3 版. 北京: 人民卫生出版社, 2022.	A20190217WK
2343	其他干预措施	7	呼吸机治疗	7.3	2343	非侵入性呼吸机治疗	noninvasive ventilation therapy	受试者是否使用呼吸机治疗	字符	是 / 否	/	核心	中华医学会呼吸病学分会睡眠呼吸障碍学组. 阻塞性睡眠呼吸暂停低通气综合征诊治指南（2011 年修订版）. 中华结核和呼吸杂志, 2012, 35（1）: 9–12.	A20190217WK

序号	一级类别名称	一级类别名称序号	二级类别名称	二级类别名称序号	数据元序号	中文名称	英文名称	定义	变量类型	值域	单位	数据等级	来源	版本号
2344	其他干预措施	7	呼吸机治疗	7.3	2344	呼吸机开始治疗日期	beginning time of treatment with ventilation therapy	呼吸机开始治疗的公元纪年日期	日期	YYYY-MM-DD	/	核心	中华医学会呼吸病学分会睡眠呼吸障碍学组.阻塞性睡眠呼吸暂停低通气综合征诊治指南（2011年修订版）.中华结核和呼吸杂志,2012,35（1）:9-12.	A20190217WK
2345	其他干预措施	7	呼吸机治疗	7.3	2345	呼吸机类型	type of ventilator	呼吸机的类型	字符	单水平/双水平/其他	/	核心	中华医学会呼吸病学分会睡眠呼吸障碍学组.阻塞性睡眠呼吸暂停低通气综合征诊治指南（2011年修订版）.中华结核和呼吸杂志,2012,35（1）:9-12.	A20190217WK
2346	其他干预措施	7	呼吸机治疗	7.3	2346	呼吸机品牌	band of ventilator	呼吸机的品牌	字符	飞利浦/瑞思迈/费雪派克/其他	/	核心	中华医学会呼吸病学分会睡眠呼吸障碍学组.阻塞性睡眠呼吸暂停低通气综合征诊治指南（2011年修订版）.中华结核和呼吸杂志,2012,35（1）:9-12.	A20190217WK
2347	其他干预措施	7	呼吸机治疗	7.3	2347	呼吸机每周依从性评估	compliance evaluation of ventilation therapy per week	每周使用呼吸机治疗次数	字符	每周1~2次/每周3~4次/每周5~6次/每天坚持使用	/	探索	中华医学会呼吸病学分会睡眠呼吸障碍学组.阻塞性睡眠呼吸暂停低通气综合征诊治指南（2011年修订版）.中华结核和呼吸杂志,2012,35（1）:9-12.	A20190217WK
2348	其他干预措施	7	呼吸机治疗	7.3	2348	呼吸机每天依从性评估	compliance evaluation of ventilation therapy per day	每天使用呼吸机治疗约几小时	字符	每天使用1~2小时/每天使用3~4小时/每天使用5~6小时/每天使用7小时以上	/	探索	中华医学会呼吸病学分会睡眠呼吸障碍学组.阻塞性睡眠呼吸暂停低通气综合征诊治指南（2011年修订版）.中华结核和呼吸杂志,2012,35（1）:9-12.	A20190217WK

序号	一级类别名称	一级类别名称序号	二级类别名称	二级类别名称序号	数据元序号	中文名称	英文名称	定义	变量类型	值域	单位	数据等级	来源	版本号
2349	其他干预措施	7	手术治疗	7.4	2349	手术治疗	surgical operation	外科手术对上气道阻塞的病例疗效好,手术包括摘除肥大的扁桃体和腺样体、鼻息肉切除、正畸术和颌面部手术等;受试者是否做过手术治疗	字符	是/否	/	补充	周宇麒,谭杰,李荣林,等.睡眠呼吸暂停与心血管疾病专家共识.中华结核和呼吸杂志,2009,32(11):812-820.	A20190217WK
2350	其他干预措施	7	手术治疗	7.4	2350	外科手术开始治疗日期	start date of surgical treatment	外科手术开始治疗的公元纪年日期	日期	YYYY-MM-DD	/	核心	陈荣昌,钟南山,刘又宁.呼吸病学.3版.北京:人民卫生出版社,2022.	A20190217WK
2351	其他干预措施	7	手术治疗	7.4	2351	外科手术术式	method of surgical treatment	外科手术的术式	字符	悬雍垂腭咽成形术/下颌骨前徙术/颌面部前徙术/舌骨肌切断悬吊术/下颌前移术/其他	/	核心	陈荣昌,钟南山,刘又宁.呼吸病学.3版.北京:人民卫生出版社,2022.	A20190217WK
2352	其他干预措施	7	减重治疗	7.5	2352	减重治疗	weight loss treatment	减重是治疗的重要措施,包括饮食控制、药物和手术等,减重可以减轻肥胖型OSA患者咽部气道狭窄、降低AHI和改善睡眠低氧程度;受试者是否进行减重治疗	字符	是/否	/	核心	陈荣昌,钟南山,刘又宁.呼吸病学.3版.北京:人民卫生出版社,2022.	A20190217WK

序号	一级类别名称	一级类别名称序号	二级类别名称	二级类别名称序号	数据元序号	中文名称	英文名称	定义	变量类型	值域	单位	数据等级	来源	版本号
2353	其他干预措施	7	减重治疗	7.5	2353	减重治疗开始日期	start date of weight loss	减重治疗开始的公元纪年日期	日期	YYYY-MM-DD	/	核心	陈荣昌,钟南山,刘又宁.呼吸病学.3版.北京:人民卫生出版社,2022.	A20190217WK
2354	其他干预措施	7	减重治疗	7.5	2354	减重方式	way of losing weight	受试者的减重方式	字符	手术/控制饮食	/	核心	陈荣昌,钟南山,刘又宁.呼吸病学.3版.北京:人民卫生出版社,2022.	A20190217WK
2355	其他干预措施	7	减重治疗	7.5	2355	减重后体重下降情况	amount of weight loss	受试者减重后体重下降的具体千克数	数值	/	kg	核心	陈荣昌,钟南山,刘又宁.呼吸病学.3版.北京:人民卫生出版社,2022.	A20190217WK
2356	其他干预措施	7	口腔矫正器	7.6	2356	口腔矫正器治疗	oral appliance treatment	一种放置在口腔内治疗的口腔矫正装置;受试者是否接受口腔矫正器治疗	字符	是/否	/	核心	陈荣昌,钟南山,刘又宁.呼吸病学.3版.北京:人民卫生出版社,2022.	A20190217WK
2357	其他干预措施	7	口腔矫正器	7.6	2357	口腔矫正器开始治疗日期	start date of oral appliance treatment	口腔矫正器开始治疗的公元纪年日期	日期	YYYY-MM-DD	/	核心	陈荣昌,钟南山,刘又宁.呼吸病学.3版.北京:人民卫生出版社,2022.	A20190217WK
2358	其他干预措施	7	口腔矫正器依从性评估	7.7	2358	口腔矫正器每周使用频次	frequency of using oral appliance every week	每周使用口腔矫正器的次数	字符	每周1~2次/每周3~4次/每周5~6次/每天坚持使用	/	探索	陈荣昌,钟南山,刘又宁.呼吸病学.3版.北京:人民卫生出版社,2022.	A20190217WK
2359	其他干预措施	7	口腔矫正器依从性评估	7.7	2359	口腔矫正器每天使用时长	daily duration of using oral appliance	每天使用口腔矫正器约几小时	字符	每天使用1~2小时/每天使用3~4小时/每天使用5~6小时/每天使用7小时以上	/	探索	陈荣昌,钟南山,刘又宁.呼吸病学.3版.北京:人民卫生出版社,2022.	A20190217WK

序号	一级类别名称	一级类别名称序号	二级类别名称	二级类别名称序号	数据元序号	中文名称	英文名称	定义	变量类型	值域	单位	数据等级	来源	版本号
2360	其他干预措施	7	治疗效果	7.8	2360	治疗效果	treatment effect	症状改善情况	字符	改善明显/部分改善/未改善/加重	/	核心	陈荣昌,钟南山,刘又宁.呼吸病学.3版.北京:人民卫生出版社,2022.	A20190217WK
2361	随访预后情况	8	随访预后信息	8.1	2361	确诊后症状是否加重	whether symptom aggravate after diagnose	确诊后症状是否加重	字符	是/否	/	补充	陈荣昌,钟南山,刘又宁.呼吸病学.3版.北京:人民卫生出版社,2022.	A20190217WK
2362	随访预后情况	8	随访预后信息	8.1	2362	有无接受OSA治疗	whether to accept treatment for OSA	受试者是否接受治疗	字符	是/否	/	补充	中华医学会呼吸病学分会睡眠呼吸障碍学组.阻塞性睡眠呼吸暂停低通气综合征诊治指南(2011年修订版).中华结核和呼吸杂志,2012,35(1):9-12.	A20190217WK
2363	随访预后情况	8	随访预后信息	8.1	2363	治疗方式	selection of treatment	受试者接受的治疗方式	字符	呼吸机/口腔矫正器/外科手术/减重治疗/其他	/	核心	中华医学会呼吸病学分会睡眠呼吸障碍学组.阻塞性睡眠呼吸暂停低通气综合征诊治指南(2011年修订版).中华结核和呼吸杂志,2012,35(1):9-12.	A20190217WK
2364	卫生费用	9	经济负担	9.1	2364	每月用于睡眠呼吸障碍费用支出	expenditure for sleep apnea disorders per month	每月用于睡眠呼吸障碍的费用支出	数值	/	元	探索	中华人民共和国卫生部.《卫生信息数据元目录》等35项强制性卫生行业标准(卫通〔2011〕13号).2011.第13部分:卫生费用(WS 363.13—2011).	A20190217WK

四、胸膜疾病

（一）胸腔积液

包括实验室检验、医学诊断相关的数据元。

序号	一级类别名称	一级类别名称序号	二级类别名称	二级类别名称序号	数据元序号	中文名称	英文名称	定义	变量类型	值域	单位	数据等级	来源	版本号
2365	实验室检验	1	胸腔积液细胞成分比例	1.1	2365	胸腔积液细胞成分比例	proportion of cell components in pleural effusion	是否进行胸腔积液细胞成分比例检验	字符	是／否	/	补充	刘成玉，罗春丽．临床检验基础．5版．北京：人民卫生出版社，2012．	A20190222LWZ
2366	实验室检验	1	胸腔积液细胞成分比例	1.1	2366	胸腔积液嗜酸性粒细胞比例	proportion of sputum eosinophil of pleural effusion	嗜酸性粒细胞常见于支气管哮喘、嗜酸性粒细胞性支气管炎、变应性肺部疾病、肺吸虫病；胸腔积液中痰嗜酸性粒细胞所占比例	数值	0~100	%	补充	陈荣昌，钟南山，刘又宁．呼吸病学．3版．北京：人民卫生出版社，2022．	A20190222LWZ
2367	实验室检验	1	胸腔积液细胞成分比例	1.1	2367	胸腔积液中性粒细胞比例	proportion of sputum neutrophil of pleural effusion	中性粒细胞常见于支气管炎、支气管扩张和肺炎；胸腔积液中痰中性粒细胞所占比例	数值	0~100	%	补充	陈荣昌，钟南山，刘又宁．呼吸病学．3版．北京：人民卫生出版社，2022．	A20190223LWZ

序号	一级类别名称	一级类别名称序号	二级类别名称	二级类别名称序号	数据元序号	中文名称	英文名称	定义	变量类型	值域	单位	数据等级	来源	版本号
2368	实验室检验	1	胸腔积液细胞成分比例	1.1	2368	胸腔积液巨噬细胞比例	proportion of sputum macrophage of pleural effusion	胸腔积液中痰巨噬细胞所占比例	数值	0~100	%	补充	王俊利.良恶性胸腹水鉴别诊断的研究进展.右江医学,2010,38(6):763-765.	A20190222LWZ
2369	实验室检验	1	胸腔积液细胞成分比例	1.1	2369	胸腔积液淋巴细胞比例	proportion of sputum lymphocyte of pleural effusion	淋巴细胞常见于慢性支气管炎、肺结核、肺不张或免疫疾病;胸腔积液中痰淋巴细胞所占比例	数值	0~100	%	补充	陈荣昌,钟南山,刘又宁.呼吸病学.3版.北京:人民卫生出版社,2022.	A20190222LWZ
2370	实验室检验	1	胸腔积液常规检验	1.2	2370	胸腔积液颜色	colour of pleural effusion	受试者胸腔积液基本颜色	字符	/	/	核心	王俊利.良恶性胸腹水鉴别诊断的研究进展.右江医学,2010,38(6):763-765.	A20190222LWZ
2371	实验室检验	1	胸腔积液常规检验	1.2	2371	胸腔积液透明度	transparency of pleural effusion	受试者胸腔积液基本性状透明度	字符	/	/	核心	王俊利.良恶性胸腹水鉴别诊断的研究进展.右江医学,2010,38(6):763-765.	A20190222LWZ
2372	实验室检验	1	胸腔积液常规检验	1.2	2372	胸腔积液蛋白定性试验	qualitative test of protein of pleural effusion	受试者胸腔积液蛋白定性试验	字符	/	/	核心	齐见旭,李英.胸水淋巴细胞百分比、ADA、葡萄糖检测在结核性胸膜炎中的诊断价值.浙江临床医学,2014,(4):607-608.	A20190222LWZ
2373	实验室检验	1	胸腔积液常规检验	1.2	2373	胸腔积液比重	relative density of pleural effusion	受试者胸腔积液的比重	数值	/	/	核心	齐见旭,李英.胸水淋巴细胞百分比、ADA、葡萄糖检测在结核性胸膜炎中的诊断价值.浙江临床医学,2014,(4):607-608.	A20190222LWZ

序号	一级类别名称	一级类别名称序号	二级类别名称	二级类别名称序号	数据元序号	中文名称	英文名称	定义	变量类型	值域	单位	数据等级	来源	版本号
2374	实验室检验	1	胸腔积液常规检验	1.2	2374	胸腔积液红细胞	red blood cells of pleural effusion	胸腔积液红细胞计数	数值	/	10^{12}/L	核心	齐见旭,李英.胸水淋巴细胞百分比、ADA、葡萄糖检测在结核性胸膜炎中的诊断价值.浙江临床医学,2014,（4）:607-608.	A20190222LWZ
2375	实验室检验	1	胸腔积液常规检验	1.2	2375	胸腔积液白蛋白	albumin of pleural effusion	胸腔积液白蛋白含量	数值	/	g/L	核心	齐见旭,李英.胸水淋巴细胞百分比、ADA、葡萄糖检测在结核性胸膜炎中的诊断价值.浙江临床医学,2014,（4）:607-608.	A20190222LWZ
2376	实验室检验	1	胸腔积液常规检验	1.2	2376	胸腔积液多个核细胞	multiple nuclear cells of pleural effusion	胸腔积液多个核细胞计数	数值	/	10^{9}/L	核心	齐见旭,李英.胸水淋巴细胞百分比、ADA、葡萄糖检测在结核性胸膜炎中的诊断价值.浙江临床医学,2014,（4）:607-608.	A20190223LWZ
2377	实验室检验	1	胸腔积液常规检验	1.2	2377	胸腔积液单个核细胞	mononuclear cells of pleural effusion	胸腔积液单个核细胞计数	数值	/	10^{9}/L	核心	齐见旭,李英.胸水淋巴细胞百分比、ADA、葡萄糖检测在结核性胸膜炎中的诊断价值.浙江临床医学,2014,（4）:607-608.	A20190222LWZ
2378	实验室检验	1	胸腔积液生化	1.3	2378	胸腔积液总蛋白	total protein of pleural effusion	受试者胸腔积液中总蛋白的含量,总蛋白是常见的胸腔积液生化检测指标	数值	/	g/L	核心	刘伶俐,李艳.胸腔积液腺苷脱氨酶活性、总蛋白水平及二者比值对结核性胸膜炎的诊断价值.微循环学杂志,2017,27（2）:46-49.	A20190222LWZ

序号	一级类别名称	一级类别名称序号	二级类别名称	二级类别名称序号	数据元序号	中文名称	英文名称	定义	变量类型	值域	单位	数据等级	来源	版本号
2379	实验室检验	1	胸腔积液生化	1.3	2379	胸腔积液腺苷脱氨酶（ADA）	adenosine deaminase of pleural effusion	在红细胞和T细胞中ADA含量最丰富，测量胸腔积液中的ADA有助于诊断结核性胸膜炎	数值	/	U/L	核心	陈荣昌,钟南山,刘又宁.呼吸病学.3版.北京:人民卫生出版社,2022.	A20190223LWZ
2380	实验室检验	1	胸腔积液生化	1.3	2380	胸腔积液乳酸脱氢酶（LDH）	lactate dehydrogenase of pleural effusion	LDH是反映胸膜炎症程度的指标，其值越高,提示炎症越明显	数值	/	U/L	核心	陈荣昌,钟南山,刘又宁.呼吸病学.3版.北京:人民卫生出版社,2022.	A20190222LWZ
2381	实验室检验	1	胸腔积液生化	1.3	2381	胸腔积液葡萄糖	glucose of pleural effusion	胸腔积液中葡萄糖含量水平	数值	/	mmol/L	核心	齐见旭,李英.胸水淋巴细胞百分比、ADA、葡萄糖检测在结核性胸膜炎中的诊断价值.浙江临床医学,2014,（4）:607-608.	A20190222LWZ
2382	医学诊断	2	胸腔积液诊断	2.1	2382	恶性胸腔积液（MPE）	malignant pleural effusion	MPE是胸腔内的恶性肿瘤引起的,肿瘤细胞可能来源于胸腔本身,也可能是其他部位转移而来	字符	是/否	/	核心	李洋.胸腔镜治疗恶性胸腔积液的护理.医学食疗与健康,2020,18（5）:16-17.	A20190222LWZ
2383	医学诊断	2	胸腔积液诊断	2.1	2383	结核性胸腔积液（TPE）	tuberculous pleural effusion	TPE系肺外结核的常见表现形式,TPE多见于青壮年,常伴结核中毒症状,积液以淋巴细胞为主,腺苷脱氢酶增高	字符	是/否	/	核心	黄忠银,杜娟,翟侃,等.白细胞介素27在结核性胸腔积液和恶性胸腔积液鉴别诊断中的价值.国际呼吸杂志,2020,40（8）:597-603.	A20190222LWZ

序号	一级类别名称	一级类别名称序号	二级类别名称	二级类别名称序号	数据元序号	中文名称	英文名称	定义	变量类型	值域	单位	数据等级	来源	版本号
2384	医学诊断	2	胸腔积液诊断	2.1	2384	类肺炎性胸腔积液	parapneumonic effusions	类肺炎性胸腔积液多发于肺炎、肺脓肿、支气管扩张感染引起的胸腔积液,多见于中青年患者,患者多有胸痛、发热等症状	字符	是/否	/	核心	王志新,夏玉红,陈宏民.可弯曲胸腔镜治疗类肺炎性胸腔积液的临床研究.中国医师进修杂志,2015,38(z1):17-19.	A20190222LWZ
2385	医学诊断	2	胸腔积液诊断	2.1	2385	脓胸	empyema	受试者是否有胸膜腔积脓的症状	字符	是/否	/	核心	葛均波,徐永健,王辰.内科学.9版.北京:人民卫生出版社,2018.	A20190223LWZ
2386	医学诊断	2	胸腔积液诊断	2.1	2386	心源性胸腔积液	cardiac pleural effusion	心力衰竭引起的胸腔积液	字符	是/否	/	核心	籍欣欣,付军,李敬霞,等.老年人心源性胸腔积液的诊治进展.中国老年学杂志,2014,(15):4401-4403.	A20190222LWZ
2387	医学诊断	2	胸腔积液诊断	2.1	2387	血管疾病性胸腔积液	vascular pleural effusion	血管性疾病引起的胸腔积液	字符	是/否	/	核心	吴迪,刘盛国,杨凯,等.胸腔积液的病因分布及临床特点.广东医学,2020,41(14):1459-1463.	A20190222LWZ
2388	医学诊断	2	胸腔积液诊断	2.1	2388	结缔组织相关性胸腔积液	connective tissue-related pleural effusion	结缔组织疾病引起的胸腔积液	字符	是/否	/	核心	吴迪,刘盛国,杨凯,等.胸腔积液的病因分布及临床特点.广东医学,2020,41(14):1459-1463.	A20190223LWZ
2389	医学诊断	2	胸腔积液诊断	2.1	2389	消化系统相关性胸腔积液	digestive system-related pleural effusion	消化系统疾病引起的胸腔积液	字符	是/否	/	核心	吴迪,刘盛国,杨凯,等.胸腔积液的病因分布及临床特点.广东医学,2020,41(14):1459-1463.	A20190222LWZ

序号	一级类别名称	一级类别名称序号	二级类别名称	二级类别名称序号	数据元序号	中文名称	英文名称	定义	变量类型	值域	单位	数据等级	来源	版本号
2390	医学诊断	2	胸腔积液诊断	2.1	2390	妇科疾病相关性胸腔积液	gynecological disease-related pleural effusion	妇科相关疾病引起的胸腔积液	字符	是 / 否	/	核心	吴迪,刘盛国,杨凯,等.胸腔积液的病因分布及临床特点.广东医学,2020,41(14):1459-1463.	A20190222LWZ
2391	医学诊断	2	胸腔积液诊断	2.1	2391	血气胸	hemothorax	胸腔内含有气体并有血液积存	字符	是 / 否	/	核心	葛均波,徐永健,王辰.内科学.9版.北京:人民卫生出版社,2018.	A20190223LWZ
2392	医学诊断	2	胸腔积液病因	2.2	2392	胸膜间皮瘤	pleural mesothelioma	起源于胸膜间皮细胞的恶性肿瘤	字符	是 / 否	/	核心	唐善卫,唐桂旺,束余声.恶性胸膜间皮瘤治疗的研究进展.癌症进展,2019,17(11):1245-1250.	A20190222LWZ
2393	医学诊断	2	胸腔积液病因	2.2	2393	急性胰腺炎	acute pancreatitis	胰腺消化酶消化胰腺自身组织引起的化学性炎症	字符	是 / 否	/	补充	葛均波,徐永健,王辰.内科学.9版.北京:人民卫生出版社,2018.	A20190222LWZ
2394	医学诊断	2	胸腔积液病因	2.2	2394	胰腺破裂	rupture of pancreatic duct	胰腺破裂多由外伤引起	字符	是 / 否	/	补充	陈荣昌,钟南山,刘又宁.呼吸病学.3版.北京:人民卫生出版社,2022.	A20190223LWZ
2395	医学诊断	2	胸腔积液病因	2.2	2395	食管破裂	rupture of esophagus	食管破裂可发生于钝性损伤、锐器伤及火器伤,也可因剧烈呕吐致自发性食管破裂	字符	是 / 否	/	补充	葛均波,徐永健,王辰.内科学.9版.北京:人民卫生出版社,2018.	A20190222LWZ

序号	一级类别名称	一级类别名称序号	二级类别名称	二级类别名称序号	数据元序号	中文名称	英文名称	定义	变量类型	值域	单位	数据等级	来源	版本号
2396	医学诊断	2	胸腔积液病因	2.2	2396	膈下脓肿	sub phrenic abscess	脓液积聚在膈下与横结肠及其系膜的间隙内,称为膈下脓肿	字符	是 / 否	/	补充	葛均波,徐永健,王辰.内科学.9版.北京:人民卫生出版社,2018.	A20190222LWZ
2397	医学诊断	2	胸腔积液病因	2.2	2397	肝脓肿	liver abscess	肝脏受感染后,未能及时处理而形成脓肿	字符	是 / 否	/	补充	葛均波,徐永健,王辰.内科学.9版.北京:人民卫生出版社,2018.	A20190223LWZ
2398	医学诊断	2	胸腔积液病因	2.2	2398	肝移植后	liver post–transplantation	肝移植手术后	字符	是 / 否	/	补充	葛均波,徐永健,王辰.内科学.9版.北京:人民卫生出版社,2018.	A20190222LWZ
2399	医学诊断	2	胸腔积液病因	2.2	2399	类风湿关节炎	rheumatoid arthritis	一种多关节病变为主、多系统受累的慢性全身性自身免疫病	字符	是 / 否	/	补充	康娟,阚燕,李娜.类风湿关节炎并发间质性肺病患者疾病自我管理体验的质性研究.护士进修杂志,2020,35(16):1513-1515.	A20190222LWZ
2400	医学诊断	2	胸腔积液病因	2.2	2400	系统性红斑狼疮	systemic lupus erythematosus	侵犯皮肤和多脏器的一种全身性自身免疫病。某些不明病因诱导机体产生多种自身抗体(如抗核抗体等)而致	字符	是 / 否		补充	葛均波,徐永健,王辰.内科学.9版.北京:人民卫生出版社,2018.	A20190223LWZ

（二）气　　胸

包含疾病症状、健康危险因素、其他临床辅助检查相关的数据元。

序号	一级类别名称	一级类别名称序号	二级类别名称	二级类别名称序号	数据元序号	中文名称	英文名称	定义	变量类型	值域	单位	数据等级	来源	版本号
2401	疾病症状	1	呼吸系统症状	1.1	2401	胸痛	chest pain	气胸时可有短暂的针刺样或刀割样的胸痛	字符	是／否	/	核心	陈荣昌,钟南山,刘又宁.呼吸病学.3版.北京:人民卫生出版社,2022.	A20201227PXS
2402	疾病症状	1	呼吸系统症状	1.1	2402	刺激性干咳	irritating dry cough	刺激性干咳因气体或其他因素刺激胸膜所致	字符	是／否	/	核心	陈荣昌,钟南山,刘又宁.呼吸病学.3版.北京:人民卫生出版社,2022.	A20201227PXS
2403	健康危险因素	2	气胸诱发因素	2.1	2403	剧烈运动	strenuous exercise	如打球、提重物或上臂高举、举重运动	字符	是／否	/	核心	陈荣昌,钟南山,刘又宁.呼吸病学.3版.北京:人民卫生出版社,2022.	A20201227PXS
2404	健康危险因素	2	气胸诱发因素	2.1	2404	用力咳嗽	rough cough	受试者有无用力咳嗽	字符	有／无	/	核心	陈荣昌,钟南山,刘又宁.呼吸病学.3版.北京:人民卫生出版社,2022.	A20201227PXS
2405	健康危险因素	2	气胸诱发因素	2.1	2405	用力排便	forcibly defecate	合并有肺大疱患者是否排便过于用力	字符	是／否	/	核心	陈荣昌,钟南山,刘又宁.呼吸病学.3版.北京:人民卫生出版社,2022.	A20201227PXS
2406	其他临床辅助检查	3	胸部CT检查	3.1	2406	气胸线	pneumothorax line	气胸线表现为外凸弧形的细线条形阴影	字符	是／否	/	核心	白人驹,张雪林.医学影像诊断学.8版.北京:人民卫生出版社,2010.	A20201227PXS
2407	其他临床辅助检查	3	胸部CT检查	3.1	2407	气胸容量	pneumothorax capacity	精确估计气胸的容量,占单侧胸腔容量的百分比	数值	0~100	%	核心	白人驹,张雪林.医学影像诊断学.8版.北京:人民卫生出版社,2010.	A20201227PXS

五、烟 草 依 赖

包括吸烟状况、医学诊断、评估量表、其他干预措施、卫生费用相关的数据元。

序号	一级类别名称	一级类别名称序号	二级类别名称	二级类别名称序号	数据元序号	中文名称	英文名称	定义	变量类型	值域	单位	数据等级	来源	版本号
2408	吸烟状况	1	吸烟动机	1.1	2408	吸烟动机	motivation of smoking	受试者的吸烟动机	字符	缓解压力/交际/无聊/提神/控制体重/其他	/	核心	中华人民共和国卫生部.中国吸烟危害健康报告.北京:人民卫生出版社,2012.	A20190216YXY
2409	吸烟状况	1	吸烟环境	1.2	2409	吸烟环境	environment of smoking	受试者通常什么情况下吸烟	字符	在家时/工作时/休闲时/沉闷或消磨时间时/希望集中精力时/感到紧张时/孤独/和其他吸烟的人一起时/饭后/饮酒时/其他	/	核心	中华人民共和国卫生部.中国吸烟危害健康报告.北京:人民卫生出版社,2012.	A20190216YXY
2410	吸烟状况	1	吸烟场所	1.3	2410	吸烟场所	place of smoking	受试者的吸烟场所	字符	家中/工作场所(室内)/室内公共场所/室外	/	核心	中华人民共和国卫生部.中国吸烟危害健康报告.北京:人民卫生出版社,2012.	A20190216YXY
2411	吸烟状况	1	吸烟史	1.4	2411	烟草类型	type of tobacco products	受试者吸食烟草的类型	字符	机器产香烟/手工卷烟/水烟/旱烟/雪茄/电子烟/其他	/	核心	中华人民共和国卫生部.中国吸烟危害健康报告.北京:人民卫生出版社,2012.	A20190216YXY

序号	一级类别名称	一级类别名称序号	二级类别名称	二级类别名称序号	数据元序号	中文名称	英文名称	定义	变量类型	值域	单位	数据等级	来源	版本号
2412	吸烟状况	1	既往戒烟经历	1.5	2412	尝试戒烟	previous attempt to quit	受试者之前是否尝试进行戒烟	字符	是／否	/	核心	刘黎香,杨焱,王继江,等.中国成人吸烟者尝试戒烟率及其影响因素研究.中国健康教育,2018,34（5）:387-390.	A20190216YXY
2413	吸烟状况	1	既往戒烟经历	1.5	2413	尝试戒烟的次数	number of previous attempts	受试者戒烟的次数	数值	/	次	核心	刘黎香,杨焱,王继江,等.中国成人吸烟者尝试戒烟率及其影响因素研究.中国健康教育,2018,34（5）:387-390.	A20190216YXY
2414	吸烟状况	1	既往戒烟经历	1.5	2414	最近一次尝试戒烟的日期	time of last attempt	受试者最近一次戒烟的公元纪年日期	日期	YYYY-MM-DD	/	核心	刘黎香,杨焱,王继江,等.中国成人吸烟者尝试戒烟率及其影响因素研究.中国健康教育,2018,34（5）:387-390.	A20190216YXY
2415	吸烟状况	1	既往戒烟经历	1.5	2415	之前戒烟的时长	duration of smoking cessation	之前最长的戒断时长	数值	>0	月	核心	刘黎香,杨焱,王继江,等.中国成人吸烟者尝试戒烟率及其影响因素研究.中国健康教育,2018,34（5）:387-390.	A20190216YXY
2416	吸烟状况	1	既往戒烟经历	1.5	2416	戒断症状	nicotine withdrawal symptoms	吸烟者在停止吸烟或减少吸烟量后,出现一系列难以忍受的戒断症状	字符	疾病加重／想吸烟／焦虑、抑郁、不安／唾液增加／睡眠障碍／注意力难以集中／体重增加／其他	/	核心	中华人民共和国国家卫生和计划生育委员会.中国临床戒烟指南（2015年版）.中华健康管理学杂志,2016,10（2）:88-95.	A20190216YXY
2417	吸烟状况	1	既往戒烟经历	1.5	2417	之前戒烟方法	smoking cessation method	受试者之前戒烟采用的方法	字符	干戒／药物／电子烟／拨打戒烟热线／其他	/	核心	中华人民共和国国家卫生和计划生育委员会.中国临床戒烟指南（2015年版）.中华健康管理学杂志,2016,10（2）:88-95.	A20190216YXY

序号	一级类别名称	一级类别名称序号	二级类别名称	二级类别名称序号	数据元序号	中文名称	英文名称	定义	变量类型	值域	单位	数据等级	来源	版本号
2418	吸烟状况	1	既往戒烟经历	1.5	2418	戒烟药物	smoking cessation medicine	受试者之前药物戒烟采用的药物	字符	尼古丁替代疗法/伐尼克兰/安非他酮/中草药/中医针灸/其他	/	核心	中华人民共和国国家卫生和计划生育委员会.中国临床戒烟指南（2015年版）.中华健康管理学杂志,2016,10（2）:88-95.	A20190216YXY
2419	吸烟状况	1	既往戒烟经历	1.5	2419	复吸原因	reasons for relapse	受试者复吸的原因。复吸指物质成瘾者在成功戒断成瘾物质一段时间后，又重新回到成瘾状态的行为	字符	烟瘾发作/其他吸烟者影响/没有信心/工作压力/紧张焦虑、心情郁闷/体重增加/没有别人支持/饮酒/其他	/	核心	王宣予,阮川南,李祚山,等.强制隔离戒毒男性人格特征与自我控制及复吸倾向的关系.中国心理卫生杂志,2020,34（4）:347-353.	A20190216YXY
2420	吸烟状况	1	该次戒烟尝试	1.6	2420	该次戒烟动机	motivation of this smoking cessation	受试者该次戒烟动机	字符	知道吸烟危害健康,想过健康生活/已患烟草相关疾病/家人要求戒烟/生育需求/仪表形象需求/知道有人因为吸烟而患病/节省开支/避免在禁烟场所引起麻烦/医生要求戒烟/其他	/	核心	中华人民共和国卫生部.中国吸烟危害健康报告.北京:人民卫生出版社,2012.	A20190216YXY

序号	一级类别名称	一级类别名称序号	二级类别名称	二级类别名称序号	数据元序号	中文名称	英文名称	定义	变量类型	值域	单位	数据等级	来源	版本号
2421	吸烟状况	1	该次戒烟尝试	1.6	2421	自觉戒烟困难程度	difficulty of this smoking cessation	受试者该次自觉戒烟困难程度	数值	1~10（1表示难度低，10表示难度高）	分	核心	中华人民共和国国家卫生和计划生育委员会.中国临床戒烟指南（2015年版）.中华健康管理学杂志,2016,10（2）:88-95.	A20190216YXY
2422	吸烟状况	1	该次戒烟尝试	1.6	2422	打算戒烟时间	time of this smoking cessation	受试者该次打算什么时候戒烟	字符	想戒（思考期）/准备戒（准备期）/开始戒（行动期）/未决定何时戒烟（思考前期）	/	核心	中华人民共和国国家卫生和计划生育委员会.中国临床戒烟指南（2015年版）.中华健康管理学杂志,2016,10（2）:88-95.	A20190216YXY
2423	吸烟状况	1	该次戒烟尝试	1.6	2423	戒烟的信心	confidence of this smoking cessation	该次戒烟的信心	数值	1~10（1表示没信心，10表示很有信心）	分	核心	中华人民共和国国家卫生和计划生育委员会.中国临床戒烟指南（2015年版）.中华健康管理学杂志,2016,10（2）:88-95.	A20190216YXY
2424	吸烟状况	1	该次戒烟尝试	1.6	2424	戒烟的重要性	importance of this smoking cessation	该次戒烟对受试者的重要性	数值	1~10（1表示不重要，10表示很重要）	分	核心	中华人民共和国国家卫生和计划生育委员会.中国临床戒烟指南（2015年版）.中华健康管理学杂志,2016,10（2）:88-95.	A20190216YXY
2425	吸烟状况	1	吸烟量	1.7	2425	每天吸烟支数	daily smoking amount	受试者近1个月内平均每天吸烟支数	数值	0~100	支/d	核心	中华人民共和国国家卫生和计划生育委员会.中国临床戒烟指南（2015年版）.中华健康管理学杂志,2016,10（2）:88-95.	A20190216YXY

序号	一级类别名称	一级类别名称序号	二级类别名称	二级类别名称序号	数据元序号	中文名称	英文名称	定义	变量类型	值域	单位	数据等级	来源	版本号
2426	吸烟状况	1	吸烟量	1.7	2426	每日吸烟最多支数	maximum daily smoking amount	受试者每日吸烟最多的支数	数值	0~100	支	核心	中华人民共和国国家卫生和计划生育委员会. 中国临床戒烟指南(2015年版). 中华健康管理学杂志, 2016, 10(2): 88-95.	A20190216YXY
2427	医学诊断	2	烟草依赖	2.1	2427	烟草依赖	tobacco dependence	吸烟可以成瘾,称为烟草依赖	字符	是/否	/	核心	中华人民共和国国家卫生和计划生育委员会. 中国临床戒烟指南(2015年版). 中华健康管理学杂志, 2016, 10(2): 88-95.	A20190216YXY
2428	医学诊断	2	烟草依赖	2.1	2428	烟草依赖程度	the degree of tobacco dependence	烟草依赖严重程度的评估	数值	0~10	分	核心	中华人民共和国国家卫生和计划生育委员会. 中国临床戒烟指南(2015年版). 中华健康管理学杂志, 2016, 10(2): 88-95.	A20190216YXY
2429	医学诊断	2	烟草依赖	2.1	2429	强烈渴求吸烟	strong desire for smoking	过去一年中是否强烈渴求吸烟	字符	是/否	/	核心	中华人民共和国国家卫生和计划生育委员会. 中国临床戒烟指南(2015年版). 中华健康管理学杂志, 2016, 10(2): 88-95.	A20190216YXY
2430	医学诊断	2	烟草依赖	2.1	2430	难以控制吸烟	hard to control smoking	过去一年中是否难以控制吸烟	字符	是/否	/	核心	中华人民共和国国家卫生和计划生育委员会. 中国临床戒烟指南(2015年版). 中华健康管理学杂志, 2016, 10(2): 88-95.	A20190216YXY

序号	一级类别名称	一级类别名称序号	二级类别名称	二级类别名称序号	数据元序号	中文名称	英文名称	定义	变量类型	值域	单位	数据等级	来源	版本号
2431	医学诊断	2	烟草依赖	2.1	2431	戒断症状	withdrawal syndrome	过去一年中，当减少烟量或停止吸烟，是否出现戒断症状	字符	是/否	/	核心	中华人民共和国国家卫生和计划生育委员会.中国临床戒烟指南（2015年版）.中华健康管理学杂志,2016,10(2):88-95.	A20190216YXY
2432	医学诊断	2	烟草依赖	2.1	2432	增加吸烟量获得快感	increasing smoking amount for pleasure	受试者过去一年中是否增加吸烟量才能获得之前较少吸烟量同样的快感	字符	是/否	/	核心	中华人民共和国国家卫生和计划生育委员会.中国临床戒烟指南（2015年版）.中华健康管理学杂志,2016,10(2):88-95.	A20190216YXY
2433	医学诊断	2	烟草依赖	2.1	2433	因吸烟放弃其他活动或喜好	giving up other activities due to smoking	受试者过去一年中是否为吸烟放弃或减少其他活动或喜好	字符	是/否	/	核心	中华人民共和国国家卫生和计划生育委员会.中国临床戒烟指南（2015年版）.中华健康管理学杂志,2016,10(2):88-95.	A20190216YXY
2434	医学诊断	2	烟草依赖	2.1	2434	不顾危害坚持吸烟	insisting smoking regardless of harm	受试者过去一年中是否不顾吸烟危害坚持吸烟	字符	是/否	/	核心	中华人民共和国国家卫生和计划生育委员会.中国临床戒烟指南（2015年版）.中华健康管理学杂志,2016,10(2):88-95.	A20190216YXY
2435	评估量表	3	Fagerstorm烟碱依赖评估量表	3.1	2435	Fagerstorm烟碱依赖评估量表问题一	Fagerstorm test for nicotine dependence question 1	起床多久吸第一支烟	字符	5分钟之内/6~30分钟/31~60分钟/60分钟以后	/	核心	刘彤,陈欢,侯宏卫,等.烟碱依赖量表的研究进展.中国烟草学报,2016,22(5):123-132.	A20190216YXY

序号	一级类别名称	一级类别名称序号	二级类别名称	二级类别名称序号	数据元序号	中文名称	英文名称	定义	变量类型	值域	单位	数据等级	来源	版本号
2436	评估量表	3	Fagerstorm烟碱依赖评估量表	3.1	2436	Fagerstorm烟碱依赖评估量表问题二	Fagerstorm test for nicotine dependence question 2	在禁烟区，你觉得忍住不吸烟很难吗	字符	是/否	/	核心	刘彤,陈欢,侯宏卫,等.烟碱依赖量表的研究进展.中国烟草学报,2016,22(5):123-132.	A20190216YXY
2437	评估量表	3	Fagerstorm烟碱依赖评估量表	3.1	2437	Fagerstorm烟碱依赖评估量表问题三	Fagerstorm test for nicotine dependence question 3	你觉得早上第一支烟最难放弃吗	字符	是/否	/	核心	刘彤,陈欢,侯宏卫,等.烟碱依赖量表的研究进展.中国烟草学报,2016,22(5):123-132.	A20190216YXY
2438	评估量表	3	Fagerstorm烟碱依赖评估量表	3.1	2438	Fagerstorm烟碱依赖评估量表问题四	Fagerstorm test for nicotine dependence question 4	起床后1小时内的吸烟次数比其他时间吸烟次数多吗	字符	是/否	/	核心	刘彤,陈欢,侯宏卫,等.烟碱依赖量表的研究进展.中国烟草学报,2016,22(5):123-132.	A20190216YXY
2439	评估量表	3	Fagerstorm烟碱依赖评估量表	3.1	2439	Fagerstorm烟碱依赖评估量表问题五	Fagerstorm test for nicotine dependence question 5	因为生病需要大部分时间卧床,你还吸烟吗	字符	是/否	/	核心	刘彤,陈欢,侯宏卫,等.烟碱依赖量表的研究进展.中国烟草学报,2016,22(5):123-132.	A20190216YXY
2440	评估量表	3	吸烟渴求简单问卷(QSU-brief)	3.2	2440	吸烟渴求简单问卷问题一	Tobacco craving questionnaire question 1	我现在想抽烟	数值	1~7	分	核心	TOLL B A, KATULAK N A, MCKEE S A. Investigating the factor structure of the Questionnaire on Smoking Urges-Brief(QSU-Brief). Addict Behav, 2006, 31(7):1231-1239.	A20190216YXY

序号	一级类别名称	一级类别名称序号	二级类别名称	二级类别名称序号	数据元序号	中文名称	英文名称	定义	变量类型	值域	单位	数据等级	来源	版本号
2441	评估量表	3	吸烟渴求简单问卷（QSU-brief）	3.2	2441	吸烟渴求简单问卷问题二	Tobacco craving questionnaire question 2	现在有支烟抽是最好不过的事情	数值	1~7	分	核心	TOLL B A, KATULAK N A, MCKEE S A. Investigating the factor structure of the Questionnaire on Smoking Urges-Brief（QSU-Brief）. Addict Behav, 2006, 31（7）: 1231-1239.	A20190216YXY
2442	评估量表	3	吸烟渴求简单问卷（QSU-brief）	3.2	2442	吸烟渴求简单问卷问题三	Tobacco craving questionnaire question 3	我现在就想抽烟	数值	1~7	分	核心	TOLL B A, KATULAK N A, MCKEE S A. Investigating the factor structure of the Questionnaire on Smoking Urges-Brief（QSU-Brief）. Addict Behav, 2006, 31（7）: 1231-1239.	A20190216YXY
2443	评估量表	3	吸烟渴求简单问卷（QSU-brief）	3.2	2443	吸烟渴求简单问卷问题四	Tobacco craving questionnaire question 4	如果我现在抽烟，我就能更好地处理事情	数值	1~7	分	核心	TOLL B A, KATULAK N A, MCKEE S A. Investigating the factor structure of the Questionnaire on Smoking Urges-Brief（QSU-Brief）. Addict Behav, 2006, 31（7）: 1231-1239.	A20190216YXY
2444	评估量表	3	吸烟渴求简单问卷（QSU-brief）	3.2	2444	吸烟渴求简单问卷问题五	Tobacco craving questionnaire question 5	我现在想要的只有抽烟	数值	1~7	分	核心	TOLL B A, KATULAK N A, MCKEE S A. Investigating the factor structure of the Questionnaire on Smoking Urges-Brief（QSU-Brief）. Addict Behav, 2006, 31（7）: 1231-1239.	A20190216YXY

序号	一级类别名称	一级类别名称序号	二级类别名称	二级类别名称序号	数据元序号	中文名称	英文名称	定义	变量类型	值域	单位	数据等级	来源	版本号
2445	评估量表	3	吸烟渴求简单问卷（QSU-brief）	3.2	2445	吸烟渴求简单问卷问题六	Tobacco craving questionnaire question 6	我有想抽烟的冲动	数值	1~7	分	核心	TOLL B A, KATULAK N A, MCKEE S A. Investigating the factor structure of the Questionnaire on Smoking Urges-Brief（QSU-Brief）. Addict Behav, 2006, 31（7）: 1231-1239.	A20190216YXY
2446	评估量表	3	吸烟渴求简单问卷（QSU-brief）	3.2	2446	吸烟渴求简单问卷问题七	Tobacco craving questionnaire question 7	现在抽支烟味道会很香	数值	1~7	分	核心	TOLL B A, KATULAK N A, MCKEE S A. Investigating the factor structure of the Questionnaire on Smoking Urges-Brief（QSU-Brief）. Addict Behav, 2006, 31（7）: 1231-1239.	A20190216YXY
2447	评估量表	3	吸烟渴求简单问卷（QSU-brief）	3.2	2447	吸烟渴求简单问卷问题八	Tobacco craving questionnaire question 8	为了现在能抽支烟，我几乎愿意做任何事情	数值	1~7	分	核心	TOLL B A, KATULAK N A, MCKEE S A. Investigating the factor structure of the Questionnaire on Smoking Urges-Brief（QSU-Brief）. Addict Behav, 2006, 31（7）: 1231-1239.	A20190216YXY
2448	评估量表	3	吸烟渴求简单问卷（QSU-brief）	3.2	2448	吸烟渴求简单问卷问题九	Tobacco craving questionnaire question 9	抽烟让我情绪没那么低落	数值	1~7	分	核心	TOLL B A, KATULAK N A, MCKEE S A. Investigating the factor structure of the Questionnaire on Smoking Urges-Brief（QSU-Brief）. Addict Behav, 2006, 31（7）: 1231-1239.	A20190216YXY

序号	一级类别名称	一级类别名称序号	二级类别名称	二级类别名称序号	数据元序号	中文名称	英文名称	定义	变量类型	值域	单位	数据等级	来源	版本号
2449	评估量表	3	吸烟渴求简单问卷（QSU-brief）	3.2	2449	吸烟渴求简单问卷问题十	Tobacco craving questionnaire question 10	我要尽快抽支烟	数值	1~7	分	核心	TOLL B A, KATULAK N A, MCKEE S A. Investigating the factor structure of the Questionnaire on Smoking Urges-Brief (QSU-Brief). Addict Behav, 2006, 31 (7): 1231-1239.	A20190216YXY
2450	评估量表	3	综合医院焦虑抑郁情绪测定表	3.3	2450	综合医院焦虑抑郁情绪测定表问题一	HAD question 1	我感到紧张（或痛苦）	数值	几乎所有时候: 3/ 大多数时候: 2/ 有时: 1/ 根本没有: 0	分	核心	谢玲, 饶慧燕, 欧阳莉, 等. 医院焦虑抑郁量表在综合医院内科住院患者中的应用研究. 当代医学, 2016, 22(35): 20-22.	A20190216YXY
2451	评估量表	3	综合医院焦虑抑郁情绪测定表	3.3	2451	综合医院焦虑抑郁情绪测定表问题二	HAD question 2	我对以往感兴趣的事情还是有兴趣	数值	肯定一样: 0/ 不像以前那样多: 1/ 只有一点儿: 2/ 基本没有了: 3	分	核心	谢玲, 饶慧燕, 欧阳莉, 等. 医院焦虑抑郁量表在综合医院内科住院患者中的应用研究. 当代医学, 2016, 22(35): 20-22.	A20190216YXY
2452	评估量表	3	综合医院焦虑抑郁情绪测定表	3.3	2452	综合医院焦虑抑郁情绪测定表问题三	HAD question 3	我感到有点害怕, 好像预感有什么可怕的事情要发生	数值	非常肯定和十分严重: 3/ 是有, 但并不太严重: 2/ 有一点, 但并不使我苦恼: 1/ 根本没有: 0	分	核心	谢玲, 饶慧燕, 欧阳莉, 等. 医院焦虑抑郁量表在综合医院内科住院患者中的应用研究. 当代医学, 2016, 22(35): 20-22.	A20190216YXY
2453	评估量表	3	综合医院焦虑抑郁情绪测定表	3.3	2453	综合医院焦虑抑郁情绪测定表问题四	HAD question 4	我能够哈哈大笑, 并看到事物好的一面	数值	我经常这样: 0/ 现在已经不太这样了: 1/ 现在肯定是不太多了: 2/ 根本没有: 3	分	核心	谢玲, 饶慧燕, 欧阳莉, 等. 医院焦虑抑郁量表在综合医院内科住院患者中的应用研究. 当代医学, 2016, 22(35): 20-22.	A20190216YXY

序号	一级类别名称	一级类别名称序号	二级类别名称	二级类别名称序号	数据元序号	中文名称	英文名称	定义	变量类型	值域	单位	数据等级	来源	版本号
2454	评估量表	3	综合医院焦虑抑郁情绪测定表	3.3	2454	综合医院焦虑抑郁情绪测定表问题五	HAD question 5	我的心中充满烦恼	数值	大多数时间:3/常常如此:2/时时,但不经常:1/偶尔如此:0	分	核心	谢玲,饶慧燕,欧阳莉,等.医院焦虑抑郁量表在综合医院内科住院患者中的应用研究.当代医学,2016,22(35):20-22.	A20190216YXY
2455	评估量表	3	综合医院焦虑抑郁情绪测定表	3.3	2455	综合医院焦虑抑郁情绪测定表问题六	HAD question 6	我感到愉快	数值	根本没有:3/并不经常:2/有时:1/大多数:0	分	核心	谢玲,饶慧燕,欧阳莉,等.医院焦虑抑郁量表在综合医院内科住院患者中的应用研究.当代医学,2016,22(35):20-22.	A20190216YXY
2456	评估量表	3	综合医院焦虑抑郁情绪测定表	3.3	2456	综合医院焦虑抑郁情绪测定表问题七	HAD question 7	我能够安逸而轻松地坐着	数值	肯定:0/经常:1/并不经常:2/根本没有:3	分	核心	谢玲,饶慧燕,欧阳莉,等.医院焦虑抑郁量表在综合医院内科住院患者中的应用研究.当代医学,2016,22(35):20-22.	A20190216YXY
2457	评估量表	3	综合医院焦虑抑郁情绪测定表	3.3	2457	综合医院焦虑抑郁情绪测定表问题八	HAD question 8	我对自己的仪容(打扮自己)失去兴趣	数值	肯定:3/并不像我该做的那样关心:2/我可能不是非常关心:1/我仍像以往一样关心:0	分	核心	谢玲,饶慧燕,欧阳莉,等.医院焦虑抑郁量表在综合医院内科住院患者中的应用研究.当代医学,2016,22(35):20-22.	A20190216YXY
2458	评估量表	3	综合医院焦虑抑郁情绪测定表	3.3	2458	综合医院焦虑抑郁情绪测定表问题九	HAD question 9	我对一切都是乐观地向前看	数值	差不多是这样做的:0/并不完全是这样做的:1/很少这样做:2/几乎从来不这样做:3	分	核心	谢玲,饶慧燕,欧阳莉,等.医院焦虑抑郁量表在综合医院内科住院患者中的应用研究.当代医学,2016,22(35):20-22.	A20190216YXY
2459	评估量表	3	综合医院焦虑抑郁情绪测定表	3.3	2459	综合医院焦虑抑郁情绪测定表问题十	HAD question 10	我突然有恐慌感	数值	确实很经常:3/时常:2/并非经常:1/根本没有:0	分	核心	谢玲,饶慧燕,欧阳莉,等.医院焦虑抑郁量表在综合医院内科住院患者中的应用研究.当代医学,2016,22(35):20-22.	A20190216YXY

序号	一级类别名称	一级类别名称序号	二级类别名称	二级类别名称序号	数据元序号	中文名称	英文名称	定义	变量类型	值域	单位	数据等级	来源	版本号
2460	评估量表	3	综合医院焦虑抑郁情绪测定表	3.3	2460	综合医院焦虑抑郁情绪测定表问题十一	HAD question 11	我好像感到情绪渐渐低落	数值	几乎所有时间:3/很经常:2/有时:1/根本没有:0	分	核心	谢玲,饶慧燕,欧阳莉,等.医院焦虑抑郁量表在综合医院内科住院患者中的应用研究.当代医学,2016,22(35):20-22.	A20190216YXY
2461	评估量表	3	综合医院焦虑抑郁情绪测定表	3.3	2461	综合医院焦虑抑郁情绪测定表问题十二	HAD question 12	我感到有点害怕,好像某个内脏器官变坏了	数值	根本没有:0/有时:1/很经常:2/非常经常:3	分	核心	谢玲,饶慧燕,欧阳莉,等.医院焦虑抑郁量表在综合医院内科住院患者中的应用研究.当代医学,2016,22(35):20-22.	A20190216YXY
2462	评估量表	3	综合医院焦虑抑郁情绪测定表	3.3	2462	综合医院焦虑抑郁情绪测定表问题十三	HAD question 13	我能欣赏一本好书或一项好的广播或电视节目	数值	常常:0/有时:1/并非经常:2/很少:3	分	核心	谢玲,饶慧燕,欧阳莉,等.医院焦虑抑郁量表在综合医院内科住院患者中的应用研究.当代医学,2016,22(35):20-22.	A20190216YXY
2463	其他干预措施	4	戒烟	4.1	2463	戒烟教育模式	smoking cessation education method	戒烟门诊后希望获得的戒烟帮助方式	字符	门诊复诊/电话随访/网络平台/沙龙	/	探索	金倩莹,李星明,刘涵,等.不同戒烟模式干预效果的网状Meta分析.中国健康教育,2020,36(3):219-223.	A20190216YXY
2464	卫生费用	5	经济负担	5.1	2464	每月吸烟费用支出	smoking expenses per month	每月用于吸烟费用支出	数值	/	元/月	探索	中华人民共和国卫生部.《卫生信息数据元目录》等35项强制性卫生行业标准(卫通〔2011〕13号).2011.第13部分:卫生费用(WS 363.13—2011).	A20190216YXY

六、婴幼儿喘息

　　包括人口学信息、疾病症状、健康史、健康危险因素、体格检查、实验室检验、体内试验、病原学相关试验、其他临床辅助检查、医学诊断、吸入呼吸用药、口服呼吸用药、其他干预措施、治疗反应相关的数据元。

序号	一级类别名称	一级类别名称序号	二级类别名称	二级类别名称序号	数据元序号	中文名称	英文名称	定义	变量类型	值域	单位	数据等级	来源	版本号
2465	人口学信息	1	人口学特征	1.1	2465	父亲姓名	father's name	受试者父亲的姓名	字符	/	/	核心	中华人民共和国卫生部.《卫生信息数据元目录》等35项强制性卫生行业标准（卫通〔2011〕13号）.2011.第3部分:人口学及社会经济学特征（WS 363.3—2011）.	A20190216QX
2466	人口学信息	1	人口学特征	1.1	2466	父亲职业	father's occupation	受试者父亲的职业	字符	/	/	补充	中华人民共和国国家卫生和计划生育委员.电子病历基本数据集 第1部分:病例概要（WS 445.1—2014）.	A20190216QX
2467	人口学信息	1	人口学特征	1.1	2467	母亲职业	mother's occupation	受试者母亲的职业	字符	/	/	补充	中华人民共和国国家卫生和计划生育委员.电子病历基本数据集 第1部分:病例概要（WS 445.1—2014）.	A20190216QX
2468	人口学信息	1	人口学特征	1.1	2468	父亲文化程度	degree of father's education	受试者父亲的受教育程度	字符	/	/	补充	中华人民共和国卫生部.《卫生信息数据元目录》等35项强制性卫生行业标准（卫通〔2011〕13号）.2011.第3部分:人口学及社会经济学特征（WS 363.3—2011）.	A20190216QX

序号	一级类别名称	一级类别名称序号	二级类别名称	二级类别名称序号	数据元序号	中文名称	英文名称	定义	变量类型	值域	单位	数据等级	来源	版本号
2469	人口学信息	1	人口学特征	1.1	2469	母亲文化程度	degree of mother's education	受试者母亲的受教育程度	字符	/	/	补充	中华人民共和国卫生部.《卫生信息数据元目录》等35项强制性卫生行业标准(卫通〔2011〕13号).2011.第3部分:人口学及社会经济学特征(WS 363.3—2011).	A20190216QX
2470	人口学信息	1	人口学特征	1.1	2470	父亲语言	father's language	受试者父亲的语言	字符	/	/	探索	中国社会科学院语言研究所词典编辑室.现代汉语词典.6版.北京:商务印书馆,2012.	A20190216QX
2471	人口学信息	1	人口学特征	1.1	2471	母亲语言	mother's language	受试者母亲的语言	字符	/	/	探索	中国社会科学院语言研究所词典编辑室.现代汉语词典.6版.北京:商务印书馆,2012.	A20190216QX
2472	人口学信息	1	人口学特征	1.1	2472	父亲职业状况	status of father's employment	父亲目前工作状况	字符	/	/	核心	中华人民共和国国家卫生和计划生育委员会.电子病历共享文档规范 第32部分:住院病案首页(WS/T 500.32—2016).	A20190216QX
2473	人口学信息	1	人口学特征	1.1	2473	母亲职业状况	status of mother's employment	母亲目前工作状况	字符	/	/	核心	中华人民共和国国家卫生和计划生育委员会.电子病历共享文档规范 第32部分:住院病案首页(WS/T 500.32—2016).	A20190216QX
2474	人口学信息	1	人口学特征	1.1	2474	父亲电话号码	father's telephone number	父亲联系电话的号码,包括国际、国内区号和分机号	数值	/	/	核心	中华人民共和国国家卫生和计划生育委员会.儿童保健基本数据集 第2部分:儿童健康体检(WPS 376.2—2013).	A20190216QX

序号	一级类别名称	一级类别名称序号	二级类别名称	二级类别名称序号	数据元序号	中文名称	英文名称	定义	变量类型	值域	单位	数据等级	来源	版本号
2475	人口学信息	1	人口学特征	1.1	2475	母亲电话号码	mother's telephone number	母亲联系电话的号码,包括国际、国内区号和分机号	数值	/	/	核心	中华人民共和国国家卫生和计划生育委员会.儿童保健基本数据集 第2部分:儿童健康体检(WPS 376.2—2013).	A20190216QX
2476	人口学信息	1	人口学特征	1.1	2476	父亲人种	father's race	受试者父亲人种	字符	/	/	探索	Clinical Data Interchange Standards Consortium. Clinical Data Interchange Standards Consortium Standards. 〔2022-07-22〕. https://www.cdisc.org/standards.	A20190216QX
2477	人口学信息	1	人口学特征	1.1	2477	母亲人种	mother's race	受试者母亲人种	字符	/	/	探索	Clinical Data Interchange Standards Consortium. Clinical Data Interchange Standards Consortium Standards. 〔2022-07-22〕. https://www.cdisc.org/standards.	A20190216QX
2478	人口学信息	1	人口学特征	1.1	2478	母亲姓名	mother's name	受试者的母亲姓名	字符	/	/	核心	中华人民共和国卫生部.《卫生信息数据元目录》等35项强制性卫生行业标准(卫通〔2011〕13号).2011.第3部分:人口学及社会经济学特征(WS 363.3—2011).	A20190216QX
2479	疾病症状	2	呼吸道症状	2.1	2479	夜间喘息发作频率	frequency of nocturnal wheezing attacks	受试者喘息以夜间发作为主的次数	数值	/	次/晚	核心	陈丽.婴幼儿喘息性疾病临床研究进展.国际儿科学杂志,2011,38(4):360-363.	A20190216QX
2480	疾病症状	2	呼吸道症状	2.1	2480	夜间喘息加重频率	frequency of nocturnal wheezing exacerbation	受试者夜间喘息加重的次数	数值	/	次/晚	核心	陈丽.婴幼儿喘息性疾病临床研究进展.国际儿科学杂志,2011,38(4):360-363.	A20190216QX

序号	一级类别名称	一级类别名称序号	二级类别名称	二级类别名称序号	数据元序号	中文名称	英文名称	定义	变量类型	值域	单位	数据等级	来源	版本号
2481	疾病症状	2	呼吸道症状	2.1	2481	运动后喘息发作	wheezing attacks after exercise	是否出现运动后喘息发作	字符	是 / 否	/	核心	陈丽.婴幼儿喘息性疾病临床研究进展.国际儿科学杂志,2011,38（4）:360-363.	A20190216QX
2482	疾病症状	2	呼吸道症状	2.1	2482	大笑后喘息发作	wheezing attacks followed by laughter	是否出现大笑后喘息发作	字符	是 / 否	/	核心	陈丽.婴幼儿喘息性疾病临床研究进展.国际儿科学杂志,2011,38（4）:360-363.	A20190216QX
2483	疾病症状	2	呼吸道症状	2.1	2483	哭闹后喘息发作	wheezing after crying	是否出现哭闹后喘息发作	字符	是 / 否	/	核心	陈丽.婴幼儿喘息性疾病临床研究进展.国际儿科学杂志,2011,38（4）:360-363.	A20190216QX
2484	疾病症状	2	呼吸道症状	2.1	2484	空气污染后喘息发作	wheezing after air pollution	空气污染时是否有喘息发作	字符	是 / 否	/	核心	陈丽.婴幼儿喘息性疾病临床研究进展.国际儿科学杂志,2011,38（4）:360-363.	A20190216QX
2485	疾病症状	2	呼吸道症状	2.1	2485	接触二手烟后喘息发作	wheezing after exposure to secondhand smoke	接触二手烟后是否有喘息发作	字符	是 / 否	/	核心	陈丽.婴幼儿喘息性疾病临床研究进展.国际儿科学杂志,2011,38（4）:360-363.	A20190216QX
2486	疾病症状	2	呼吸道症状	2.1	2486	进食食物后喘息发作	wheezing attack after food intake	进食食物后是否有喘息发作	字符	是 / 否	/	核心	陈丽.婴幼儿喘息性疾病临床研究进展.国际儿科学杂志,2011,38（4）:360-363.	A20190216QX
2487	疾病症状	2	呼吸道症状	2.1	2487	进食何种食物后喘息发作	type of food inducing wheezing attack	进食什么食物后喘息发作	字符	/	/	核心	陈丽.婴幼儿喘息性疾病临床研究进展.国际儿科学杂志,2011,38（4）:360-363.	A20190216QX
2488	疾病症状	2	呼吸道症状	2.1	2488	因喘息全身应用糖皮质激素情况	systemic glucocorticoid use due to wheezing	是否因喘息发作全身使用糖皮质激素	字符	是 / 否	/	核心	陈丽.婴幼儿喘息性疾病临床研究进展.国际儿科学杂志,2011,38（4）:360-363.	A20190216QX

序号	一级类别名称	一级类别名称序号	二级类别名称	二级类别名称序号	数据元序号	中文名称	英文名称	定义	变量类型	值域	单位	数据等级	来源	版本号
2489	疾病症状	2	呼吸道症状	2.1	2489	全身应用糖皮质激素的次数	number of systemic glucocorticoid use	受试者全身使用糖皮质激素的次数	数值	/	次	核心	陈丽.婴幼儿喘息性疾病临床研究进展.国际儿科学杂志,2011,38(4):360-363.	A20190216QX
2490	疾病症状	2	呼吸道症状	2.1	2490	反复打喷嚏时长	duration of recurrent sneezing	反复打喷嚏持续时长	数值	/	月	核心	孙虹,张罗.耳鼻咽喉头颈外科学.9版.北京:人民卫生出版社,2018.	A20190216QX
2491	疾病症状	2	呼吸道症状	2.1	2491	反复清水样鼻涕	recurrent watery running nose	是否反复出现清水样鼻涕	字符	是/否	/	核心	孙虹,张罗.耳鼻咽喉头颈外科学.9版.北京:人民卫生出版社,2018.	A20190216QX
2492	疾病症状	2	呼吸道症状	2.1	2492	清水样鼻涕时长	duration of watery running nose	反复出现清水样鼻涕时长	数值	/	月	核心	孙虹,张罗.耳鼻咽喉头颈外科学.9版.北京:人民卫生出版社,2018.	A20190216QX
2493	疾病症状	2	呼吸道症状	2.1	2493	反复鼻塞	recurrent blocked nose	是否反复鼻塞	字符	是/否	/	核心	孙虹,张罗.耳鼻咽喉头颈外科学.9版.北京:人民卫生出版社,2018.	A20190216QX
2494	疾病症状	2	呼吸道症状	2.1	2494	反复鼻塞时长	duration of recurrent nasal obstruction	反复鼻塞时长	数值	/	月	核心	孙虹,张罗.耳鼻咽喉头颈外科学.9版.北京:人民卫生出版社,2018.	A20190216QX
2495	疾病症状	2	呼吸道症状	2.1	2495	反复鼻痒/揉鼻/耸鼻	recurrent nose itching/rubbing nose/shrugging nose	是否反复出现鼻痒/揉鼻/耸鼻表现	字符	是/否	/	核心	孙虹,张罗.耳鼻咽喉头颈外科学.9版.北京:人民卫生出版社,2018.	A20190216QX
2496	疾病症状	2	呼吸道症状	2.1	2496	反复鼻痒/揉鼻/耸鼻时长	duration of recurrent nose itching/rubbing nose/shrugging nose	反复出现鼻痒/揉鼻/耸鼻表现时长	数值	/	月	核心	孙虹,张罗.耳鼻咽喉头颈外科学.9版.北京:人民卫生出版社,2018.	A20190216QX

序号	一级类别名称	一级类别名称序号	二级类别名称	二级类别名称序号	数据元序号	中文名称	英文名称	定义	变量类型	值域	单位	数据等级	来源	版本号
2497	疾病症状	2	呼吸道症状	2.1	2497	反复喘息	recurrent wheezing	喘息是当今婴幼儿最常见的症状之一,反复喘息因其有一定比例最终进展为哮喘,而成为目前全球范围内导致婴幼儿呼吸系统疾病的主要原因之一,受试者是否出现反复喘息	字符	是 / 否	/	核心	单文婕,卢燕鸣,李亚琴,等.婴幼儿反复喘息危险因素 Meta 分析.中华实用儿科临床杂志,2015,30(10):761-764.	A20201208ZZ
2498	疾病症状	2	呼吸道症状	2.1	2498	每次喘息平均持续时长	average duration of each wheezing	每次喘息发作持续时间	数值	/	d/ 次	补充	陈丽.婴幼儿喘息性疾病临床研究进展.国际儿科学杂志,2011,38(4):360-363.	A20190216QX
2499	疾病症状	2	呼吸道症状	2.1	2499	每年喘息发作次数	number of wheezing attacks per year	每年喘息发作次数(两次间歇期>2 周)	数值	/	次 / 年	核心	陈丽.婴幼儿喘息性疾病临床研究进展.国际儿科学杂志,2011,38(4):360-363.	A20190216QX
2500	疾病症状	2	呼吸道症状	2.1	2500	每年喘息持续时长≥10天次数	number of constant wheezing lasting no less than 10 days per year	每年喘息持续时长≥10 天的次数	数值	/	次 / 年	核心	陈丽.婴幼儿喘息性疾病临床研究进展.国际儿科学杂志,2011,38(4):360-363.	A20190216QX
2501	疾病症状	2	呼吸道症状	2.1	2501	呼吸道感染间歇期夜间喘息发作次数	number of nocturnal wheezing without respiratory tract infection	无呼吸道感染期间夜间喘息发作的次数	数值	/	次	核心	陈丽.婴幼儿喘息性疾病临床研究进展.国际儿科学杂志,2011,38(4):360-363.	A20190216QX

序号	一级类别名称	一级类别名称序号	二级类别名称	二级类别名称序号	数据元序号	中文名称	英文名称	定义	变量类型	值域	单位	数据等级	来源	版本号
2502	疾病症状	2	呼吸道症状	2.1	2502	呼吸道感染间歇期夜间喘息加重次数	number of exacerbations of nocturnal wheezing without respiratory tract infection	无呼吸道感染期间夜间喘息加重的次数	数值	/	次	核心	陈丽.婴幼儿喘息性疾病临床研究进展.国际儿科学杂志,2011,38(4):360-363.	A20190216QX
2503	疾病症状	2	呼吸道症状	2.1	2503	因喘息住院治疗	hospitalized due to wheezing	是否因喘息而住院治疗	字符	是/否	/	核心	中华人民共和国国家卫生和计划生育委员会.电子病历共享文档规范 第18部分:病重(病危)护理记录(WS/T 500.18—2016).	A20190216QX
2504	疾病症状	2	呼吸道症状	2.1	2504	喘息发作缺氧情况	lack of oxygen during wheezing	喘息发作时是否出现口唇发绀	字符	是/否	/	核心	陈丽.婴幼儿喘息性疾病临床研究进展.国际儿科学杂志,2011,38(4):360-363.	A20190216QX
2505	疾病症状	2	呼吸道症状	2.1	2505	喘息发作吸气费力情况	hard to inhale during wheezing	喘息发作时是否出现吸气费力	字符	是/否	/	核心	陈丽.婴幼儿喘息性疾病临床研究进展.国际儿科学杂志,2011,38(4):360-363.	A20190216QX
2506	疾病症状	2	呼吸道症状	2.1	2506	喘息发作精神状态	mind state during wheezing	喘息发作时是否出现精神萎靡	字符	是/否	/	核心	陈丽.婴幼儿喘息性疾病临床研究进展.国际儿科学杂志,2011,38(4):360-363.	A20190216QX
2507	疾病症状	2	呼吸道症状	2.1	2507	大笑后咳嗽发作	cough attacks followed by laugher	是否出现大笑后咳嗽发作	字符	是/否	/	核心	陈荣昌,钟南山,刘又宁.呼吸病学.3版.北京:人民卫生出版社,2022.	A20190216QX
2508	疾病症状	2	呼吸道症状	2.1	2508	哭闹后咳嗽发作	cough attacks followed by crying	是否出现哭闹后咳嗽发作	字符	是/否	/	核心	陈荣昌,钟南山,刘又宁.呼吸病学.3版.北京:人民卫生出版社,2022.	A20190216QX

序号	一级类别名称	一级类别名称序号	二级类别名称	二级类别名称序号	数据元序号	中文名称	英文名称	定义	变量类型	值域	单位	数据等级	来源	版本号
2509	疾病症状	2	呼吸道症状	2.1	2509	空气污染后咳嗽发作	cough attacks after air pollution	空气污染时是否有咳嗽发作	字符	是 / 否	/	核心	陈荣昌,钟南山,刘又宁.呼吸病学.3版.北京:人民卫生出版社,2022.	A20190216QX
2510	疾病症状	2	呼吸道症状	2.1	2510	接触二手烟后咳嗽发作	cough attacks followed by exposure to secondhand smoke	接触二手烟后是否有咳嗽发作	字符	是 / 否	/	核心	陈荣昌,钟南山,刘又宁.呼吸病学.3版.北京:人民卫生出版社,2022.	A20190216QX
2511	疾病症状	2	呼吸道症状	2.1	2511	进食食物后咳嗽发作	cough attacks after eating food	是否在进食食物后咳嗽发作	字符	是 / 否	/	核心	陈荣昌,钟南山,刘又宁.呼吸病学.3版.北京:人民卫生出版社,2022.	A20190216QX
2512	疾病症状	2	呼吸道症状	2.1	2512	进食何种食物后咳嗽发作	type of food inducing cough attack	进食什么食物后咳嗽发作	字符	/	/	核心	陈荣昌,钟南山,刘又宁.呼吸病学.3版.北京:人民卫生出版社,2022.	A20190216QX
2513	疾病症状	2	呼吸道症状	2.1	2513	是否因咳嗽住院治疗	hospitalized due to cough	是否因咳嗽住院治疗	字符	是 / 否	/	核心	陈荣昌,钟南山,刘又宁.呼吸病学.3版.北京:人民卫生出版社,2022.	A20190216QX
2514	疾病症状	2	呼吸道症状	2.1	2514	咳嗽发作时缺氧情况	hypoxia during cough attacks	咳嗽发作时是否出现口唇发绀	字符	是 / 否	/	核心	陈荣昌,钟南山,刘又宁.呼吸病学.3版.北京:人民卫生出版社,2022.	A20190216QX
2515	疾病症状	2	呼吸道症状	2.1	2515	痰鸣	sputum wheezing	是否伴有痰鸣	字符	是 / 否	/	核心	陈荣昌,钟南山,刘又宁.呼吸病学.3版.北京:人民卫生出版社,2022.	A20190216QX
2516	疾病症状	2	呼吸道症状	2.1	2516	每次咳嗽平均持续时长	average duration of each cough	每次咳嗽发作持续时间	数值	/	d/ 次	核心	陈荣昌,钟南山,刘又宁.呼吸病学.3版.北京:人民卫生出版社,2022.	A20190216QX

序号	一级类别名称	一级类别名称序号	二级类别名称	二级类别名称序号	数据元序号	中文名称	英文名称	定义	变量类型	值域	单位	数据等级	来源	版本号
2517	疾病症状	2	呼吸道症状	2.1	2517	每年持续咳嗽发作次数	number of persistent cough attacks per year	每年持续咳嗽发作次数（两次间歇期>2周）	数值	/	次/年	核心	陈荣昌,钟南山,刘又宁.呼吸病学.3版.北京:人民卫生出版社,2022.	A20190216QX
2518	疾病症状	2	呼吸道症状	2.1	2518	每年咳嗽持续时长≥10天的次数	number of constant cough lasting no less than 10 days per year	每年咳嗽持续时长≥10天的次数	数值	/	次/年	核心	陈荣昌,钟南山,刘又宁.呼吸病学.3版.北京:人民卫生出版社,2022.	A20190216QX
2519	疾病症状	2	呼吸道症状	2.1	2519	夜间咳嗽发作频率	frequency of nocturnal cough attack	每晚咳嗽发作的次数	数值	/	次/晚	核心	陈荣昌,钟南山,刘又宁.呼吸病学.3版.北京:人民卫生出版社,2022.	A20190216QX
2520	疾病症状	2	呼吸道症状	2.1	2520	夜间咳嗽加重频率	frequency of nocturnal cough exacerbation	每天夜间咳嗽加重的次数	数值	/	次/晚	核心	陈荣昌,钟南山,刘又宁.呼吸病学.3版.北京:人民卫生出版社,2022.	A20190216QX
2521	疾病症状	2	呼吸道症状	2.1	2521	呼吸道感染间歇期夜间持续咳嗽发作次数	number of persistent nocturnal cough attacks during the intermittent period of respiratory infection	无呼吸道感染期间夜间持续咳嗽发作的次数	数值	/	次/晚	核心	陈荣昌,钟南山,刘又宁.呼吸病学.3版.北京:人民卫生出版社,2022.	A20190216QX
2522	疾病症状	2	呼吸道症状	2.1	2522	呼吸道感染间歇期夜间咳嗽加重次数	number of nocturnal cough exacerbations during respiratory tract infection	呼吸道感染期间夜间咳嗽加重的次数	数值	/	次/晚	核心	陈荣昌,钟南山,刘又宁.呼吸病学.3版.北京:人民卫生出版社,2022.	A20190216QX
2523	疾病症状	2	呼吸道症状	2.1	2523	痰吐出/呕出	spit out	咳喘期间是否有痰咳出或呕出	字符	是/否	/	核心	陈荣昌,钟南山,刘又宁.呼吸病学.3版.北京:人民卫生出版社,2022.	A20190216QX

序号	一级类别名称	一级类别名称序号	二级类别名称	二级类别名称序号	数据元序号	中文名称	英文名称	定义	变量类型	值域	单位	数据等级	来源	版本号
2524	疾病症状	2	呼吸道症状	2.1	2524	痰液性状	sputum properties	咳出或呕出痰液的性状	字符	/	/	核心	孙虹,张罗.耳鼻咽喉头颈外科学.9版.北京:人民卫生出版社,2018.	A20190216QX
2525	疾病症状	2	呼吸道之外的症状	2.2	2525	皮肤干燥	dry skin	全身皮肤是否干燥	字符	是/否	/	核心	陈丽.婴幼儿喘息性疾病临床研究进展.国际儿科学杂志,2011,38(4):360-363.	A20190216QX
2526	疾病症状	2	呼吸道之外的症状	2.2	2526	皮疹伴瘙痒	rash accompanied by itching	皮疹处是否有瘙痒	字符	是/否	/	核心	陈丽.婴幼儿喘息性疾病临床研究进展.国际儿科学杂志,2011,38(4):360-363.	A20190216QX
2527	疾病症状	2	呼吸道之外的症状	2.2	2527	皮疹伴渗出	rash accompanied by exudation	皮疹处是否有渗出	字符	是/否	/	核心	陈丽.婴幼儿喘息性疾病临床研究进展.国际儿科学杂志,2011,38(4):360-363.	A20190216QX
2528	疾病症状	2	呼吸道之外的症状	2.2	2528	皮疹两岁内起病	rash onset within 2 years	是否在2岁内出现过皮疹	字符	是/否	/	核心	陈丽.婴幼儿喘息性疾病临床研究进展.国际儿科学杂志,2011,38(4):360-363.	A20190216QX
2529	疾病症状	2	呼吸道之外的症状	2.2	2529	用药后面红	redness after medication	用药后是否出现面色潮红	字符	是/否	/	核心	杨宝峰,陈建国.药理学.9版.北京:人民卫生出版社,2018.	A20190216QX
2530	疾病症状	2	呼吸道之外的症状	2.2	2530	用药后睡眠减少	reduced sleep after medication	用药后是否出现夜间睡眠减少	字符	是/否	/	核心	杨宝峰,陈建国.药理学.9版.北京:人民卫生出版社,2018.	A20190216QX
2531	疾病症状	2	呼吸道之外的症状	2.2	2531	用药后容易激惹	irritate easily after medication	用药后是否容易激惹哭闹	字符	是/否	/	核心	杨宝峰,陈建国.药理学.9版.北京:人民卫生出版社,2018.	A20190216QX
2532	疾病症状	2	呼吸道之外的症状	2.2	2532	便秘	constipation	3~5天大便1次,大便性状干结	字符	是/否	/	核心	葛均波,徐永健,王辰.内科学.9版.北京:人民卫生出版社,2018.	A20190216QX

序号	一级类别名称	一级类别名称序号	二级类别名称	二级类别名称序号	数据元序号	中文名称	英文名称	定义	变量类型	值域	单位	数据等级	来源	版本号
2533	疾病症状	2	呼吸道之外的症状	2.2	2533	体重不增	weight maintained	是否有体重不增	字符	是/否	/	核心	陈丽.婴幼儿喘息性疾病临床研究进展.国际儿科学杂志,2011,38(4):360-363.	A20190216QX
2534	疾病症状	2	呼吸道之外的症状	2.2	2534	生长迟缓	growth retardation	是否出现生长迟缓	字符	是/否	/	核心	陈丽.婴幼儿喘息性疾病临床研究进展.国际儿科学杂志,2011,38(4):360-363.	A20190216QX
2535	疾病症状	2	呼吸道之外的症状	2.2	2535	食欲减退	anorexia	食物减退,进食量明显减少	字符	是/否	/	核心	陈丽.婴幼儿喘息性疾病临床研究进展.国际儿科学杂志,2011,38(4):360-363.	A20190216QX
2536	疾病症状	2	呼吸道之外的症状	2.2	2536	食欲减退持续时间	duration of anorexia	食欲减退平均时长	数值	/	天	核心	陈丽.婴幼儿喘息性疾病临床研究进展.国际儿科学杂志,2011,38(4):360-363.	A20190216QX
2537	健康史	3	湿疹史	3.1	2537	湿疹起病年龄	age of subject at onset of eczema	患儿本身有湿疹史为反复喘息的危险因素;湿疹起病月龄	数值	/	月	核心	单文婕,卢燕鸣,李亚琴,等.婴幼儿反复喘息危险因素Meta分析.中华实用儿科临床杂志,2015,30(10):761-764.	A20190216QX
2538	健康史	3	湿疹史	3.1	2538	湿疹诱因	eczema trigger of subject	湿疹诱因	字符	/	/	核心	单文婕,卢燕鸣,李亚琴,等.婴幼儿反复喘息危险因素Meta分析.中华实用儿科临床杂志,2015,30(10):761-764.	A20190216QX
2539	健康史	3	湿疹史	3.1	2539	湿疹部位	location of eczema	湿疹部位	字符	/	/	核心	单文婕,卢燕鸣,李亚琴,等.婴幼儿反复喘息危险因素Meta分析.中华实用儿科临床杂志,2015,30(10):761-764.	A20190216QX

序号	一级类别名称	一级类别名称序号	二级类别名称	二级类别名称序号	数据元序号	中文名称	英文名称	定义	变量类型	值域	单位	数据等级	来源	版本号
2540	健康史	3	湿疹史	3.1	2540	湿疹治疗方法	treatment of eczema	湿疹用药及疗程	字符	/	/	核心	单文婕,卢燕鸣,李亚琴,等.婴幼儿反复喘息危险因素 Meta 分析.中华实用儿科临床杂志,2015,30(10):761-764.	A20190216QX
2541	健康史	3	湿疹史	3.1	2541	湿疹消失月龄	age of subject free from eczema (month of age)	湿疹完全消退时的月龄	数值	/	月	核心	单文婕,卢燕鸣,李亚琴,等.婴幼儿反复喘息危险因素 Meta 分析.中华实用儿科临床杂志,2015,30(10):761-764.	A20190216QX
2542	健康史	3	鼻炎史	3.2	2542	鼻炎起病年龄	age of subject at onset of rhinitis	受试者鼻炎起病月龄	数值	/	月	核心	胡晶,戴娜,蔺婷,等.变应性鼻炎的临床治疗.中国中西医结合耳鼻咽喉科杂志,2017,25(3):237-240.	A20190216QX
2543	健康史	3	鼻炎史	3.2	2543	鼻炎诱因	rhinitis trigger of subject	鼻炎发作诱因	字符	/	/	核心	胡晶,戴娜,蔺婷,等.变应性鼻炎的临床治疗.中国中西医结合耳鼻咽喉科杂志,2017,25(3):237-240.	A20190216QX
2544	健康史	3	鼻炎史	3.2	2544	鼻炎症状	symptom of rhinitis	鼻炎主要症状的描述,临床以鼻痒、鼻塞、大量清水鼻涕、阵发性喷嚏为典型症状,同时可伴有眼部症状,如眼痒、流泪等	字符	/	/	核心	胡晶,戴娜,蔺婷,等.变应性鼻炎的临床治疗.中国中西医结合耳鼻咽喉科杂志,2017,25(3):237-240.	A20190216QX

序号	一级类别名称	一级类别名称序号	二级类别名称	二级类别名称序号	数据元序号	中文名称	英文名称	定义	变量类型	值域	单位	数据等级	来源	版本号
2545	健康史	3	鼻炎史	3.2	2545	鼻炎持续时间	duration of rhinitis	受试者每次鼻炎持续时长	数值	/	天	核心	胡晶,戴娜,蔺婷,等.变应性鼻炎的临床治疗.中国中西医结合耳鼻咽喉科杂志,2017,25(3):237-240.	A20190216QX
2546	健康史	3	鼻炎史	3.2	2546	鼻炎治疗方法	treatment method of rhinitis	鼻炎治疗,包括健康教育、环境控制、药物治疗、免疫治疗、手术治疗	字符	/	/	核心	胡晶,戴娜,蔺婷,等.变应性鼻炎的临床治疗.中国中西医结合耳鼻咽喉科杂志,2017,25(3):237-240.	A20190216QX
2547	健康史	3	鼻炎史	3.2	2547	鼻炎发作频率	frequency of rhinitis attacks	受试者每年鼻炎发作次数	数值	/	次/年	核心	胡晶,戴娜,蔺婷,等.变应性鼻炎的临床治疗.中国中西医结合耳鼻咽喉科杂志,2017,25(3):237-240.	A20190216QX
2548	健康史	3	过敏史	3.3	2548	肠道过敏症状	intestinal allergy symptoms	出现肠道过敏症状	字符	/	/	核心	洪建国.重视儿童哮喘的早期预防.临床儿科杂志,2006,24(1):5-6,8.	A20190216QX
2549	健康史	3	过敏史	3.3	2549	首次肠道过敏月龄	age of subject at first onset of intestinal allergy	肠道过敏首次出现月龄	数值	/	月	核心	洪建国.重视儿童哮喘的早期预防.临床儿科杂志,2006,24(1):5-6,8.	A20190216QX
2550	健康史	3	过敏史	3.3	2550	肠道过敏诱因	intestinal allergy trigger of subject	诱发肠道过敏的原因	字符	/	/	核心	洪建国.重视儿童哮喘的早期预防.临床儿科杂志,2006,24(1):5-6,8.	A20190216QX
2551	健康史	3	过敏史	3.3	2551	肠道过敏治疗方法	intestinal allergy treatment method	肠道过敏的具体治疗方法	字符	/	/	核心	洪建国.重视儿童哮喘的早期预防.临床儿科杂志,2006,24(1):5-6,8.	A20190216QX

序号	一级类别名称	一级类别名称序号	二级类别名称	二级类别名称序号	数据元序号	中文名称	英文名称	定义	变量类型	值域	单位	数据等级	来源	版本号
2552	健康史	3	过敏史	3.3	2552	肠道过敏消失的年龄	age of subject free from intestinal allergy	肠道过敏症状消失月龄	数值	/	月	核心	洪建国.重视儿童哮喘的早期预防.临床儿科杂志,2006,24(1):5-6,8.	A20190216QX
2553	健康史	3	第一次持续咳嗽喘息	3.4	2553	起病时月龄	age of subject at onset of repeated cough (month of age)	婴幼儿第一次出现反复咳嗽(超过15天)时的月龄	数值	/	月	核心	陈丽.婴幼儿喘息性疾病临床研究进展.国际儿科学杂志,2011,38(4):360-363.	A20190216QX
2554	健康史	3	第一次持续咳嗽喘息	3.4	2554	第一次喘息月龄	age of subject at onset of first wheezing (month of age)	第一次出现喘息月龄	数值	/	月	核心	陈丽.婴幼儿喘息性疾病临床研究进展.国际儿科学杂志,2011,38(4):360-363.	A20190216QX
2555	健康史	3	第一次持续咳嗽喘息	3.4	2555	伴随感冒症状	accompanying cold symptoms	是否伴随鼻塞、流涕、发热	字符	是/否	/	核心	陈丽.婴幼儿喘息性疾病临床研究进展.国际儿科学杂志,2011,38(4):360-363.	A20190216QX
2556	健康史	3	第一次持续咳嗽喘息	3.4	2556	夜间咳嗽	nighttime cough	是否经常有夜间咳嗽	字符	是/否	/	核心	陈丽.婴幼儿喘息性疾病临床研究进展.国际儿科学杂志,2011,38(4):360-363.	A20190216QX
2557	健康史	3	第一次持续咳嗽喘息	3.4	2557	夜间咳嗽频率	frequency of nighttime cough	夜间咳嗽频率	数值	/	晚/周	核心	陈丽.婴幼儿喘息性疾病临床研究进展.国际儿科学杂志,2011,38(4):360-363.	A20190216QX
2558	健康史	3	第一次持续咳嗽喘息	3.4	2558	咳嗽诱因	cough trigger	诱发咳嗽因素	字符	/	/	核心	陈丽.婴幼儿喘息性疾病临床研究进展.国际儿科学杂志,2011,38(4):360-363.	A20190216QX
2559	健康史	3	第一次持续咳嗽喘息	3.4	2559	咳嗽时间规律	cough time pattern	一天之内最常出现咳嗽的时间	字符	/	/	核心	陈丽.婴幼儿喘息性疾病临床研究进展.国际儿科学杂志,2011,38(4):360-363.	A20190216QX

序号	一级类别名称	一级类别名称序号	二级类别名称	二级类别名称序号	数据元序号	中文名称	英文名称	定义	变量类型	值域	单位	数据等级	来源	版本号
2560	健康史	3	第一次持续咳嗽喘息	3.4	2560	喘息情况	wheezing condition	医生听诊闻及喘鸣音/照料者描述受试者呼吸有哨音	字符	/	/	核心	陈丽.婴幼儿喘息性疾病临床研究进展.国际儿科学杂志, 2011, 38（4）: 360-363.	A20190216QX
2561	健康史	3	第一次持续咳嗽喘息	3.4	2561	喘息时相	wheezing phase	是否经常出现夜间喘息发作	字符	是/否	/	核心	陈丽.婴幼儿喘息性疾病临床研究进展.国际儿科学杂志, 2011, 38（4）: 360-363.	A20190216QX
2562	健康史	3	第一次持续咳嗽喘息	3.4	2562	喘息加重	wheezing exacerbation	是否经常出现夜间喘息加重	字符	是/否	/	核心	陈丽.婴幼儿喘息性疾病临床研究进展.国际儿科学杂志, 2011, 38（4）: 360-363.	A20190216QX
2563	健康史	3	第一次持续咳嗽喘息	3.4	2563	喘息诱因	wheezing trigger	诱发喘息发作的因素	字符	/	/	核心	陈丽.婴幼儿喘息性疾病临床研究进展.国际儿科学杂志, 2011, 38（4）: 360-363.	A20190216QX
2564	健康史	3	第一次持续咳嗽喘息	3.4	2564	呼吸不畅	disturbance in respiration	睡眠时或活动后是否有呼吸不畅	字符	是/否	/	核心	陈丽.婴幼儿喘息性疾病临床研究进展.国际儿科学杂志, 2011, 38（4）: 360-363.	A20190216QX
2565	健康史	3	第一次持续咳嗽喘息	3.4	2565	活动或玩耍情况	activities or play	平素活动或玩耍情况	字符	活动减少/正常/多动	/	核心	陈丽.婴幼儿喘息性疾病临床研究进展.国际儿科学杂志, 2011, 38（4）: 360-363.	A20190216QX
2566	健康史	3	第一次持续咳嗽喘息	3.4	2566	与其他小朋友互动情况	interaction with other children	是否愿意与其他儿童玩耍	字符	是/否	/	核心	陈丽.婴幼儿喘息性疾病临床研究进展.国际儿科学杂志, 2011, 38（4）: 360-363.	A20190216QX
2567	健康史	3	第一次持续咳嗽喘息	3.4	2567	停药后至第二次喘息时呼吸道感染次数	number of respiratory infections between drug withdrawal and second wheezing	停药后至第二次喘息时呼吸道感染的次数	数值	/	次	核心	陈丽.婴幼儿喘息性疾病临床研究进展.国际儿科学杂志, 2011, 38（4）: 360-363.	A20190216QX

序号	一级类别名称	一级类别名称序号	二级类别名称	二级类别名称序号	数据元序号	中文名称	英文名称	定义	变量类型	值域	单位	数据等级	来源	版本号
2568	健康史	3	第一次持续咳嗽喘息	3.4	2568	停药后至第二次喘息时长	duration from drug withdrawal to second wheezing	停药后至第二次喘息发作的时长	数值	/	天	核心	陈丽.婴幼儿喘息性疾病临床研究进展.国际儿科学杂志,2011,38(4):360-363.	A20190216QX
2569	健康危险因素	4	母亲孕期	4.1	2569	孕期饮食	diet of pregnancy	受试者母亲在本孕期进食的具体食物	字符	牛奶/花生/海鲜/鸡蛋白	/	探索	中华人民共和国国家卫生健康委员会.妇女保健基本数据集第8部分:孕前优生健康检查(WS 377.8—2020).	A20190216QX
2570	健康危险因素	4	母亲孕期	4.1	2570	孕期二手烟接触	secondhand smoke exposure during pregnancy	出生前烟草暴露对幼儿的持续性呼吸道症状及肺功能均可产生不良影响;受试者母亲在本孕期是否接触二手烟	字符	是/否	/	探索	张景丽,吴会芳,赵倩,等.婴幼儿反复喘息的危险因素研究.中国全科医学,2017,20(1):76-79.	A20190216QX
2571	健康危险因素	4	母亲孕期	4.1	2571	孕期二手烟接触频率	frequency of secondhand smoke exposure during pregnancy	受试者母亲在本孕期接触二手烟频率	字符	每天均有/经常/偶尔	/	探索	张景丽,吴会芳,赵倩,等.婴幼儿反复喘息的危险因素研究.中国全科医学,2017,20(1):76-79.	A20190216QX
2572	健康危险因素	4	母亲孕期	4.1	2572	孕期湿疹情况	eczema during pregnancy	受试者母亲在本孕期是否存在湿疹或荨麻疹	字符	是/否	/	探索	张春晖,王强,李维平,等.婴幼儿反复喘息危险因素Logistic回归分析.南通大学学报(医学版),2011,31(1):19-21.	A20190216QX
2573	健康危险因素	4	母亲孕期	4.1	2573	孕期湿疹频率	frequency of eczema during pregnancy	受试者母亲在本孕期湿疹反复发作次数(两次间隔期大于2周)	数值	/	次	探索	张春晖,王强,李维平,等.婴幼儿反复喘息危险因素Logistic回归分析.南通大学学报(医学版),2011,31(1):19-21.	A20190216QX

序号	一级类别名称	一级类别名称序号	二级类别名称	二级类别名称序号	数据元序号	中文名称	英文名称	定义	变量类型	值域	单位	数据等级	来源	版本号
2574	健康危险因素	4	母亲孕期	4.1	2574	孕期鼻炎情况	rhinitis during pregnancy	受试者母亲在本孕期是否存在鼻塞、流涕、打喷嚏或者鼻痒（连续大于2周）	字符	是/否	/	探索	张春晖,王强,李维平,等.婴幼儿反复喘息危险因素Logistic回归分析.南通大学学报（医学版）,2011,31(1):19–21.	A20190216QX
2575	健康危险因素	4	母亲孕期	4.1	2575	孕期鼻炎频率	frequency of rhinitis during pregnancy	受试者母亲在本孕期鼻塞、流涕、打喷嚏或者鼻痒（连续大于2周）次数	数值	/	次	探索	张春晖,王强,李维平,等.婴幼儿反复喘息危险因素Logistic回归分析.南通大学学报（医学版）,2011,31(1):19–21.	A20190216QX
2576	健康危险因素	4	母亲孕期	4.1	2576	孕期是否使用抗生素	whether to use antibiotics during pregnancy	受试者母亲本孕期是否使用抗生素	字符	是/否	/	探索	张景丽,吴会芳,赵倩,等.婴幼儿反复喘息的危险因素研究.中国全科医学,2017,20(1):76–79.	A20190216QX
2577	健康危险因素	4	母亲孕期	4.1	2577	孕期抗生素使用详情	details of antibiotic use during pregnancy	受试者母亲在本孕期使用抗生素的名称、原因、天数	字符	/	/	探索	张景丽,吴会芳,赵倩,等.婴幼儿反复喘息的危险因素研究.中国全科医学,2017,20(1):76–79.	A20190216QX
2578	健康危险因素	4	母亲孕期	4.1	2578	孕期粉尘接触	dust exposure during pregnancy	受试者母亲在本孕期是否接触粉尘	字符	是/否	/	探索	陈丽.婴幼儿喘息性疾病临床研究进展.国际儿科学杂志,2011,38(4):360–363.	A20190216QX
2579	健康危险因素	4	母亲孕期	4.1	2579	孕期粉尘接触频率	frequency of dust exposure during pregnancy	受试者母亲在本孕期接触粉尘的频率	字符	每天均有/经常/偶尔	/	探索	陈丽.婴幼儿喘息性疾病临床研究进展.国际儿科学杂志,2011,38(4):360–363.	A20190216QX

序号	一级类别名称	一级类别名称序号	二级类别名称	二级类别名称序号	数据元序号	中文名称	英文名称	定义	变量类型	值域	单位	数据等级	来源	版本号
2580	健康危险因素	4	母亲孕期	4.1	2580	孕期宠物接触	prenatal pet contact	受试者母亲在本孕期是否接触宠物	字符	是／否	/	探索	陈丽.婴幼儿喘息性疾病临床研究进展.国际儿科学杂志,2011,38(4):360-363.	A20190216QX
2581	健康危险因素	4	母亲孕期	4.1	2581	孕期宠物接触频率	frequency of exposure to pets during pregnancy	受试者母亲在本孕期接触宠物频率	字符	每天均有／经常／偶尔	/	探索	陈丽.婴幼儿喘息性疾病临床研究进展.国际儿科学杂志,2011,38(4):360-363.	A20190216QX
2582	健康危险因素	4	母亲孕期	4.1	2582	孕期烹饪	cooking during pregnancy	受试者母亲在本孕期是否烹饪	字符	是／否	/	探索	陈丽.婴幼儿喘息性疾病临床研究进展.国际儿科学杂志,2011,38(4):360-363.	A20190216QX
2583	健康危险因素	4	母亲孕期	4.1	2583	孕期烹饪时间	cooking time during pregnancy	受试者母亲在本孕期平均每天烹饪时长	数值	/	h/d	探索	陈丽.婴幼儿喘息性疾病临床研究进展.国际儿科学杂志,2011,38(4):360-363.	A20190216QX
2584	健康危险因素	4	母亲孕期	4.1	2584	孕期抑郁情绪	depression during pregnancy	受试者母亲本孕期是否有抑郁情绪	字符	是／否	/	探索	陈丽.婴幼儿喘息性疾病临床研究进展.国际儿科学杂志,2011,38(4):360-363.	A20190216QX
2585	健康危险因素	4	母亲孕期	4.1	2585	孕期抑郁情绪频率	frequency of depression during pregnancy	受试者母亲在本孕期抑郁情绪发生频率	字符	每天均有／经常／偶尔	/	探索	陈丽.婴幼儿喘息性疾病临床研究进展.国际儿科学杂志,2011,38(4):360-363.	A20190216QX
2586	健康危险因素	4	母亲孕期	4.1	2586	孕期从事工作	work during pregnancy	受试者母亲在本孕期所从事的具体工作	字符	种植／纺织业／包装业／其他	/	探索	陈丽.婴幼儿喘息性疾病临床研究进展.国际儿科学杂志,2011,38(4):360-363.	A20190216QX
2587	健康危险因素	4	母亲孕期	4.1	2587	孕期咳嗽情况	cough during pregnancy	受试者母亲在本孕期是否有反复咳嗽(咳嗽连续天数超过2周)	字符	是／否	/	探索	陈丽.婴幼儿喘息性疾病临床研究进展.国际儿科学杂志,2011,38(4):360-363.	A20190216QX

序号	一级类别名称	一级类别名称序号	二级类别名称	二级类别名称序号	数据元序号	中文名称	英文名称	定义	变量类型	值域	单位	数据等级	来源	版本号
2588	健康危险因素	4	母亲孕期	4.1	2588	孕期咳嗽频率	frequency of cough during pregnancy	受试者母亲在本孕期反复咳嗽（咳嗽连续天数超过2周）次数（两次间隔期大于2周）	数值	/	次	探索	陈丽.婴幼儿喘息性疾病临床研究进展.国际儿科学杂志,2011,38(4):360-363.	A20190216QX
2589	健康危险因素	4	母亲孕期	4.1	2589	孕期喘息情况	wheezing during pregnancy	受试者母亲在本孕期是否有喘息（自觉呼吸不畅或医生听诊时发现）	字符	是/否	/	探索	陈丽.婴幼儿喘息性疾病临床研究进展.国际儿科学杂志,2011,38(4):360-363.	A20190216QX
2590	健康危险因素	4	母亲孕期	4.1	2590	孕期喘息频率	frequency of wheezing during pregnancy	受试者母亲在本孕期喘息次数（两次间隔期大于2周）	数值	/	次	探索	陈丽.婴幼儿喘息性疾病临床研究进展.国际儿科学杂志,2011,38(4):360-363.	A20190216QX
2591	健康危险因素	4	出生情况	4.2	2591	出生时胎龄	gestational age at birth	出生时胎龄,因早产的婴幼儿有较高的下呼吸道感染率,包括反复喘息	数值	/	周	探索	PÉREZ-YARZA E G,MORENO-GALDÓ A, RAMILO O, et al. Risk factors for bronchiolitis, recurrent wheezing, and related hospitalization in preterm infants during the first year of life. Pediatr Aller Immunol, 2015, 26(8): 797-804.	A20190216QX
2592	健康危险因素	4	出生情况	4.2	2592	出生体重	birth weight	新生儿出生后1小时内体重的测量值	数值	/	g	探索	中华人民共和国国家卫生和计划生育委员会.儿童保健基本数据集 第1部分:出生医学证明.(WS 376.1—2013).	A20190216QX

序号	一级类别名称	一级类别名称序号	二级类别名称	二级类别名称序号	数据元序号	中文名称	英文名称	定义	变量类型	值域	单位	数据等级	来源	版本号
2593	健康危险因素	4	出生情况	4.2	2593	出生时 Apgar 评分	Apgar score	出生时 Apgar 评分,包含肤色、心率、反射、肌张力、呼吸共五项,每一项评分为0、1 或 2 分	数值	0~10	分	探索	刘平,樊尚荣."Apgar 评分共识(2015)"解读.中华产科急救电子杂志,2015,4(4):214–218.	A20190217SLH
2594	健康危险因素	4	生后喂养	4.3	2594	母乳喂养	breastfeeding	生后是否母乳喂养	字符	是/否	/	探索	张春晖,王强,李维平,等.婴幼儿反复喘息危险因素 Logistic 回归分析.南通大学学报(医学版),2011,31(1):19–21.	A20190216QX
2595	健康危险因素	4	生后喂养	4.3	2595	母乳喂养开始天龄	onset age of breastfeeding(days of age)	母乳喂养开始的年龄,按天数计算	数值	/	天	探索	张春晖,王强,李维平,等.婴幼儿反复喘息危险因素 Logistic 回归分析.南通大学学报(医学版),2011,31(1):19–21.	A20190216QX
2596	健康危险因素	4	生后喂养	4.3	2596	母乳喂养时长	duration of breastfeeding	母乳喂养时长	数值	/	月	探索	张春晖,王强,李维平,等.婴幼儿反复喘息危险因素 Logistic 回归分析.南通大学学报(医学版),2011,31(1):19–21.	A20190216QX
2597	健康危险因素	4	生后喂养	4.3	2597	母亲哺乳期饮食营养成分	dietary components during lactation period	母亲哺乳期间的饮食营养成分	字符	/	/	探索	张春晖,王强,李维平,等.婴幼儿反复喘息危险因素 Logistic 回归分析.南通大学学报(医学版),2011,31(1):19–21.	A20190216QX
2598	健康危险因素	4	生后喂养	4.3	2598	人工喂养	artificial feeding	受试者是否人工喂养	字符	是/否	/	探索	张春晖,王强,李维平,等.婴幼儿反复喘息危险因素 Logistic 回归分析.南通大学学报(医学版),2011,31(1):19–21.	A20190216QX

序号	一级类别名称	一级类别名称序号	二级类别名称	二级类别名称序号	数据元序号	中文名称	英文名称	定义	变量类型	值域	单位	数据等级	来源	版本号
2599	健康危险因素	4	生后喂养	4.3	2599	人工喂养开始天龄	onset age of artificial feeding（days of age）	人工喂养开始的年龄，按天数计算	数值	/	天	探索	张春晖,王强,李维平,等.婴幼儿反复喘息危险因素 Logistic 回归分析.南通大学学报(医学版),2011,31(1):19-21.	A20190216QX
2600	健康危险因素	4	生后喂养	4.3	2600	人工喂养成分	ingredients for artificial feeding	人工喂养的奶粉成分	字符	/	/	探索	张春晖,王强,李维平,等.婴幼儿反复喘息危险因素 Logistic 回归分析.南通大学学报(医学版),2011,31(1):19-21.	A20190216QX
2601	健康危险因素	4	生后喂养	4.3	2601	混合喂养	mixed feeding	是否混合喂养	字符	是/否	/	探索	张春晖,王强,李维平,等.婴幼儿反复喘息危险因素 Logistic 回归分析.南通大学学报(医学版),2011,31(1):19-21.	A20190216QX
2602	健康危险因素	4	生后喂养	4.3	2602	混合喂养比例	mixed feeding ratio	人工喂养次数与母乳喂养次数的比值	数值	/	/	探索	张春晖,王强,李维平,等.婴幼儿反复喘息危险因素 Logistic 回归分析.南通大学学报(医学版),2011,31(1):19-21.	A20190216QX
2603	健康危险因素	4	生后喂养	4.3	2603	添加维生素 D	added vitamin D in diet	受试者生后喂养是否添加维生素 D	字符	是/否	/	探索	陈丽.婴幼儿喘息性疾病临床研究进展.国际儿科学杂志,2011,38(4):360-363.	A20190216QX
2604	健康危险因素	4	生后喂养	4.3	2604	添加维生素 D 月龄	onset age of adding vitamin D（month of age）	生后喂养添加维生素 D 的月龄	数值	/	月	探索	陈丽.婴幼儿喘息性疾病临床研究进展.国际儿科学杂志,2011,38(4):360-363.	A20190216QX
2605	健康危险因素	4	生后喂养	4.3	2605	添加维生素 D 时长	duration of adding vitamin D	生后喂养添加维生素 D 时长	数值	/	月	探索	陈丽.婴幼儿喘息性疾病临床研究进展.国际儿科学杂志,2011,38(4):360-363.	A20190216QX

序号	一级类别名称	一级类别名称序号	二级类别名称	二级类别名称序号	数据元序号	中文名称	英文名称	定义	变量类型	值域	单位	数据等级	来源	版本号
2606	健康危险因素	4	生后喂养	4.3	2606	添加维生素A	added vitamin A in diet	维生素A缺乏的患儿发生喘息的概率明显增高;受试者生后喂养是否添加维生素A	字符	是/否	/	探索	陈丽.婴幼儿喘息性疾病临床研究进展.国际儿科学杂志,2011,38(4):360-363.	A20190216QX
2607	健康危险因素	4	生后喂养	4.3	2607	添加维生素A月龄	onset age of adding vitamin A	生后喂养添加维生素A月龄	数值	/	月	探索	陈丽.婴幼儿喘息性疾病临床研究进展.国际儿科学杂志,2011,38(4):360-363.	A20190216QX
2608	健康危险因素	4	生后喂养	4.3	2608	添加维生素A时长	duration of adding vitamin A	添加维生素A时长	数值	/	月	探索	陈丽.婴幼儿喘息性疾病临床研究进展.国际儿科学杂志,2011,38(4):360-363.	A20190216QX
2609	健康危险因素	4	长居住地环境	4.4	2609	居住房屋建筑类别	residence building type	居住房屋的建筑类别	字符	/	/	探索	陈丽.婴幼儿喘息性疾病临床研究进展.国际儿科学杂志,2011,38(4):360-363.	A20190216QX
2610	健康危险因素	4	长居住地环境	4.4	2610	居住房屋楼层	floor number of residence building	居住房屋的楼层	数值	/	层	探索	陈丽.婴幼儿喘息性疾病临床研究进展.国际儿科学杂志,2011,38(4):360-363.	A20190216QX
2611	健康危险因素	4	长居住地环境	4.4	2611	房屋装修情况	house decoration	长期居住房屋是否装修	字符	是/否	/	探索	陈丽.婴幼儿喘息性疾病临床研究进展.国际儿科学杂志,2011,38(4):360-363.	A20190216QX
2612	健康危险因素	4	长居住地环境	4.4	2612	房屋装修时间	years of house decoration since birth of subject	装修时间距离受试者出生多长时间(出生前或出生后年数)	数值	/	年	探索	陈丽.婴幼儿喘息性疾病临床研究进展.国际儿科学杂志,2011,38(4):360-363.	A20190216QX

序号	一级类别名称	一级类别名称序号	二级类别名称	二级类别名称序号	数据元序号	中文名称	英文名称	定义	变量类型	值域	单位	数据等级	来源	版本号
2613	健康危险因素	4	长居住地环境	4.4	2613	房屋装修墙面使用材料	material used to decorate the walls	房屋装修墙面材料类型	字符	/	/	探索	陈丽.婴幼儿喘息性疾病临床研究进展.国际儿科学杂志,2011,38(4):360-363.	A20190216QX
2614	健康危险因素	4	长居住地环境	4.4	2614	家具主要使用材料	main material used in furniture	房屋家具主要材料类型	字符	/	/	探索	陈丽.婴幼儿喘息性疾病临床研究进展.国际儿科学杂志,2011,38(4):360-363.	A20190216QX
2615	健康危险因素	4	长居住地环境	4.4	2615	窗帘主要使用材料	main material used in curtain	窗帘使用的主要材料	字符	/	/	探索	陈丽.婴幼儿喘息性疾病临床研究进展.国际儿科学杂志,2011,38(4):360-363.	A20190216QX
2616	健康危险因素	4	长居住地环境	4.4	2616	床上用品	bedding	床上用品类型	字符	/	/	探索	陈丽.婴幼儿喘息性疾病临床研究进展.国际儿科学杂志,2011,38(4):360-363.	A20190216QX
2617	健康危险因素	4	长居住地环境	4.4	2617	衣服类型	type of clothing	受试者秋冬季节衣服是否带绒毛	字符	是/否	/	探索	陈丽.婴幼儿喘息性疾病临床研究进展.国际儿科学杂志,2011,38(4):360-363.	A20190216QX
2618	健康危险因素	4	长居住地环境	4.4	2618	毛绒/填充玩具数目	number of plush/stuffed toy	毛绒玩具或填充玩具数目	数值	/	个	探索	陈丽.婴幼儿喘息性疾病临床研究进展.国际儿科学杂志,2011,38(4):360-363.	A20190216QX
2619	健康危险因素	4	长居住地环境	4.4	2619	家电清洁频率	clean frequency of home appliances	空调、空气净化器、雾化机滤网清洁频率	数值	/	次/年	探索	陈丽.婴幼儿喘息性疾病临床研究进展.国际儿科学杂志,2011,38(4):360-363.	A20190216QX
2620	健康危险因素	4	长居住地环境	4.4	2620	宠物情况	pet condition	饲养带毛宠物的类型	字符	/	/	探索	张春晖,王强,李维平,等.婴幼儿反复喘息危险因素Logistic回归分析.南通大学学报(医学版),2011,31(1):19-21.	A20190216QX

序号	一级类别名称	一级类别名称序号	二级类别名称	二级类别名称序号	数据元序号	中文名称	英文名称	定义	变量类型	值域	单位	数据等级	来源	版本号
2621	健康危险因素	4	长居住地环境	4.4	2621	房屋周边植被	surrounding vegetation of the house	房屋周边植物类型	字符	/	/	探索	单文婕,卢燕鸣,李亚琴,等.上海浦江地区婴幼儿反复喘息危险因素的病例对照研究及Logistic分析.中华实用儿科临床杂志,2017,32(4):292–295.	A20190216QX
2622	健康危险因素	4	长居住地环境	4.4	2622	居住房屋湿度	house humidity	居住房屋空气湿度	数值	0~100	%	探索	单文婕,卢燕鸣,李亚琴,等.上海浦江地区婴幼儿反复喘息危险因素的病例对照研究及Logistic分析.中华实用儿科临床杂志,2017,32(4):292–295.	A20190216QX
2623	健康危险因素	4	入托机构	4.5	2623	入托机构房屋类别	building type of kindergarten	入托机构的建筑类别	字符	/	/	探索	单文婕,卢燕鸣,李亚琴,等.上海浦江地区婴幼儿反复喘息危险因素的病例对照研究及Logistic分析.中华实用儿科临床杂志,2017,32(4):292–295.	A20190216QX
2624	健康危险因素	4	入托机构	4.5	2624	入托机构房屋楼层	floor number of kindergarten	入托机构的居住楼层	数值	/	层	探索	单文婕,卢燕鸣,李亚琴,等.上海浦江地区婴幼儿反复喘息危险因素的病例对照研究及Logistic分析.中华实用儿科临床杂志,2017,32(4):292–295.	A20190216QX
2625	健康危险因素	4	入托机构	4.5	2625	入托机构房屋面积	total house area of kindergarten	入托机构的房屋面积	数值	/	m^2	探索	单文婕,卢燕鸣,李亚琴,等.上海浦江地区婴幼儿反复喘息危险因素的病例对照研究及Logistic分析.中华实用儿科临床杂志,2017,32(4):292–295.	A20190216QX

続表

序号	一级类别名称	一级类别名称序号	二级类别名称	二级类别名称序号	数据元序号	中文名称	英文名称	定义	变量类型	值域	单位	数据等级	来源	版本号
2626	健康危险因素	4	入托机构	4.5	2626	入托机构房屋与马路距离	straight-line distance between kindergarten and road	入托机构房屋与马路的直线距离	数值	/	m	探索	单文婕,卢燕鸣,李亚琴,等.上海浦江地区婴幼儿反复喘息危险因素的病例对照研究及Logistic分析.中华实用儿科临床杂志,2017,32(4):292-295.	A20190216QX
2627	健康危险因素	4	入托机构	4.5	2627	入托机构房屋装修情况	kindergarten decoration	入托机构房屋是否装修	字符	是/否	/	探索	单文婕,卢燕鸣,李亚琴,等.上海浦江地区婴幼儿反复喘息危险因素的病例对照研究及Logistic分析.中华实用儿科临床杂志,2017,32(4):292-295.	A20190216QX
2628	健康危险因素	4	入托机构	4.5	2628	入托机构房屋装修时间	years from kindergarten decoration to subject enrolled	入托机构装修时间距离受试者入托多长时间(入托前/入托后)	数值	/	月	探索	单文婕,卢燕鸣,李亚琴,等.上海浦江地区婴幼儿反复喘息危险因素的病例对照研究及Logistic分析.中华实用儿科临床杂志,2017,32(4):292-295.	A20190216QX
2629	健康危险因素	4	入托机构	4.5	2629	入托机构装修墙面材料	material used to decorate the walls of kindergarten	入托机构房屋装修墙面材料类型	字符	/	/	探索	单文婕,卢燕鸣,李亚琴,等.上海浦江地区婴幼儿反复喘息危险因素的病例对照研究及Logistic分析.中华实用儿科临床杂志,2017,32(4):292-295.	A20190216QX
2630	健康危险因素	4	入托机构	4.5	2630	入托机构家具使用主要材料	main material type used in furniture of kindergarten	入托机构房屋家具主要材料类型	字符	/	/	探索	单文婕,卢燕鸣,李亚琴,等.上海浦江地区婴幼儿反复喘息危险因素的病例对照研究及Logistic分析.中华实用儿科临床杂志,2017,32(4):292-295.	A20190216QX

序号	一级类别名称	一级类别名称序号	二级类别名称	二级类别名称序号	数据元序号	中文名称	英文名称	定义	变量类型	值域	单位	数据等级	来源	版本号
2631	健康危险因素	4	入托机构	4.5	2631	入托机构窗帘使用主要材料	main material used in curtain of kindergarten	入托机构窗帘使用的主要材料	字符	/	/	探索	单文婕,卢燕鸣,李亚琴,等.上海浦江地区婴幼儿反复喘息危险因素的病例对照研究及Logistic分析.中华实用儿科临床杂志,2017,32(4):292-295.	A20190216QX
2632	健康危险因素	4	入托机构	4.5	2632	入托机构床上用品	bedding of kindergarten	入托机构床上用品的类型	字符	/	/	探索	单文婕,卢燕鸣,李亚琴,等.上海浦江地区婴幼儿反复喘息危险因素的病例对照研究及Logistic分析.中华实用儿科临床杂志,2017,32(4):292-295.	A20190216QX
2633	健康危险因素	4	入托机构	4.5	2633	入托机构毛绒/填充玩具数目	number of plush/stuffed toy in kindergarten	入托机构毛绒玩具/填充玩具的数目	数值	/	个	探索	单文婕,卢燕鸣,李亚琴,等.上海浦江地区婴幼儿反复喘息危险因素的病例对照研究及Logistic分析.中华实用儿科临床杂志,2017,32(4):292-295.	A20190216QX
2634	健康危险因素	4	入托机构	4.5	2634	入托机构家电清洁频率	clean frequency of kindergarten appliances	入托机构空调、空气净化器、雾化机滤网清洁的频率	数值	/	次/年	探索	单文婕,卢燕鸣,李亚琴,等.上海浦江地区婴幼儿反复喘息危险因素的病例对照研究及Logistic分析.中华实用儿科临床杂志,2017,32(4):292-295.	A20190216QX
2635	健康危险因素	4	入托机构	4.5	2635	入托机构房屋周边植被情况	surrounding vegetation conditions of kindergarten	入托机构房屋周边植物的类型	字符	/	/	探索	单文婕,卢燕鸣,李亚琴,等.上海浦江地区婴幼儿反复喘息危险因素的病例对照研究及Logistic分析.中华实用儿科临床杂志,2017,32(4):292-295.	A20190216QX

序号	一级类别名称	一级类别名称序号	二级类别名称	二级类别名称序号	数据元序号	中文名称	英文名称	定义	变量类型	值域	单位	数据等级	来源	版本号
2636	健康危险因素	4	入托机构	4.5	2636	入托机构房屋湿度	humidity of kindergarten	入托机构居住房屋的空气湿度	数值	0~100	%	探索	单文婕,卢燕鸣,李亚琴,等.上海浦江地区婴幼儿反复喘息危险因素的病例对照研究及Logistic分析.中华实用儿科临床杂志,2017,32(4):292-295.	A20190216QX
2637	健康危险因素	4	入托机构	4.5	2637	入托机构居住人数	total number of residents in kindergarten	入托机构的居住总人数	数值	/	人	探索	单文婕,卢燕鸣,李亚琴,等.上海浦江地区婴幼儿反复喘息危险因素的病例对照研究及Logistic分析.中华实用儿科临床杂志,2017,32(4):292-295.	A20190216QX
2638	健康危险因素	4	入托机构	4.5	2638	入托机构停留时长	duration of entering kindergarten	入托机构受试者每周停留的时长	数值	/	h/周	探索	单文婕,卢燕鸣,李亚琴,等.上海浦江地区婴幼儿反复喘息危险因素的病例对照研究及Logistic分析.中华实用儿科临床杂志,2017,32(4):292-295.	A20190216QX
2639	健康危险因素	4	特应性皮炎家族史	4.6	2639	父亲特应性皮炎情况	atopic dermatitis condition of father	受试者父亲是否患有特应性皮炎	字符	是/否	/	探索	陈丽.婴幼儿喘息性疾病临床研究进展.国际儿科学杂志,2011,38(4):360-363.	A20190216QX
2640	健康危险因素	4	特应性皮炎家族史	4.6	2640	父亲特应性皮炎起病年龄	age of father at onset of atopic dermatitis	父亲特应性皮炎起病的年龄	数值	/	岁	探索	陈丽.婴幼儿喘息性疾病临床研究进展.国际儿科学杂志,2011,38(4):360-363.	A20190216QX
2641	健康危险因素	4	特应性皮炎家族史	4.6	2641	父亲特应性皮炎诱因	atopic dermatitis trigger of father	父亲特应性皮炎的诱因	字符	/	/	探索	陈丽.婴幼儿喘息性疾病临床研究进展.国际儿科学杂志,2011,38(4):360-363.	A20190216QX

续表

序号	一级类别名称	一级类别名称序号	二级类别名称	二级类别名称序号	数据元序号	中文名称	英文名称	定义	变量类型	值域	单位	数据等级	来源	版本号
2642	健康危险因素	4	特应性皮炎家族史	4.6	2642	母亲特应性皮炎情况	atopic dermatitis condition of mother	受试者母亲是否患有特应性皮炎	字符	是/否	/	探索	陈丽.婴幼儿喘息性疾病临床研究进展.国际儿科学杂志,2011,38(4):360-363.	A20190216QX
2643	健康危险因素	4	特应性皮炎家族史	4.6	2643	母亲特应性皮炎起病年龄	age of mother at onset of atopic dermatitis	母亲特应性皮炎起病的年龄	数值	/	岁	探索	陈丽.婴幼儿喘息性疾病临床研究进展.国际儿科学杂志,2011,38(4):360-363.	A20190216QX
2644	健康危险因素	4	特应性皮炎家族史	4.6	2644	母亲特应性皮炎诱因	atopic dermatitis trigger of mother	母亲特应性皮炎的诱因	字符	/	/	探索	陈丽.婴幼儿喘息性疾病临床研究进展.国际儿科学杂志,2011,38(4):360-363.	A20190216QX
2645	健康危险因素	4	特应性皮炎家族史	4.6	2645	其他家庭成员特应性皮炎情况	atopic dermatitis condition of other family members	是否有其他家庭成员患有特应性皮炎(三代以内)	字符	是/否	/	探索	陈丽.婴幼儿喘息性疾病临床研究进展.国际儿科学杂志,2011,38(4):360-363.	A20190216QX
2646	健康危险因素	4	特应性皮炎家族史	4.6	2646	家庭成员特应性皮炎患者与受试者关系	relationship to family member suffering from atopic dermatitis	患有特应性皮炎的家庭成员与受试者关系	字符	/	/	探索	陈丽.婴幼儿喘息性疾病临床研究进展.国际儿科学杂志,2011,38(4):360-363.	A20190216QX
2647	健康危险因素	4	特应性皮炎家族史	4.6	2647	其他家庭成员特应性皮炎起病年龄	age of other family member at onset of atopic dermatitis	其他家庭成员特应性皮炎起病的年龄	数值	/	岁	探索	陈丽.婴幼儿喘息性疾病临床研究进展.国际儿科学杂志,2011,38(4):360-363.	A20190216QX
2648	健康危险因素	4	特应性皮炎家族史	4.6	2648	其他家庭成员特应性皮炎诱因	atopic dermatitis trigger of other family member	其他家庭成员特应性皮炎的诱因	字符		/	探索	陈丽.婴幼儿喘息性疾病临床研究进展.国际儿科学杂志,2011,38(4):360-363.	A20190216QX

序号	一级类别名称	一级类别名称序号	二级类别名称	二级类别名称序号	数据元序号	中文名称	英文名称	定义	变量类型	值域	单位	数据等级	来源	版本号
2649	健康危险因素	4	鼻炎家族史	4.7	2649	父亲鼻炎情况	rhinitis condition of father	父母有过敏性鼻炎是导致婴幼儿发生反复喘息的关键因素；父亲是否患有过敏性鼻炎	字符	是/否	/	探索	张春晖,王强,李维平,等.婴幼儿反复喘息危险因素Logistic回归分析.南通大学学报(医学版),2011,31(1):19–21.	A20190216QX
2650	健康危险因素	4	鼻炎家族史	4.7	2650	父亲鼻炎起病年龄	age of father at onset of rhinitis	父亲鼻炎的起病年龄	数值	/	岁	探索	张春晖,王强,李维平,等.婴幼儿反复喘息危险因素Logistic回归分析.南通大学学报(医学版),2011,31(1):19–21.	A20190216QX
2651	健康危险因素	4	鼻炎家族史	4.7	2651	父亲鼻炎诱因	rhinitis trigger of father	父亲鼻炎的诱因	字符	/	/	探索	张春晖,王强,李维平,等.婴幼儿反复喘息危险因素Logistic回归分析.南通大学学报(医学版),2011,31(1):19–21.	A20190216QX
2652	健康危险因素	4	鼻炎家族史	4.7	2652	母亲鼻炎情况	rhinitis condition of mother	父母有过敏性鼻炎是导致婴幼儿发生反复喘息的关键因素；母亲是否患有鼻炎	字符	是/否	/	探索	张春晖,王强,李维平,等.婴幼儿反复喘息危险因素Logistic回归分析.南通大学学报(医学版),2011,31(1):19–21.	A20190216QX
2653	健康危险因素	4	鼻炎家族史	4.7	2653	母亲鼻炎起病年龄	age of mother at onset of rhinitis	母亲鼻炎的起病年龄	数值	/	岁	探索	张春晖,王强,李维平,等.婴幼儿反复喘息危险因素Logistic回归分析.南通大学学报(医学版),2011,31(1):19–21.	A20190216QX
2654	健康危险因素	4	鼻炎家族史	4.7	2654	母亲鼻炎诱因	rhinitis trigger of mother	母亲鼻炎的诱因	字符	/	/	探索	张春晖,王强,李维平,等.婴幼儿反复喘息危险因素Logistic回归分析.南通大学学报(医学版),2011,31(1):19–21.	A20190216QX

序号	一级类别名称	一级类别名称序号	二级类别名称	二级类别名称序号	数据元序号	中文名称	英文名称	定义	变量类型	值域	单位	数据等级	来源	版本号
2655	健康危险因素	4	鼻炎家族史	4.7	2655	其他家庭成员鼻炎情况	rhinitis condition of other family members	是否有其他家庭成员患有鼻炎（三代以内）	字符	是/否	/	探索	张春晖,王强,李维平,等.婴幼儿反复喘息危险因素Logistic回归分析.南通大学学报（医学版）,2011,31(1):19-21.	A20190216QX
2656	健康危险因素	4	鼻炎家族史	4.7	2656	其他家庭成员鼻炎发作诱因	rhinitis trigger of other family member	鼻炎诱因	字符	/	/	探索	陈丽.婴幼儿喘息性疾病临床研究进展.国际儿科学杂志,2011,38(4):360-363.	A20190216QX
2657	健康危险因素	4	鼻炎家族史	4.7	2657	家庭成员鼻炎患者与受试者的关系	relationship to family member suffering from rhinitis	患有鼻炎的家庭成员与受试者关系	字符	/	/	探索	陈丽.婴幼儿喘息性疾病临床研究进展.国际儿科学杂志,2011,38(4):360-363.	A20190216QX
2658	健康危险因素	4	鼻炎家族史	4.7	2658	家庭成员鼻炎患者起病年龄	age of other family member at onset of rhinitis	鼻炎起病年龄	数值	/	岁	探索	陈丽.婴幼儿喘息性疾病临床研究进展.国际儿科学杂志,2011,38(4):360-363.	A20190216QX
2659	健康危险因素	4	喘息家族史	4.8	2659	父亲喘息/胸闷情况	wheezing/chest tightness condition of father	父亲是否患有喘息或胸闷	字符	是/否	/	探索	武玉华,李芳君,菅旭禾,等.儿童喘息性疾病影响因素分析.现代医药卫生,2020,36(13):1970-1972,1976.	A20190216QX
2660	健康危险因素	4	喘息家族史	4.8	2660	父亲喘息/胸闷起病年龄	age of father at onset of wheezing/chest tightness	父亲喘息或胸闷的起病年龄	数值	/	岁	探索	武玉华,李芳君,菅旭禾,等.儿童喘息性疾病影响因素分析.现代医药卫生,2020,36(13):1970-1972,1976.	A20190216QX
2661	健康危险因素	4	喘息家族史	4.8	2661	父亲喘息/胸闷诱因	wheezing/chest tightness trigger of father	父亲发生喘息或胸闷的诱因	字符	/	/	探索	武玉华,李芳君,菅旭禾,等.儿童喘息性疾病影响因素分析.现代医药卫生,2020,36(13):1970-1972,1976.	A20190216QX

序号	一级类别名称	一级类别名称序号	二级类别名称	二级类别名称序号	数据元序号	中文名称	英文名称	定义	变量类型	值域	单位	数据等级	来源	版本号
2662	健康危险因素	4	喘息家族史	4.8	2662	母亲喘息/胸闷情况	wheezing/chest tightness condition of mother	母亲是否患有喘息或胸闷	字符	是/否	/	探索	武玉华,李芳君,菅旭禾,等.儿童喘息性疾病影响因素分析.现代医药卫生,2020,36(13):1970–1972,1976.	A20190216QX
2663	健康危险因素	4	喘息家族史	4.8	2663	母亲喘息/胸闷起病年龄	age of mother at onset of wheezing/chest tightness	母亲喘息或胸闷的起病年龄	数值	/	岁	探索	武玉华,李芳君,菅旭禾,等.儿童喘息性疾病影响因素分析.现代医药卫生,2020,36(13):1970–1972,1976.	A20190216QX
2664	健康危险因素	4	喘息家族史	4.8	2664	母亲喘息/胸闷诱因	wheezing/chest tightness trigger of mother	母亲发生喘息或胸闷的诱因	字符	/	/	探索	武玉华,李芳君,菅旭禾,等.儿童喘息性疾病影响因素分析.现代医药卫生,2020,36(13):1970–1972,1976.	A20190216QX
2665	健康危险因素	4	喘息家族史	4.8	2665	其他家庭成员喘息/胸闷情况	wheezing/chest tightness condition of other family member	是否有其他家庭成员患有喘息或胸闷(三代以内)	字符	是/否	/	探索	武玉华,李芳君,菅旭禾,等.儿童喘息性疾病影响因素分析.现代医药卫生,2020,36(13):1970–1972,1976.	A20190216QX
2666	健康危险因素	4	喘息家族史	4.8	2666	其他喘息/胸闷家庭成员与受试者关系	relationship to family member suffering from wheezing/chest tightness	患有喘息或胸闷的家庭成员与受试者关系	字符	/	/	探索	武玉华,李芳君,菅旭禾,等.儿童喘息性疾病影响因素分析.现代医药卫生,2020,36(13):1970–1972,1976.	A20190216QX
2667	健康危险因素	4	喘息家族史	4.8	2667	其他家庭成员患喘息/胸闷起病年龄	age of other family member at onset of wheezing/chest tightness	其他家庭成员发生喘息或胸闷的年龄	数值	/	岁	探索	武玉华,李芳君,菅旭禾,等.儿童喘息性疾病影响因素分析.现代医药卫生,2020,36(13):1970–1972,1976.	A20190216QX

序号	一级类别名称	一级类别名称序号	二级类别名称	二级类别名称序号	数据元序号	中文名称	英文名称	定义	变量类型	值域	单位	数据等级	来源	版本号
2668	健康危险因素	4	喘息家族史	4.8	2668	其他家庭成员喘息/胸闷发作诱因	wheezing/chest tightness trigger of other family member	其他家庭成员发生喘息或胸闷的诱因	字符	/	/	探索	武玉华,李芳君,菅旭禾,等.儿童喘息性疾病影响因素分析.现代医药卫生,2020,36(13):1970-1972,1976.	A20190216QX
2669	健康危险因素	4	家庭成员过敏原测定	4.9	2669	父亲过敏原测定	allergens detection of father	受试者是否行过敏原测定	字符	是/否	/	探索	陈丽.婴幼儿喘息性疾病临床研究进展.国际儿科学杂志,2011,38(4):360-363.	A20190216QX
2670	健康危险因素	4	家庭成员过敏原测定	4.9	2670	父亲过敏原测定方式	allergens detection method of father	受试者父亲过敏原测定方法	字符	/	/	探索	陈丽.婴幼儿喘息性疾病临床研究进展.国际儿科学杂志,2011,38(4):360-363.	A20190216QX
2671	健康危险因素	4	家庭成员过敏原测定	4.9	2671	父亲过敏原测定结果	allergens detection results of father	受试者父亲过敏原的测定结果	字符	/	/	探索	陈丽.婴幼儿喘息性疾病临床研究进展.国际儿科学杂志,2011,38(4):360-363.	A20190216QX
2672	健康危险因素	4	家庭成员过敏原测定	4.9	2672	母亲过敏原情况	allergens detection of mother	受试者母亲是否行过敏原测定	字符	是/否	/	探索	陈丽.婴幼儿喘息性疾病临床研究进展.国际儿科学杂志,2011,38(4):360-363.	A20190216QX
2673	健康危险因素	4	家庭成员过敏原测定	4.9	2673	母亲过敏原测定方式	allergens detection results of mother	受试者母亲过敏原的测定方法	字符	/	/	探索	陈丽.婴幼儿喘息性疾病临床研究进展.国际儿科学杂志,2011,38(4):360-363.	A20190216QX
2674	健康危险因素	4	家庭成员过敏原测定	4.9	2674	母亲过敏原测定结果	allergens detection results of mother	受试者母亲过敏原的测定结果	字符	/	/	探索	陈丽.婴幼儿喘息性疾病临床研究进展.国际儿科学杂志,2011,38(4):360-363.	A20190216QX
2675	健康危险因素	4	家庭成员过敏原测定	4.9	2675	其他家庭成员过敏原情况	allergens detection results of other family member	受试者的其他家庭成员是否行过敏原测定	字符	是/否	/	探索	陈丽.婴幼儿喘息性疾病临床研究进展.国际儿科学杂志,2011,38(4):360-363.	A20190216QX

序号	一级类别名称	一级类别名称序号	二级类别名称	二级类别名称序号	数据元序号	中文名称	英文名称	定义	变量类型	值域	单位	数据等级	来源	版本号
2676	健康危险因素	4	家庭成员过敏原测定	4.9	2676	其他家庭成员过敏原测定方式	allergens detection method of other family member	受试者其他家庭成员过敏原的测定方法	字符	/	/	探索	陈丽. 婴幼儿喘息性疾病临床研究进展. 国际儿科学杂志, 2011, 38（4）: 360–363.	A20190216QX
2677	健康危险因素	4	家庭成员过敏原测定	4.9	2677	其他家庭成员过敏原测定结果	allergens detection results of other family member	受试者其他家庭成员过敏原的测定结果	字符	/	/	探索	陈丽. 婴幼儿喘息性疾病临床研究进展. 国际儿科学杂志, 2011, 38（4）: 360–363.	A20190216QX
2678	健康危险因素	4	家庭成员过敏原测定	4.9	2678	其他家庭成员与受试者关系	relationship to family member detecting allergens	其他家庭成员与受试者关系	字符	/	/	探索	陈丽. 婴幼儿喘息性疾病临床研究进展. 国际儿科学杂志, 2011, 38（4）: 360–363.	A20190216QX
2679	健康危险因素	4	母亲孕期	4.10	2679	受孕年龄	pregnant age	受试者母亲本孕的受孕年龄	数值	/	岁	探索	陈丽. 婴幼儿喘息性疾病临床研究进展. 国际儿科学杂志, 2011, 38（4）: 360–363.	A20190216QX
2680	健康危险因素	4	母亲孕期	4.10	2680	受孕季节	season of pregnancy	受试者母亲本孕的受孕季节	字符	春季/夏季/秋季/冬季	/	探索	陈丽. 婴幼儿喘息性疾病临床研究进展. 国际儿科学杂志, 2011, 38（4）: 360–363.	A20190216QX
2681	健康危险因素	4	出生情况	4.11	2681	出生方式	delivery mode	出生方式	字符	/	/	探索	中华人民共和国国家卫生和计划生育委员会. 儿童保健基本数据集 第1部分: 出生医学证明.（WS 376.1—2013）.	A20190216QX
2682	健康危险因素	4	出生情况	4.11	2682	出生时窒息	asphyxia at birth	出生时是否有窒息抢救史	字符	是/否	/	探索	陈丽. 婴幼儿喘息性疾病临床研究进展. 国际儿科学杂志, 2011, 38（4）: 360–363.	A20190216QX
2683	健康危险因素	4	出生情况	4.11	2683	出生时羊水吸入	amniotic fluid inhalation at birth	出生时是否有羊水误吸	字符	是/否	/	探索	陈丽. 婴幼儿喘息性疾病临床研究进展. 国际儿科学杂志, 2011, 38（4）: 360–363.	A20190217SLH

序号	一级类别名称	一级类别名称序号	二级类别名称	二级类别名称序号	数据元序号	中文名称	英文名称	定义	变量类型	值域	单位	数据等级	来源	版本号
2684	健康危险因素	4	出生情况	4.11	2684	出生时吸氧	oxygen inhalation at birth	出生时是否有吸氧	字符	是 / 否	/	探索	陈丽．婴幼儿喘息性疾病临床研究进展．国际儿科学杂志, 2011, 38（4）: 360–363.	A20190216QX
2685	健康危险因素	4	出生情况	4.11	2685	出生时吸氧原因	reason for oxygen inhalation at birth	出生时吸氧的原因	字符	/		探索	陈丽．婴幼儿喘息性疾病临床研究进展．国际儿科学杂志, 2011, 38（4）: 360–363.	A20190216QX
2686	体格检查	5	其他体查	5.1	2686	变应性黑眼圈	allergic dark circles under the eyes	由于下眼睑肿胀而出现的下眼睑暗影	字符	是 / 否		探索	万学红, 卢雪峰．诊断学．9 版．北京: 人民卫生出版社, 2018.	A20190216QX
2687	体格检查	5	其他体查	5.1	2687	口腔黏膜光滑	smooth oral mucosa	口腔黏膜是否光滑	字符	是 / 否		探索	万学红, 卢雪峰．诊断学．9 版．北京: 人民卫生出版社, 2018.	A20190216QX
2688	体格检查	5	其他体查	5.1	2688	咽后壁滤泡增生	follicular hyperplasia of posterior pharyngeal wall	咽后壁是否有滤泡增生	字符	是 / 否		探索	万学红, 卢雪峰．诊断学．9 版．北京: 人民卫生出版社, 2018.	A20190216QX
2689	体格检查	5	其他体查	5.1	2689	双侧鼻腔通畅	bilateral nasal cavity patency	双侧鼻腔是否通畅	字符	是 / 否		探索	万学红, 卢雪峰．诊断学．9 版．北京: 人民卫生出版社, 2018.	A20190216QX
2690	实验室检验	6	痰培养及相关试验	6.1	2690	痰培养检测	sputum culture test	受试者是否进行痰培养检测	字符	是 / 否	/	补充	李凡, 徐志凯．医学微生物学．8 版．北京: 人民卫生出版社, 2008.	A20190216QX
2691	实验室检验	6	痰培养及相关试验	6.1	2691	未进行痰培养检测原因	reason for untest（sputum culture）	未进行痰培养检测原因	字符	/		补充	李凡, 徐志凯．医学微生物学．8 版．北京: 人民卫生出版社, 2008.	A20190216QX
2692	实验室检验	6	痰培养及相关试验	6.1	2692	痰涂片白细胞计数	white blood cell count in sputum smear	痰涂片见白细胞数目	数值	/	个 /L	补充	李凡, 徐志凯．医学微生物学．8 版．北京: 人民卫生出版社, 2008.	A20190216QX

序号	一级类别名称	一级类别名称序号	二级类别名称	二级类别名称序号	数据元序号	中文名称	英文名称	定义	变量类型	值域	单位	数据等级	来源	版本号
2693	实验室检验	6	痰培养及相关试验	6.1	2693	痰涂片上皮细胞计数	epithelial cells count in sputum smear	痰涂片见上皮细胞数目	数值	/	个/L	补充	李凡,徐志凯.医学微生物学.8版.北京:人民卫生出版社,2008.	A20190216QX
2694	实验室检验	6	痰培养及相关试验	6.1	2694	痰培养见正常菌群生长	normal bacterial growth in sputum culture	痰培养是否见正常菌群生长	字符	是/否	/	补充	李凡,徐志凯.医学微生物学.8版.北京:人民卫生出版社,2008.	A20190216QX
2695	实验室检验	6	痰培养及相关试验	6.1	2695	痰培养细菌名称	bacteria name in sputum culture	痰培养所见细菌名称	字符	/	/	补充	李凡,徐志凯.医学微生物学.8版.北京:人民卫生出版社,2008.	A20190216QX
2696	实验室检验	6	痰培养及相关试验	6.1	2696	痰培养细菌菌落数	number of bacterial colonies in sputum culture	痰培养细菌菌落数	字符	/	/	补充	李凡,徐志凯.医学微生物学.8版.北京:人民卫生出版社,2008.	A20190216QX
2697	实验室检验	6	痰培养及相关试验	6.1	2697	痰培养细菌敏感抗生素	bacteria sensitive antibiotics in sputum culture	痰培养细菌的敏感抗生素	字符	/	/	补充	李凡,徐志凯.医学微生物学.8版.北京:人民卫生出版社,2008.	A20190216QX
2698	实验室检验	6	痰培养及相关试验	6.1	2698	痰培养细菌耐药抗生素	bacteria resistant antibiotics in sputum culture	痰培养见细菌耐药抗生素	字符	/	/	补充	李凡,徐志凯.医学微生物学.8版.北京:人民卫生出版社,2008.	A20190216QX
2699	实验室检验	6	巨细胞病毒检测	6.2	2699	巨细胞病毒核酸	cytomegalovirus nucleic acid(CMV-DNA)	血清巨细胞病毒核酸定量检测	数值	/	copies/ml	探索	曹淑萍,李昌武,梁丽萍.巨细胞病毒检测在婴幼儿喘息性疾病中的临床意义.现代诊断与治疗,2016,27(6):1089-1090.	A20190216QX
2700	实验室检验	6	巨细胞病毒检测	6.2	2700	巨细胞病毒IgG抗体	cytomegalovirus IgG antibody	血清巨细胞病毒IgG抗体定量检测	数值	/	U/ml	探索	曹淑萍,李昌武,梁丽萍.巨细胞病毒检测在婴幼儿喘息性疾病中的临床意义.现代诊断与治疗,2016,27(6):1089-1090.	A20190216QX

序号	一级类别名称	一级类别名称序号	二级类别名称	二级类别名称序号	数据元序号	中文名称	英文名称	定义	变量类型	值域	单位	数据等级	来源	版本号
2701	实验室检验	6	巨细胞病毒检测	6.2	2701	巨细胞病毒IgM抗体	cytomegalovirus IgM antibody	血清巨细胞病毒IgM抗体定量检测	数值	/	COI	探索	曹淑萍,李昌武,梁丽萍.巨细胞病毒检测在婴幼儿喘息性疾病中的临床意义.现代诊断与治疗,2016,27(6):1089-1090.	A20190216QX
2702	实验室检验	6	呼吸道病毒抗原7项	6.3	2702	流感病毒A抗原检测	influenza A virus antigen detection	鼻拭子流感病毒A抗原定性检测	字符	阴性/阳性	/	探索	郑茂,刘晓,邹玉,等.呼吸道病毒抗原检测在住院患儿呼吸道感染中的临床意义.热带医学杂志,2020,20(4):492-496.	A20190216QX
2703	实验室检验	6	呼吸道病毒抗原7项	6.3	2703	流感病毒B抗原检测	influenza B virus antigen detection	鼻拭子流感病毒B抗原定性检测	字符	阴性/阳性	/	探索	郑茂,刘晓,邹玉,等.呼吸道病毒抗原检测在住院患儿呼吸道感染中的临床意义.热带医学杂志,2020,20(4):492-496.	A20190216QX
2704	实验室检验	6	呼吸道病毒抗原7项	6.3	2704	副流感病毒-1抗原检测	parainfluenza virus-1 antigen detection	鼻拭子副流感病毒-1抗原定性检测	字符	阴性/阳性	/	探索	郑茂,刘晓,邹玉,等.呼吸道病毒抗原检测在住院患儿呼吸道感染中的临床意义.热带医学杂志,2020,20(4):492-496.	A20190216QX
2705	实验室检验	6	呼吸道病毒抗原7项	6.3	2705	副流感病毒-2抗原检测	parainfluenza virus-2 antigen detection	鼻拭子副流感病毒-2抗原定性检测	字符	阴性/阳性	/	探索	郑茂,刘晓,邹玉,等.呼吸道病毒抗原检测在住院患儿呼吸道感染中的临床意义.热带医学杂志,2020,20(4):492-496.	A20190216QX
2706	实验室检验	6	呼吸道病毒抗原7项	6.3	2706	副流感病毒-3抗原检测	parainfluenza virus-3 antigen detection	鼻拭子副流感病毒-3抗原定性检测	字符	阴性/阳性	/	探索	郑茂,刘晓,邹玉,等.呼吸道病毒抗原检测在住院患儿呼吸道感染中的临床意义.热带医学杂志,2020,20(4):492-496.	A20190216QX

序号	一级类别名称	一级类别名称序号	二级类别名称	二级类别名称序号	数据元序号	中文名称	英文名称	定义	变量类型	值域	单位	数据等级	来源	版本号
2707	实验室检验	6	呼吸道病毒抗原7项	6.3	2707	腺病毒抗原检测	adenovirus antigen detection	鼻拭子腺病毒抗原ADV定性检测	字符	阴性/阳性	/	探索	郑茂,刘晓,邹玉,等.呼吸道病毒抗原检测在住院患儿呼吸道感染中的临床意义.热带医学杂志,2020,20(4):492–496.	A20190216QX
2708	体内试验	7	变应原测定	7.1	2708	食物混合组IgE	food specific IgE	食物混合组(鸡蛋白、牛奶、鱼、小麦、花生、黄豆)IgE	数值	/	kU/L(级)	探索	Global Initiative for Asthma. Global Strategy for Asthma Management and Prevention, 2019. https://ginasthma. org.	A20190216QX
2709	体内试验	7	变应原测定	7.1	2709	吸入混合组IgE	inhalation specific IgE	吸入混合组(屋尘、夏秋花粉Ⅰ、多价真菌Ⅰ、大籽蒿花粉、春季花粉Ⅰ、豚草花粉、多价真菌Ⅱ、尘螨、棉絮、桑蚕丝、香烟、荞麦壳、麻、多价真菌Ⅲ、多价昆虫、夏秋花粉Ⅱ、多价羽毛、多价兽毛)IgE	数值	/	kU/L(级)	探索	Global Initiative for Asthma. Global Strategy for Asthma Management and Prevention, 2019. https://ginasthma. org.	A20190216QX
2710	体内试验	7	变应原测定	7.1	2710	真菌混合组IgE	mixed molds IgE	真菌混合组(点青霉、分枝孢霉、烟曲霉、白假丝酵母、交链孢霉、蠕孢霉)IgE	数值	/	kU/L(级)	探索	Global Initiative for Asthma. Global Strategy for Asthma Management and Prevention, 2019. https://ginasthma. org.	A20190216QX

序号	一级类别名称	一级类别名称序号	二级类别名称	二级类别名称序号	数据元序号	中文名称	英文名称	定义	变量类型	值域	单位	数据等级	来源	版本号
2711	体内试验	7	变应原测定	7.1	2711	藜草 IgE	blite IgE	受试者体内藜草特异性 IgE 水平	数值	/	kU/L（级）	探索	Global Initiative for Asthma. Global Strategy for Asthma Management and Prevention, 2019. https://ginasthma.org.	A20190216QX
2712	体内试验	7	变应原测定	7.1	2712	苍耳 IgE	xanthium sibiricum IgE	受试者体内苍耳特异性 IgE 水平	数值	/	kU/L（级）	探索	Global Initiative for Asthma. Global Strategy for Asthma Management and Prevention, 2019. https://ginasthma.org.	A20190216QX
2713	体内试验	7	变应原测定	7.1	2713	食物 IgG 变应原测定	food specific IgG	食物 IgG 变应原测定阳性食物	字符	/	/	探索	Global Initiative for Asthma. Global Strategy for Asthma Management and Prevention, 2019. https://ginasthma.org.	A20190216QX
2714	体内试验	7	变应原测定	7.1	2714	食物 IgG 变应原阳性食物定量	accurate quantitation of positive food	食物 IgG 变应原测定阳性食物定量	数值	/	U/ml（级）	探索	Global Initiative for Asthma. Global Strategy for Asthma Management and Prevention, 2019. https://ginasthma.org.	A20190216QX
2715	病原学相关检验	8	肺炎支原体血清学检验	8.1	2715	肺炎支原体抗体滴度	antibody titer against mycoplasma pneumoniae	实验室肺炎支原体血清学实验检查结果	数值	<1∶40/1∶40/1∶80/1∶160/1∶320/1∶640/1∶1 280/>1∶1 280	/	探索	叶冬晓. 肺炎支原体抗体与血清总 IgE 检验在诊断小儿肺炎中的临床效果. 黑龙江科学, 2020, 11（18）: 38–39.	A20190216QX
2716	病原学相关检验	8	咽拭子病原体核酸检测	8.2	2716	甲型流感病毒核酸检测	influenza A virus nucleic acid detection	咽拭子甲型流感病毒核酸定性检测	字符	阴性/阳性	/	探索	黄小兰, 贾楠, 肖飞, 等. 呼吸道病原体核酸双扩增法在儿童上呼吸道感染病原诊断中的应用研究. 中华实验和临床病毒学杂志, 2020, 34（1）: 57–60.	A20190216QX

序号	一级类别名称	一级类别名称序号	二级类别名称	二级类别名称序号	数据元序号	中文名称	英文名称	定义	变量类型	值域	单位	数据等级	来源	版本号
2717	病原学相关检验	8	咽拭子病原体核酸检测	8.2	2717	甲型H1N1病毒核酸检测	H1N1 influenza virus nucleic acid detection	咽拭子甲型H1N1病毒核酸定性检测	字符	阴性/阳性	/	探索	黄小兰,贾楠,肖飞,等.呼吸道病原体核酸双扩增法在儿童上呼吸道感染病原诊断中的应用研究.中华实验和临床病毒学杂志,2020,34(1):57-60.	A20190216QX
2718	病原学相关检验	8	咽拭子病原体核酸检测	8.2	2718	乙型流感病毒核酸检测	influenza B virus nucleic acid detection	咽拭子乙型流感病毒核酸定性检测	字符	阴性/阳性	/	探索	黄小兰,贾楠,肖飞,等.呼吸道病原体核酸双扩增法在儿童上呼吸道感染病原诊断中的应用研究.中华实验和临床病毒学杂志,2020,34(1):57-60.	A20190216QX
2719	病原学相关检验	8	咽拭子病原体核酸检测	8.2	2719	肺炎支原体核酸检测	mycoplasma pneumoniae nucleic acid detection	咽拭子肺炎支原体核酸定性检测	字符	阴性/阳性	/	探索	黄小兰,贾楠,肖飞,等.呼吸道病原体核酸双扩增法在儿童上呼吸道感染病原诊断中的应用研究.中华实验和临床病毒学杂志,2020,34(1):57-60.	A20190216QX
2720	病原学相关检验	8	巨细胞病毒检测	8.3	2720	咽拭子巨细胞病毒核酸检测	cytomegalovirus nucleic acid detection from pharyngeal swab sample	咽拭子巨细胞病毒核酸定量检测	数值	/	copies/ml	探索	黄小兰,贾楠,肖飞,等.呼吸道病原体核酸双扩增法在儿童上呼吸道感染病原诊断中的应用研究.中华实验和临床病毒学杂志,2020,34(1):57-60.	A20190216QX
2721	病原学相关检验	8	巨细胞病毒检测	8.3	2721	痰巨细胞病毒核酸检测	cytomegalovirus nucleic acid detection in sputum	痰巨细胞病毒核酸定量检测	数值	/	copies/ml	探索	郭建巍,高毓蕊,田占月,等.EB病毒和人巨细胞病毒核酸检测的实验研究.现代检验医学杂志,2014,29(1):105-107.	A20190216QX

序号	一级类别名称	一级类别名称序号	二级类别名称	二级类别名称序号	数据元序号	中文名称	英文名称	定义	变量类型	值域	单位	数据等级	来源	版本号
2722	病原学相关检验	8	巨细胞病毒检测	8.3	2722	肺泡灌洗液巨细胞病毒核酸检测	cytomegalovirus nucleic acid test in alveolar lavage fluid	肺泡灌洗液巨细胞病毒核酸定量检测	数值	/	copies/ml	探索	郭建巍,高毓蕊,田占月,等. EB病毒和人巨细胞病毒核酸检测的实验研究.现代检验医学杂志,2014,29(1):105-107.	A20190216QX
2723	病原学相关检验	8	巨细胞病毒检测	8.3	2723	尿巨细胞病毒核酸检测	cytomegalovirus nucleic acid test in urinary	尿巨细胞病毒核酸定量检测	数值	/	copies/ml	探索	郭建巍,高毓蕊,田占月,等. EB病毒和人巨细胞病毒核酸检测的实验研究.现代检验医学杂志,2014,29(1):105-107.	A20190216QX
2724	病原学相关检验	8	巨细胞病毒检测	8.3	2724	乳汁巨细胞病毒核酸检测	cytomegalovirus nucleic acid test in human breast milk	受试者母亲乳汁巨细胞病毒核酸定量检测	数值	/	copies/ml	探索	郭建巍,高毓蕊,田占月,等. EB病毒和人巨细胞病毒核酸检测的实验研究.现代检验医学杂志,2014,29(1):105-107.	A20190216QX
2725	病原学相关检验	8	巨细胞病毒检测	8.3	2725	母亲唾液巨细胞病毒核酸检测	cytomegalovirus nucleic acid test in saliva of mother	受试者母亲唾液巨细胞病毒核酸定量检测	数值	/	copies/ml	探索	郭建巍,高毓蕊,田占月,等. EB病毒和人巨细胞病毒核酸检测的实验研究.现代检验医学杂志,2014,29(1):105-107.	A20190216QX
2726	病原学相关检验	8	巨细胞病毒检测	8.3	2726	父亲唾液巨细胞病毒核酸检测	cytomegalovirus nucleic acid test in saliva of father	受试者父亲唾液巨细胞病毒核酸定量检测	数值	/	copies/ml	探索	郭建巍,高毓蕊,田占月,等. EB病毒和人巨细胞病毒核酸检测的实验研究.现代检验医学杂志,2014,29(1):105-107.	A20190216QX
2727	病原学相关检验	8	巨细胞病毒检测	8.3	2727	直接照料者唾液巨细胞病毒核酸检测	cytomegalovirus nucleic acid test in saliva of direct caregiver	受试者直接照料者唾液巨细胞病毒核酸定量检测	数值	/	copics/ml	探索	郭建巍,高毓蕊,田占月,等. EB病毒和人巨细胞病毒核酸检测的实验研究.现代检验医学杂志,2014,29(1):105-107.	A20190216QX

序号	一级类别名称	一级类别名称序号	二级类别名称	二级类别名称序号	数据元序号	中文名称	英文名称	定义	变量类型	值域	单位	数据等级	来源	版本号
2728	病原学相关试验	8	血清九项呼吸道感染病原体IgM抗体	8.4	2728	嗜肺军团菌血清1型IgM抗体检测	legionella pneumophila serum type 1 IgM antibody test	血清嗜肺军团菌血清1型IgM抗体定性检测	字符	阴性/阳性	/	探索	谢爱香.呼吸道九项病原体检测在儿童呼吸道感染中的应用价值.实验与检验医学,2018,36(3):443-445.	
2729	病原学相关试验	8	血清九项呼吸道感染病原体IgM抗体	8.4	2729	肺炎支原体IgM抗体检测	mycoplasma pneumoniae IgM antibody test	血清肺炎支原体IgM抗体定性检测	字符	阴性/阳性	/	探索	谢爱香.呼吸道九项病原体检测在儿童呼吸道感染中的应用价值.实验与检验医学,2018,36(3):443-445.	
2730	病原学相关试验	8	血清九项呼吸道感染病原体IgM抗体	8.4	2730	Q热立克次体(即贝纳柯克斯体)IgM抗体检测	Coxiella burnetil IgM antibody test	血清Q热立克次体IgM定性检测	字符	阴性/阳性	/	探索	谢爱香.呼吸道九项病原体检测在儿童呼吸道感染中的应用价值.实验与检验医学,2018,36(3):443-445.	
2731	病原学相关试验	8	血清九项呼吸道感染病原体IgM抗体	8.4	2731	呼吸道合胞病毒IgM抗体检测	respiratory syncytial virus IgM antibody test	呼吸道合胞病毒IgM定性检测	字符	阴性/阳性	/	探索	谢爱香.呼吸道九项病原体检测在儿童呼吸道感染中的应用价值.实验与检验医学,2018,36(3):443-445.	
2732	病原学相关试验	8	血清九项呼吸道感染病原体IgM抗体	8.4	2732	肺炎衣原体IgM抗体检测	chlamydia pneumoniae IgM antibody test	血清肺炎衣原体IgM定性检测	字符	阴性/阳性	/	探索	谢爱香.呼吸道九项病原体检测在儿童呼吸道感染中的应用价值.实验与检验医学,2018,36(3):443-445.	
2733	病原学相关试验	8	血清九项呼吸道感染病原体IgM抗体	8.4	2733	呼吸道腺病毒IgM抗体检测	respiratory adenovirus IgM antibody test	血清呼吸道腺病毒IgM定性检测	字符	阴性/阳性		探索	谢爱香.呼吸道九项病原体检测在儿童呼吸道感染中的应用价值.实验与检验医学,2018,36(3):443-445.	

序号	一级类别名称	一级类别名称序号	二级类别名称	二级类别名称序号	数据元序号	中文名称	英文名称	定义	变量类型	值域	单位	数据等级	来源	版本号
2734	病原学相关试验	8	血清九项呼吸道感染病原体 IgM 抗体	8.4	2734	甲型流感病毒 IgM 抗体检测	influenza A virus IgM antibody test	血清甲型流感病毒 IgM 定性检测	字符	阴性 / 阳性	/	探索	谢爱香 . 呼吸道九项病原体检测在儿童呼吸道感染中的应用价值 . 实验与检验医学, 2018, 36（3）: 443–445.	
2735	病原学相关试验	8	血清九项呼吸道感染病原体 IgM 抗体	8.4	2735	乙型流感病毒 IgM 抗体检测	influenza B virus IgM antibody test	血清乙型流感病毒 IgM 定性检测	字符	阴性 / 阳性	/	探索	谢爱香 . 呼吸道九项病原体检测在儿童呼吸道感染中的应用价值 . 实验与检验医学, 2018, 36（3）: 443–445.	
2736	病原学相关试验	8	血清九项呼吸道感染病原体 IgM 抗体	8.4	2736	副流感病毒 IgM 抗体检测	parainfluenza virus IgM antibody test	血清副流感病毒 IgM 定性检测	字符	阴性 / 阳性	/	探索	谢爱香 . 呼吸道九项病原体检测在儿童呼吸道感染中的应用价值 . 实验与检验医学, 2018, 36（3）: 443–445.	
2737	其他临床辅助检查	9	胸部 CT 检查	9.1	2737	气道畸形	airway deformity	CT 气道重建是否显示畸形	字符	是 / 否	/	补充	白人驹, 张雪林 . 医学影像诊断学 . 8 版 . 北京: 人民卫生出版社, 2010.	A20190216QX
2738	其他临床辅助检查	9	胸部 CT 检查	9.1	2738	气道重建异物影	foreign body shadow of airway reconstruction	气道重建是否有异物影	字符	是 / 否	/	补充	白人驹, 张雪林 . 医学影像诊断学 . 8 版 . 北京: 人民卫生出版社, 2010.	A20190216QX
2739	其他临床辅助检查	9	胸部 CT 检查	9.1	2739	气管支气管壁增厚	tracheal wall thickening	气管支气管壁是否增厚	字符	是 / 否	/	补充	白人驹, 张雪林 . 医学影像诊断学 . 8 版 . 北京: 人民卫生出版社, 2010.	A20190216QX

序号	一级类别名称	一级类别名称序号	二级类别名称	二级类别名称序号	数据元序号	中文名称	英文名称	定义	变量类型	值域	单位	数据等级	来源	版本号
2740	其他临床辅助检查	9	胸部CT检查	9.1	2740	肺不张	atelectasis	一个或多个肺段或肺叶的容量或含气量减少;受试者有无肺不张	字符	是/否	/	补充	白人驹,张雪林.医学影像诊断学.8版.北京:人民卫生出版社,2010.	A20190216QX
2741	其他临床辅助检查	9	胸部CT检查	9.1	2741	肺不张部位	site of atelectasis	肺不张所在部位	字符	/	/	补充	白人驹,张雪林.医学影像诊断学.8版.北京:人民卫生出版社,2010.	A20190216QX
2742	其他临床辅助检查	9	心脏超声检查	9.2	2742	卵圆孔未闭	patent foramen ovale	卵圆孔是否未闭	字符	是/否	/	探索	白人驹,张雪林.医学影像诊断学.8版.北京:人民卫生出版社,2010.	A20190216QX
2743	其他临床辅助检查	9	心脏超声检查	9.2	2743	卵圆孔未闭情况	patent foramen ovale (size and location)	卵圆孔缺损大小及部位	字符	/	/	探索	白人驹,张雪林.医学影像诊断学.8版.北京:人民卫生出版社,2010.	A20190216QX
2744	其他临床辅助检查	9	心脏超声检查	9.2	2744	房间隔缺损	atrial septal defect (ASD)	房间隔是否有缺损	字符	是/否	/	探索	白人驹,张雪林.医学影像诊断学.8版.北京:人民卫生出版社,2010.	A20190216QX
2745	其他临床辅助检查	9	心脏超声检查	9.2	2745	房间隔缺损情况	atrial septal defect (size and location)	房间隔缺损大小及部位	字符	/	/	探索	白人驹,张雪林.医学影像诊断学.8版.北京:人民卫生出版社,2010.	A20190216QX

序号	一级类别名称	一级类别名称序号	二级类别名称	二级类别名称序号	数据元序号	中文名称	英文名称	定义	变量类型	值域	单位	数据等级	来源	版本号
2746	其他临床辅助检查	9	心脏超声检查	9.2	2746	室间隔缺损	ventricular septal defect（VSD）	室间隔是否有缺损	字符	是/否	/	探索	白人驹,张雪林.医学影像诊断学.8版.北京:人民卫生出版社,2010.	A20190216QX
2747	其他临床辅助检查	9	心脏超声检查	9.2	2747	室间隔缺损情况	ventricular septal defect（size and location）	室间隔缺损大小及部位	字符	/		探索	白人驹,张雪林.医学影像诊断学.8版.北京:人民卫生出版社,2010.	A20190216QX
2748	其他临床辅助检查	9	心脏超声检查	9.2	2748	其他先天性心脏畸形	other congenital heart malformations	是否存在其他心脏畸形	字符	是/否	/	探索	白人驹,张雪林.医学影像诊断学.8版.北京:人民卫生出版社,2010.	A20190216QX
2749	医学诊断	10	婴幼儿反复喘息（mAPI+）	10.1	2749	婴幼儿反复喘息（mAPI+）诊断条件	diagnostic criteria of recurrent wheezing（mAPI+）in preschool children	①过去1年喘息≥4次;②具有1项主要因素或2项次要危险因素	字符	是/否	/	核心	PESCATORE A M, DOGARU C M, DUEMBGEN L, et al. A simple asthma prediction tool for preschool children with wheeze or cough. J Allergy Clin Immunol, 2014, 133（1）: 111–118.	A20190216QX
2750	医学诊断	10	婴幼儿反复喘息（mAPI+）	10.1	2750	婴幼儿反复喘息（mAPI+）诊断条件（过去1年喘息≥4次）	diagnostic criteria of recurrent wheezing（mAPI+）（wheezing ≥4 times in the past year）in preschool children	过去1年喘息≥4次	字符	是/否	/	核心	PESCATORE A M, DOGARU C M, DUEMBGEN L, et al. A simple asthma prediction tool for preschool children with wheeze or cough. J Allergy Clin Immunol, 2014, 133（1）: 111–118.	A20190216QX

序号	一级类别名称	一级类别名称序号	二级类别名称	二级类别名称序号	数据元序号	中文名称	英文名称	定义	变量类型	值域	单位	数据等级	来源	版本号
2751	医学诊断	10	婴幼儿反复喘息（mAPI+）	10.1	2751	婴幼儿反复喘息（mAPI+）诊断条件（主要危险因素≥1项）	diagnostic criteria of recurrent wheezing（mAPI+）（major risk factors≥1）in preschool children	主要危险因素≥1项	字符	父母有哮喘病史/经医生诊断为特应性皮炎/有吸入变应原致敏的证据	/	核心	PESCATORE A M，DOGARU C M，DUEMBGEN L，et al. A simple asthma prediction tool for preschool children with wheeze or cough. J Allergy Clin Immunol，2014，133（1）：111-118.	A20190216QX
2752	医学诊断	10	婴幼儿反复喘息（mAPI+）	10.1	2752	婴幼儿反复喘息（mAPI+）诊断条件（次要危险因素≥2项）	diagnostic criteria of recurrent wheezing（mAPI+）（secondary risk factors≥2）in preschool children	次要危险因素≥2项	字符	有食物（鸡蛋、牛奶及及坚果）变应原致敏的证据/有与病毒感染无关的喘息发作史/外周血嗜酸性粒细胞≥4%	/	核心	PESCATORE A M，DOGARU C M，DUEMBGEN L，et al. A simple asthma prediction tool for preschool children with wheeze or cough. J Allergy Clin Immunol，2014，133（1）：111-118.	A20190216QX
2753	医学诊断	10	婴幼儿反复喘息（频繁发作）	10.2	2753	婴幼儿反复喘息（症状迁延频繁）诊断条件	diagnostic criteria of recurrent wheezing（symptoms linger and become more frequent）in preschool children	喘息发作≥1次/月，或3个月内喘息发作≥3次；受试者是否诊断为婴幼儿反复喘息（症状发作频繁）	字符	是/否	/	核心	吴嘉婴，洪建国. 儿童支气管哮喘诊断和防治指南（2016年版）更新要点. 世界临床药物，2018，39（8）：512-517.	A20190216QX
2754	医学诊断	10	婴幼儿反复喘息（频繁发作）	10.2	2754	婴幼儿反复喘息（症状迁延频繁）诊断条件（喘息发作≥1次/月）	diagnostic criteria of recurrent wheezing（symptoms linger and become more frequent）（wheezing attacks≥1 time/month）in preschool children	喘息发作≥1次/月	字符	是/否	/	核心	吴嘉婴，洪建国. 儿童支气管哮喘诊断和防治指南（2016年版）更新要点. 世界临床药物，2018，39（8）：512-517.	A20190216QX

序号	一级类别名称	一级类别名称序号	二级类别名称	二级类别名称序号	数据元序号	中文名称	英文名称	定义	变量类型	值域	单位	数据等级	来源	版本号
2755	医学诊断	10	婴幼儿反复喘息（频繁发作）	10.2	2755	婴幼儿反复喘息（症状迁延频繁）诊断条件（3个月内喘息发作≥3次）	diagnostic criteria of recurrent wheezing（symptoms linger and become more frequent）（wheezing attacks≥3 times in 3 months）in preschool children	3个月内喘息发作≥3次	字符	是/否	/	核心	吴嘉婴,洪建国.儿童支气管哮喘诊断和防治指南（2016年版）更新要点.世界临床药物,2018,39（8）:512-517.	A20190216QX
2756	医学诊断	10	婴幼儿反复喘息（症状迁延）	10.3	2756	婴幼儿反复喘息（症状迁延频繁）（在过去4周或更长时间,每周有症状并需要治疗天数>2天）	diagnostic criteria of recurrent wheezing（symptoms linger and become more frequent）（symptoms appearance per week with treatment need>2 days within last 4 or more weeks）in preschool children	在过去4周或更长时间,每周有症状并需要治疗天数>2天	字符	是/否	/	核心	吴嘉婴,洪建国.儿童支气管哮喘诊断和防治指南（2016年版）更新要点.世界临床药物,2018,39（8）:512-517.	A20190216QX
2757	医学诊断	10	婴幼儿反复喘息（多诱因性）	10.4	2757	婴幼儿反复喘息诊断（多诱因性）	recurrent wheezing diagnosis（multiple triggers）in preschool children	是否符合诊断婴幼儿反复喘息（多诱因性）	字符	是/否	/	核心	陈丽.婴幼儿喘息性疾病临床研究进展.国际儿科学杂志,2011,38（4）:360-363.	A20190216QX
2758	医学诊断	10	婴幼儿反复喘息（多诱因性）	10.4	2758	婴幼儿反复喘息（多诱因性）诊断条件（剧烈运动）	diagnostic criteria of recurrent wheezing（multiple triggers）（vigorous exercise）in preschool children	除呼吸道感染外,剧烈运动可诱发咳嗽和/或喘息发作	字符	是/否	/	核心	陈丽.婴幼儿喘息性疾病临床研究进展.国际儿科学杂志,2011,38（4）:360-363.	A20190216QX

序号	一级类别名称	一级类别名称序号	二级类别名称	二级类别名称序号	数据元序号	中文名称	英文名称	定义	变量类型	值域	单位	数据等级	来源	版本号
2759	医学诊断	10	婴幼儿反复喘息（多诱因性）	10.4	2759	婴幼儿反复喘息（多诱因性）诊断条件（哭闹）	diagnostic criteria of recurrent wheezing (multiple triggers) (crying) in preschool children	除呼吸道感染外，哭闹可诱发咳嗽和/或喘息发作	字符	是/否	/	核心	陈丽.婴幼儿喘息性疾病临床研究进展.国际儿科学杂志，2011,38（4）:360-363.	A20190216QX
2760	医学诊断	10	婴幼儿反复喘息（多诱因性）	10.4	2760	婴幼儿反复喘息（多诱因性）诊断条件（大叫）	diagnostic criteria of recurrent wheezing (multiple triggers) (yelling) in preschool children	除呼吸道感染外，大叫大笑可诱发咳嗽和/或喘息发作	字符	是/否	/	核心	陈丽.婴幼儿喘息性疾病临床研究进展.国际儿科学杂志，2011,38（4）:360-363.	A20190216QX
2761	医学诊断	10	婴幼儿反复喘息（多诱因性）	10.4	2761	婴幼儿反复喘息（多诱因性）诊断条件（气候变化）	diagnostic criteria of recurrent wheezing (multiple triggers) (climate change) in preschool children	除呼吸道感染外，气候变化可诱发咳嗽和/或喘息发作	字符	是/否	/	核心	陈丽.婴幼儿喘息性疾病临床研究进展.国际儿科学杂志，2011,38（4）:360-363.	A20190216QX
2762	医学诊断	10	婴幼儿反复喘息（多诱因性）	10.4	2762	婴幼儿反复喘息（多诱因性）诊断条件（进食）	diagnostic criteria of recurrent wheezing (multiple triggers) (intake) in preschool children	除呼吸道感染外，进食冷冻或甜的食物饮料等可诱发咳嗽和/或喘息发作	字符	是/否	/	核心	陈丽.婴幼儿喘息性疾病临床研究进展.国际儿科学杂志，2011,38（4）:360-363.	A20190216QX
2763	医学诊断	10	婴幼儿反复喘息（严重发作）	10.5	2763	婴幼儿反复喘息（严重发作）	recurrent wheezing (serious attack) in preschool children	6个月内≥2次需使用全身糖皮质激素/急诊/住院的急性发作；受试者是否诊断为婴幼儿反复喘息（严重发作）	字符	是/否	/	核心	陈丽.婴幼儿喘息性疾病临床研究进展.国际儿科学杂志，2011,38（4）:360-363.	A20190216QX

序号	一级类别名称	一级类别名称序号	二级类别名称	二级类别名称序号	数据元序号	中文名称	英文名称	定义	变量类型	值域	单位	数据等级	来源	版本号
2764	医学诊断	10	婴幼儿反复喘息(严重发作)	10.5	2764	婴幼儿反复喘息(严重发作)诊断条件(全身糖皮质激素)	diagnostic criteria of recurrent wheezing(serious attack)(systemic glucocorticoid)in preschool children	是否有6个月内≥2次需使用全身糖皮质激素的急性发作	字符	是/否	/	核心	陈丽.婴幼儿喘息性疾病临床研究进展.国际儿科学杂志,2011,38(4):360-363.	A20190216QX
2765	医学诊断	10	婴幼儿反复喘息(严重发作)	10.5	2765	婴幼儿反复喘息(严重发作)诊断条件(急诊就诊)	diagnostic criteria of recurrent wheezing(serious attack)(emergency treatment)in preschool children	是否有6个月内≥2次需急诊就诊的急性发作	字符	是/否	/	核心	陈丽.婴幼儿喘息性疾病临床研究进展.国际儿科学杂志,2011,38(4):360-363.	A20190216QX
2766	医学诊断	10	婴幼儿反复喘息(严重发作)	10.5	2766	婴幼儿反复喘息(严重发作)诊断条件(住院)	diagnostic criteria of recurrent wheezing(serious attack)(hospital admission)in preschool children	是否有6个月内≥2次需住院的急性发作	字符	是/否	/	核心	陈丽.婴幼儿喘息性疾病临床研究进展.国际儿科学杂志,2011,38(4):360-363.	A20190216QX
2767	医学诊断	10	呼吸系统合并症	10.6	2767	肺含气不全/肺不张	pulmonary atelectasis	合并肺含气不全/肺不张	字符	是/否	/	补充	陈荣昌,钟南山,刘又宁.呼吸病学.3版.北京:人民卫生出版社,2022.	A20190216QX
2768	医学诊断	10	呼吸系统合并症	10.6	2768	肺含气不全/肺不张部位	site of pulmonary atelectasis	肺含气不全/肺不张的部位	字符	/	/	补充	陈荣昌,钟南山,刘又宁.呼吸病学.3版.北京:人民卫生出版社,2022.	A20190216QX
2769	医学诊断	10	呼吸系统合并症	10.6	2769	支气管肺发育不良	bronchopulmonary dysplasia	是否合并支气管肺发育不良	字符	是/否	/	补充	陈荣昌,钟南山,刘又宁.呼吸病学.3版.北京:人民卫生出版社,2022.	A20190216QX

序号	一级类别名称	一级类别名称序号	二级类别名称	二级类别名称序号	数据元序号	中文名称	英文名称	定义	变量类型	值域	单位	数据等级	来源	版本号
2770	医学诊断	10	呼吸系统合并症	10.6	2770	先天性喉软骨发育不良	congenital laryngeal cartilage dysplasia	是否合并先天性喉软骨发育不良	字符	是/否	/	补充	陈荣昌,钟南山,刘又宁.呼吸病学.3版.北京:人民卫生出版社,2022.	A20190216QX
2771	医学诊断	10	呼吸系统合并症	10.6	2771	先天性气道畸形	congenital airway malformation	是否合并先天性气道畸形	字符	是/否	/	补充	陈荣昌,钟南山,刘又宁.呼吸病学.3版.北京:人民卫生出版社,2022.	A20190216QX
2772	医学诊断	10	呼吸系统合并症	10.6	2772	气道异物	airway foreign bodies	是否合并气道异物	字符	是/否	/	补充	陈荣昌,钟南山,刘又宁.呼吸病学.3版.北京:人民卫生出版社,2022.	A20190216QX
2773	医学诊断	10	呼吸系统合并症	10.6	2773	气道异物位置	location of foreign body in airway	异物在气道的具体位置	字符	/	/	补充	陈荣昌,钟南山,刘又宁.呼吸病学.3版.北京:人民卫生出版社,2022.	A20190216QX
2774	医学诊断	10	循环系统疾病	10.7	2774	先天性心脏病	congenital heart disease	胎儿时期由于遗传因素和环境因素而致心脏血管发育异常所引起的畸形疾病;受试者是否有先天性心脏病	字符	是/否	/	补充	王天有,申昆铃,沈颖,等.诸福棠实用儿科学.9版.北京:人民卫生出版社,2022.	A20190216QX
2775	医学诊断	10	循环系统疾病	10.7	2775	先天性心脏病类型	type of congenital heart disease	先天性心脏病的类型	字符	/	/	补充	王天有,申昆铃,沈颖,等.诸福棠实用儿科学.9版.北京:人民卫生出版社,2022.	A20190216QX
2776	医学诊断	10	循环系统疾病	10.7	2776	先天性心脏病缺损大小	defect size of congenital heart disease	先天性心脏病的缺损大小	数值	/	mm	补充	王天有,申昆铃,沈颖,等.诸福棠实用儿科学.9版.北京:人民卫生出版社,2022.	A20190216QX

序号	一级类别名称	一级类别名称序号	二级类别名称	二级类别名称序号	数据元序号	中文名称	英文名称	定义	变量类型	值域	单位	数据等级	来源	版本号
2777	医学诊断	10	循环系统疾病	10.7	2777	先天性心脏病缺损部位	defect parts of congenital heart disease	先天性心脏病缺损部位	字符	/	/	补充	王天有,申昆铃,沈颖,等.诸福棠实用儿科学.9版.北京:人民卫生出版社,2022.	A20190216QX
2778	医学诊断	10	血液系统疾病	10.8	2778	贫血类型	anemia type	贫血的类型	字符	/	/	补充	王天有,申昆铃,沈颖,等.诸福棠实用儿科学.9版.北京:人民卫生出版社,2022.	A20190216QX
2779	吸入呼吸用药	11	雾化吸入治疗	11.1	2779	压缩泵雾化机	compression pump atomizer	原理是将空气压缩后转化为驱动力,促使药物从液体转变为微小颗粒,后被患儿吸收,药物进入患儿体内后,呈现分散弥散式分布,沉淀到肺部组织中;受试者是否使用压缩泵雾化机	字符	是/否	/	探索	文锐光.婴幼儿喘息性疾病采用家庭压缩式雾化机雾化吸入治疗的效果观察.中国实用医药,2020,15(3):89-91.	A20190216QX
2780	吸入呼吸用药	11	雾化吸入治疗	11.1	2780	氧气驱动雾化	oxygen-driven atomization	受试者是否使用氧气驱动雾化	字符	是/否	/	探索	陈丽.婴幼儿喘息性疾病临床研究进展.国际儿科学杂志,2011,38(4):360-363.	A20190216QX
2781	吸入呼吸用药	11	雾化吸入治疗	11.1	2781	非正规压缩泵雾化机	irregular compression pump atomizer	受试者是否使用非正规压缩泵雾化机	字符	是/否	/	探索	陈丽.婴幼儿喘息性疾病临床研究进展.国际儿科学杂志,2011,38(4):360-363.	A20190216QX
2782	吸入呼吸用药	11	雾化吸入治疗	11.1	2782	筛孔式雾化机	sieve-mesh atomizer	受试者是否使用筛孔式雾化机	字符	是/否	/	探索	谷红俊,张洁,樊茹,等.振动筛孔式雾化器在有创机械通气病人中的应用效果观察.护理研究,2016,30(35):4411-4413.	A20190216QX

序号	一级类别名称	一级类别名称序号	二级类别名称	二级类别名称序号	数据元序号	中文名称	英文名称	定义	变量类型	值域	单位	数据等级	来源	版本号
2783	吸入呼吸用药	11	雾化吸入治疗	11.1	2783	雾化机型号	atomizer type	受试者使用雾化机的型号	字符	/	/	探索	陈丽.婴幼儿喘息性疾病临床研究进展.国际儿科学杂志, 2011, 38(4): 360-363.	A20190216QX
2784	吸入呼吸用药	11	雾化吸入治疗	11.1	2784	雾化机微粒大小	particles parameters of atomizer	雾化机微粒的大小	数值	/	μm	探索	陈丽.婴幼儿喘息性疾病临床研究进展.国际儿科学杂志, 2011, 38(4): 360-363.	A20190216QX
2785	吸入呼吸用药	11	雾化吸入治疗	11.1	2785	雾化机微粒比例	particles proportion of atomizer	雾化机微粒的比例	数值	/	%	探索	陈丽.婴幼儿喘息性疾病临床研究进展.国际儿科学杂志, 2011, 38(4): 360-363.	A20190216QX
2786	口服呼吸用药	12	口服孟鲁司特情况	12.1	2786	口服孟鲁司特钠	oral Montelukast	一种白三烯受体拮抗剂,能够有效预防与抑制白三烯导致的血管通透性增加,以及气道嗜酸性粒细胞浸润与支气管痉挛,减少气道因变应原刺激引起的细胞与非细胞性炎症物质,抑制气道高反应;受试者是否口服孟鲁司特钠	字符	是/否	/	核心	刘渝,谢露,陆念英,等.早期干预对婴幼儿喘息性疾病复发的临床观察.母婴世界,2020 (2): 38-39.	A20190216QX

序号	一级类别名称	一级类别名称序号	二级类别名称	二级类别名称序号	数据元序号	中文名称	英文名称	定义	变量类型	值域	单位	数据等级	来源	版本号
2787	其他干预措施	13	中医推拿	13.1	2787	中医推拿治疗	traditional Chinese medical（TCM）massage treatment	受试者是否进行了中医推拿治疗	字符	是 / 否	/	补充	袁锦权,卢金海,黄碧梅,等.捏脊疗法在婴幼儿喘息性疾病中的应用研究.中医临床研究,2013,5:38–39.	A20190216QX
2788	其他干预措施	13	中医推拿	13.1	2788	中医推拿原因	reason for TCM massage	受试者进行中医推拿的原因	字符	/	/	补充	袁锦权,卢金海,黄碧梅,等.捏脊疗法在婴幼儿喘息性疾病中的应用研究.中医临床研究,2013,5:38–39.	A20190216QX
2789	其他干预措施	13	中医推拿	13.1	2789	中医推拿医疗机构名称	name of TCM massage institution	进行中医推拿医疗机构的名称	字符	/	/	补充	袁锦权,卢金海,黄碧梅,等.捏脊疗法在婴幼儿喘息性疾病中的应用研究.中医临床研究,2013,5:38–39.	A20190216QX
2790	其他干预措施	13	中医推拿	13.1	2790	中医推拿疗程	treatment course of TCM massage	中医推拿的疗程	字符	/	/	补充	袁锦权,卢金海,黄碧梅,等.捏脊疗法在婴幼儿喘息性疾病中的应用研究.中医临床研究,2013,5:38–39.	A20190216QX
2791	治疗反应	14	支气管舒张剂治疗反应	14.1	2791	吸入支气管舒张剂后喘息缓解情况	wheezing relief after inhalation of bronchodilator	喘息发作时,吸入药物15~30分钟后喘息情况	字符	消失 / 改善 / 无改变 / 加重	/	核心	陈荣昌,钟南山,刘又宁.呼吸病学.3版.北京:人民卫生出版社,2022.	A20190216QX
2792	治疗反应	14	支气管舒张剂治疗反应	14.1	2792	双肺呼吸音减低	reduction in respiratory sounds in both lungs	吸入支气管舒张剂后,双肺呼吸音有无减低	字符	有 / 无	/	核心	陈荣昌,钟南山,刘又宁.呼吸病学.3版.北京:人民卫生出版社,2022.	A20190216QX
2793	治疗反应	14	支气管舒张剂治疗反应	14.1	2793	双肺呼吸音增强	respiratory sound enhancement in both lungs	吸入支气管舒张剂后双肺呼吸音有无增强	字符	有 / 无	/	核心	陈荣昌,钟南山,刘又宁.呼吸病学.3版.北京:人民卫生出版社,2022.	A20190216QX

序号	一级类别名称	一级类别名称序号	二级类别名称	二级类别名称序号	数据元序号	中文名称	英文名称	定义	变量类型	值域	单位	数据等级	来源	版本号
2794	治疗反应	14	支气管舒张剂治疗反应	14.1	2794	呼气相延长	expiratory phase prolongation	吸入支气管舒张剂后呼气相有无延长	字符	有 / 无	/	核心	陈荣昌,钟南山,刘又宁. 呼吸病学. 3 版. 北京: 人民卫生出版社, 2022.	A20190216QX
2795	治疗反应	14	支气管舒张剂治疗反应	14.1	2795	呼吸音减低	respiratory sound reduction in both lungs	吸入药物 15~30 分钟后听诊肺部喘鸣音的情况	字符	消失 / 减少 50% 以上 / 减少 25% 以下 / 无改变	/	核心	陈荣昌,钟南山,刘又宁. 呼吸病学. 3 版. 北京: 人民卫生出版社, 2022.	A20190216QX

注: mAPI, 改良哮喘预测指数。

七、治疗相关疾病

（一）气 道 狭 窄

包括呼吸内镜检查、气道 CT 三维重建、气道狭窄治疗、评估量表相关的数据元。

序号	一级类别名称	一级类别名称序号	二级类别名称	二级类别名称序号	数据元序号	中文名称	英文名称	定义	变量类型	值域	单位	数据等级	来源	版本号
2796	呼吸内镜检查	1	气道狭窄类型	1.1	2796	管腔内生长	intraluminal tumor	新生物侵入管腔	字符	是／否	／	核心	中华医学会呼吸病学分会．良性中心气道狭窄经支气管镜介入诊治专家共识．中华结核和呼吸杂志，2017，40（6）：408-418.	A20201203CHZ
2797	呼吸内镜检查	1	气道狭窄类型	1.1	2797	肉芽增生	intraluminal granulation	管腔内肉芽组织增生导致狭窄	字符	是／否	／	核心	中华医学会呼吸病学分会．良性中心气道狭窄经支气管镜介入诊治专家共识．中华结核和呼吸杂志，2017，40（6）：408-418.	A20201203CHZ
2798	呼吸内镜检查	1	气道狭窄类型	1.1	2798	网状狭窄	web stenosis	发生网状狭窄	字符	是／否	／	核心	中华医学会呼吸病学分会．良性中心气道狭窄经支气管镜介入诊治专家共识．中华结核和呼吸杂志，2017，40（6）：408-418.	A20201203CHZ

序号	一级类别名称	一级类别名称序号	二级类别名称	二级类别名称序号	数据元序号	中文名称	英文名称	定义	变量类型	值域	单位	数据等级	来源	版本号
2799	呼吸内镜检查	1	气道狭窄类型	1.1	2799	外源性压迫	extrinsic compression	外源性新生物或结构压迫导致狭窄	字符	是 / 否	/	核心	中华医学会呼吸病学分会 . 良性中心气道狭窄经支气管镜介入诊治专家共识 . 中华结核和呼吸杂志, 2017, 40（6）: 408-418.	A20201203CHZ
2800	呼吸内镜检查	1	气道狭窄类型	1.1	2800	瘢痕挛缩	scar stricture	瘢痕挛缩导致狭窄	字符	是 / 否	/	核心	中华医学会呼吸病学分会 . 良性中心气道狭窄经支气管镜介入诊治专家共识 . 中华结核和呼吸杂志, 2017, 40（6）: 408-418.	A20201203CHZ
2801	呼吸内镜检查	1	气道狭窄类型	1.1	2801	扭曲变形	distortion or buckling	管腔扭曲变形	字符	是 / 否	/	核心	中华医学会呼吸病学分会 . 良性中心气道狭窄经支气管镜介入诊治专家共识 . 中华结核和呼吸杂志, 2017, 40（6）: 408-418.	A20201203CHZ
2802	呼吸内镜检查	1	气道狭窄类型	1.1	2802	气道膜部向内膨出	floppy membrane	膜部向内凸起导致狭窄	字符	是 / 否	/	核心	中华医学会呼吸病学分会 . 良性中心气道狭窄经支气管镜介入诊治专家共识 . 中华结核和呼吸杂志, 2017, 40（6）: 408-418.	A20201203CHZ
2803	呼吸内镜检查	1	气道狭窄类型	1.1	2803	剑鞘样气管	scabbard trachea	气管狭窄呈剑鞘样改变	字符	是 / 否	/	核心	中华医学会呼吸病学分会 . 良性中心气道狭窄经支气管镜介入诊治专家共识 . 中华结核和呼吸杂志, 2017, 40（6）: 408-418.	A20201203CHZ

序号	一级类别名称	一级类别名称序号	二级类别名称	二级类别名称序号	数据元序号	中文名称	英文名称	定义	变量类型	值域	单位	数据等级	来源	版本号
2804	呼吸内镜检查	1	气道狭窄类型	1.1	2804	气道软化	airway malacia	气道软化导致狭窄	字符	是/否	/	核心	中华医学会呼吸病学分会.良性中心气道狭窄经支气管镜介入诊治专家共识.中华结核和呼吸杂志,2017,40(6):408-418.	A20201203CHZ
2805	呼吸内镜检查	1	气道狭窄定位	1.2	2805	声门下狭窄	subglottic tracheal stenosis	病变侵及声门下2cm以内区域	字符	是/否	/	核心	中华医学会呼吸病学分会.良性中心气道狭窄经支气管镜介入诊治专家共识.中华结核和呼吸杂志,2017,40(6):408-418.	A20201203CHZ
2806	呼吸内镜检查	1	气道狭窄定位	1.2	2806	气管上段狭窄	upper third tracheal stenosis	病变侵及气管上1/3区域	字符	是/否	/	核心	中华医学会呼吸病学分会.良性中心气道狭窄经支气管镜介入诊治专家共识.中华结核和呼吸杂志,2017,40(6):408-418.	A20201203CHZ
2807	呼吸内镜检查	1	气道狭窄定位	1.2	2807	气管中段狭窄	middle third tracheal stenosis	病变侵及气管中1/3区域	字符	是/否	/	核心	中华医学会呼吸病学分会.良性中心气道狭窄经支气管镜介入诊治专家共识.中华结核和呼吸杂志,2017,40(6):408-418.	A20201203CHZ
2808	呼吸内镜检查	1	气道狭窄定位	1.2	2808	气管下段狭窄	lower third tracheal stenosis	病变侵及气管下1/3区域	字符	是/否	/	核心	中华医学会呼吸病学分会.良性中心气道狭窄经支气管镜介入诊治专家共识.中华结核和呼吸杂志,2017,40(6):408-418.	A20201203CHZ

序号	一级类别名称	一级类别名称序号	二级类别名称	二级类别名称序号	数据元序号	中文名称	英文名称	定义	变量类型	值域	单位	数据等级	来源	版本号
2809	呼吸内镜检查	1	气道狭窄定位	1.2	2809	隆突狭窄	carina stenosis	病变侵及隆突部位	字符	是/否	/	核心	中华医学会呼吸病学分会.良性中心气道狭窄经支气管镜介入诊治专家共识.中华结核和呼吸杂志,2017,40(6):408-418.	A20201203CHZ
2810	呼吸内镜检查	1	气道狭窄定位	1.2	2810	双侧主支气管狭窄	bilateral broncho stenosis	右主支气管和/或中间段支气管和左主支气管狭窄	字符	是/否	/	核心	中华医学会呼吸病学分会.良性中心气道狭窄经支气管镜介入诊治专家共识.中华结核和呼吸杂志,2017,40(6):408-418.	A20201203CHZ
2811	呼吸内镜检查	1	气道狭窄定位	1.2	2811	左主支气管狭窄	left stem broncho stenosis	左主支气管狭窄	字符	是/否	/	核心	中华医学会呼吸病学分会.良性中心气道狭窄经支气管镜介入诊治专家共识.中华结核和呼吸杂志,2017,40(6):408-418.	A20201203CHZ
2812	呼吸内镜检查	1	气道狭窄定位	1.2	2812	右主支气管狭窄	right stem broncho stenosis	右主支气管和/或中间段支气管狭窄	字符	是/否	/	核心	中华医学会呼吸病学分会.良性中心气道狭窄经支气管镜介入诊治专家共识.中华结核和呼吸杂志,2017,40(6):408-418.	A20201203CHZ
2813	呼吸内镜检查	1	气道狭窄程度	1.3	2813	1级狭窄	grade 1 tracheal stenosis(code 1)	狭窄程度<25%	字符	是/否	/	核心	中华医学会呼吸病学分会.良性中心气道狭窄经支气管镜介入诊治专家共识.中华结核和呼吸杂志,2017,40(6):408-418.	A20201203CHZ

序号	一级类别名称	一级类别名称序号	二级类别名称	二级类别名称序号	数据元序号	中文名称	英文名称	定义	变量类型	值域	单位	数据等级	来源	版本号
2814	呼吸内镜检查	1	气道狭窄程度	1.3	2814	2级狭窄	grade 2 tracheal stenosis（code 2）	狭窄程度为26%~50%	字符	是/否	/	核心	中华医学会呼吸病学分会.良性中心气道狭窄经支气管镜介入诊治专家共识.中华结核和呼吸杂志,2017,40（6）:408-418.	A20201203CHZ
2815	呼吸内镜检查	1	气道狭窄程度	1.3	2815	3级狭窄	grade 3 tracheal stenosis（code 3）	狭窄程度为51%~75%	字符	是/否	/	核心	中华医学会呼吸病学分会.良性中心气道狭窄经支气管镜介入诊治专家共识.中华结核和呼吸杂志,2017,40（6）:408-418.	A20201203CHZ
2816	呼吸内镜检查	1	气道狭窄程度	1.3	2816	4级狭窄	grade 4 tracheal stenosis（code 4）	狭窄程度为76%~90%	字符	是/否	/	核心	中华医学会呼吸病学分会.良性中心气道狭窄经支气管镜介入诊治专家共识.中华结核和呼吸杂志,2017,40（6）:408-418.	A20201203CHZ
2817	呼吸内镜检查	1	气道狭窄程度	1.3	2817	5级狭窄	grade 5 tracheal stenosis（code 5）	狭窄程度为>90%,几近完全闭塞	字符	是/否	/	核心	中华医学会呼吸病学分会.良性中心气道狭窄经支气管镜介入诊治专家共识.中华结核和呼吸杂志,2017,40（6）:408-418.	A20201203CHZ
2818	呼吸内镜检查	1	气道狭窄程度	1.3	2818	0级狭窄	grade 0 tracheal stenosis（code 6）	没有狭窄	字符	是/否	/	核心	中华医学会呼吸病学分会.良性中心气道狭窄经支气管镜介入诊治专家共识.中华结核和呼吸杂志,2017,40（6）:408-418.	A20201203CHZ

序号	一级类别名称	一级类别名称序号	二级类别名称	二级类别名称序号	数据元序号	中文名称	英文名称	定义	变量类型	值域	单位	数据等级	来源	版本号
2819	呼吸内镜检查	1	气道狭窄程度	1.3	2819	管腔闭塞	lumen occlusion	完全闭塞	字符	是 / 否	/	核心	中华医学会呼吸病学分会 . 良性中心气道狭窄经支气管镜介入诊治专家共识 . 中华结核和呼吸杂志, 2017, 40（6）: 408-418.	A20201203CHZ
2820	呼吸内镜检查	1	气道狭窄长度	1.4	2820	狭窄长度 1 级	tracheal stenosis length grade 1	<1cm	字符	是 / 否	/	核心	中华医学会呼吸病学分会 . 良性中心气道狭窄经支气管镜介入诊治专家共识 . 中华结核和呼吸杂志, 2017, 40（6）: 408-418.	A20201203CHZ
2821	呼吸内镜检查	1	气道狭窄长度	1.4	2821	狭窄长度 2 级	tracheal stenosis length grade 2	1~3cm	字符	是 / 否	/	核心	中华医学会呼吸病学分会 . 良性中心气道狭窄经支气管镜介入诊治专家共识 . 中华结核和呼吸杂志, 2017, 40（6）: 408-418.	A20201203CHZ
2822	呼吸内镜检查	1	气道狭窄长度	1.4	2822	狭窄长度 3 级	tracheal stenosis length grade 3	3~5cm	字符	是 / 否	/	核心	中华医学会呼吸病学分会 . 良性中心气道狭窄经支气管镜介入诊治专家共识 . 中华结核和呼吸杂志, 2017, 40（6）: 408-418.	A20201203CHZ
2823	呼吸内镜检查	1	气道狭窄长度	1.4	2823	狭窄长度 4 级	tracheal stenosis length grade 4	>5cm	字符	是 / 否	/	核心	中华医学会呼吸病学分会 . 良性中心气道狭窄经支气管镜介入诊治专家共识 . 中华结核和呼吸杂志, 2017, 40（6）: 408-418.	A20201203CHZ

序号	一级类别名称	一级类别名称序号	二级类别名称	二级类别名称序号	数据元序号	中文名称	英文名称	定义	变量类型	值域	单位	数据等级	来源	版本号
2824	气道CT三维重建	2	气道CT三维重建检查	2.1	2824	气道CT三维重建检查	airway CT three-dimensional reconstruction	受试者是否进行气道CT三维重建检查	字符	是/否	/	核心	万学红,卢雪峰.诊断学.9版.北京:人民卫生出版社,2018.	A20201203CHZ
2825	气道狭窄治疗	3	放射性治疗	3.1	2825	局部放疗	local radiotherapy	受试者是否进行局部放疗	字符	是/否	/	核心	陈荣昌,钟南山,刘又宁.呼吸病学.3版.北京:人民卫生出版社,2022.	A20201203CHZ
2826	气道狭窄治疗	3	呼吸介入治疗	3.2	2826	氩等离子体凝固治疗	argon plasma coagulation(APC)treatment	是否使用APC治疗狭窄	字符	是/否	/	核心	付会恒,曾祥毅,李丽荣,等.经气管镜下APC联合冷冻治疗中央气道病变腔内生长的临床研究.临床肺科杂志,2020,25(2):257-260.	A20201203CHZ
2827	气道狭窄治疗	3	呼吸介入治疗	3.2	2827	电刀治疗	electrical snare treatment	将高频电刀插入支气管镜的活检孔道,然后一起送到病变部位,清理患者病变部位及周围的分泌物,让病变部位处于清洁状态	字符	是/否	/	核心	李勤,吴伟,朱志刚.球囊扩张联合支气管镜下电刀及冷冻治疗良性中心气道狭窄效果及安全性观察.临床心身疾病杂志,2020,26(4):47-49,59.	A20201203CHZ
2828	气道狭窄治疗	3	呼吸介入治疗	3.2	2828	ND-YAG激光治疗	neodymium-yttrium aluminum garnet laser treatment	深穿透性激光	字符	是/否	/	核心	陈丽,刘军.窄谱强脉冲光联合Nd:YAG激光治疗高原性毛细血管扩张症疗效分析.中国美容医学,2020,29(1):19-22.	A20201203CHZ

序号	一级类别名称	一级类别名称序号	二级类别名称	二级类别名称序号	数据元序号	中文名称	英文名称	定义	变量类型	值域	单位	数据等级	来源	版本号
2829	气道狭窄治疗	3	呼吸介入治疗	3.2	2829	冷冻治疗	cryotherapy	利用低温的细胞毒性反应进而导致目标组织死亡	字符	是/否	/	核心	付会恒,曾祥毅,李丽荣,等.经气管镜下APC联合冷冻治疗中央气道病变腔内生长的临床研究.临床肺科杂志,2020,25(2):257-260.	A20201203CHZ
2830	气道狭窄治疗	3	呼吸介入治疗	3.2	2830	球囊扩张	balloon dilatation	球囊扩张是治疗瘢痕性气道狭窄的最主要技术,治疗的优势是治疗后无明显的狭窄段延长,狭窄复发时再狭窄的程度比热消融治疗后轻得多,有利于维持气道复张的疗效	字符	是/否	/	核心	江玲,徐健,韩雪,等.支气管镜下激光、球囊扩张联合冷冻治疗良性中心气道狭窄的疗效分析.临床肺科杂志,2020,25(3):356-360.	A20201203CHZ
2831	气道狭窄治疗	3	呼吸介入治疗	3.2	2831	硬质支气管镜治疗	rigid bronchoscope treatment	硬质支气管镜是开展呼吸内镜介入治疗的重要工具,可在直视下进行支架释放、激光消融、氩等离子体凝固术和冷冻等操作	字符	是/否	/	核心	王洪武,程庆好,孔令煜,等.ERAB在硬质支气管镜介入治疗中的应用.国际呼吸杂志,2020,40(3):238-240.	A20201203CHZ
2832	气道狭窄治疗	3	呼吸介入治疗	3.2	2832	金属裸支架	uncovered metal stent	金属支架植入治疗气道狭窄	字符	是/否	/	核心	王辉,陈伟庄,葛挺,等.硅酮支架在良性气道狭窄中的临床应用.中国内镜杂志,2020,26(7):63-67.	A20201203CHZ

序号	一级类别名称	一级类别名称序号	二级类别名称	二级类别名称序号	数据元序号	中文名称	英文名称	定义	变量类型	值域	单位	数据等级	来源	版本号
2833	气道狭窄治疗	3	呼吸介入治疗	3.2	2833	覆膜金属支架	covered metal stent	覆膜金属支架植入治疗气道狭窄	字符	是/否	/	核心	王辉,陈伟庄,葛挺,等.硅酮支架在良性气道狭窄中的临床应用.中国内镜杂志,2020,26(7):63-67.	A20201203CHZ
2834	气道狭窄治疗	3	呼吸介入治疗	3.2	2834	直筒型硅酮支架	straight silicon stent	直筒型硅酮支架植入治疗狭窄	字符	是/否	/	核心	王辉,陈伟庄,葛挺,等.硅酮支架在良性气道狭窄中的临床应用.中国内镜杂志,2020,26(7):63-67.	A20201203CHZ
2835	气道狭窄治疗	3	呼吸介入治疗	3.2	2835	直筒型金属支架	straight metal stent	直筒型金属支架植入治疗气道狭窄	字符	是/否	/	核心	王辉,陈伟庄,葛挺,等.硅酮支架在良性气道狭窄中的临床应用.中国内镜杂志,2020,26(7):63-67.	A20201203CHZ
2836	气道狭窄治疗	3	呼吸介入治疗	3.2	2836	沙漏型硅酮支架	hourglass-shaped silicon stents	沙漏型硅酮支架植入治疗气道狭窄	字符	是/否	/	核心	王辉,陈伟庄,葛挺,等.硅酮支架在良性气道狭窄中的临床应用.中国内镜杂志,2020,26(7):63-67.	A20201203CHZ
2837	气道狭窄治疗	3	呼吸介入治疗	3.2	2837	Y型硅酮支架	Y-shaped silicon stents	Y型硅酮支架植入治疗气道狭窄	字符	是/否	/	核心	王辉,陈伟庄,葛挺,等.硅酮支架在良性气道狭窄中的临床应用.中国内镜杂志,2020,26(7):63-67.	A20201203CHZ
2838	气道狭窄治疗	3	呼吸介入治疗	3.2	2838	Y型金属支架	Y-shaped metal stents	Y型金属支架植入治疗气道狭窄	字符	是/否	/	核心	王辉,陈伟庄,葛挺,等.硅酮支架在良性气道狭窄中的临床应用.中国内镜杂志,2020,26(7):63-67.	A20201203CHZ

序号	一级类别名称	一级类别名称序号	二级类别名称	二级类别名称序号	数据元序号	中文名称	英文名称	定义	变量类型	值域	单位	数据等级	来源	版本号
2839	气道狭窄治疗	3	呼吸介入治疗	3.2	2839	复合支架	combinational stents	复合金属支架治疗气道狭窄	字符	是/否	/	核心	王辉,陈伟庄,葛挺,等.硅酮支架在良性气道狭窄中的临床应用.中国内镜杂志,2020,26(7):63-67.	A20201203CHZ
2840	气道狭窄治疗	3	呼吸介入治疗	3.2	2840	局部喷洒	local spray	在狭窄或肉芽增生部位喷洒药物	字符	是/否	/	核心	陈荣昌,钟南山,刘又宁.呼吸病学.3版.北京:人民卫生出版社,2022.	A20201203CHZ
2841	气道狭窄治疗	3	呼吸介入治疗	3.2	2841	局部注射	local injection	在狭窄或肉芽增生部位注射药物	字符	是/否	/	核心	陈荣昌,钟南山,刘又宁.呼吸病学.3版.北京:人民卫生出版社,2022.	A20201203CHZ
2842	气道狭窄治疗	3	介入治疗情况	3.3	2842	插管医院	name of the hospital performing tracheal intubation	行气管插管术的医院名称	字符	/	/	核心	陈荣昌,钟南山,刘又宁.呼吸病学.3版.北京:人民卫生出版社,2022.	A20201203CHZ
2843	气道狭窄治疗	3	介入治疗情况	3.3	2843	开始插管时间	beginning time of tracheal intubation	首次行气管插管术的公元纪年日期	日期	YYYY-MM-DD	/	核心	中华医学会呼吸病学分会.良性中心气道狭窄经支气管镜介入诊治专家共识.中华结核和呼吸杂志,2017,40(6):408-418.	A20201203CHZ
2844	气道狭窄治疗	3	介入治疗情况	3.3	2844	拔除插管时间	ending time of tracheal intubation	拔出插管导管的公元纪年日期	日期	YYYY-MM-DD	/	核心	中华医学会呼吸病学分会.良性中心气道狭窄经支气管镜介入诊治专家共识.中华结核和呼吸杂志,2017,40(6):408-418.	A20201203CHZ

序号	一级类别名称	一级类别名称序号	二级类别名称	二级类别名称序号	数据元序号	中文名称	英文名称	定义	变量类型	值域	单位	数据等级	来源	版本号
2845	气道狭窄治疗	3	介入治疗情况	3.3	2845	插管型号	tracheal catheter type	气管插管术的导管型号	字符	/	/	核心	中华医学会呼吸病学分会.良性中心气道狭窄经支气管镜介入诊治专家共识.中华结核和呼吸杂志,2017,40(6):408-418.	A20201203CHZ
2846	气道狭窄治疗	3	介入治疗情况	3.3	2846	症状出现时间(距插管时)	occurrence time of symptoms(the distance time from tracheal intubation)	插管后首次出现症状的公元纪年日期	日期	YYYY-MM-DD	/	核心	中华医学会呼吸病学分会.良性中心气道狭窄经支气管镜介入诊治专家共识.中华结核和呼吸杂志,2017,40(6):408-418.	A20201203CHZ
2847	气道狭窄治疗	3	介入治疗情况	3.3	2847	症状最明显时间	the date of the most obvious symptom	插管后出现最明显症状的公元纪年日期	日期	YYYY-MM-DD	/	核心	中华医学会呼吸病学分会.良性中心气道狭窄经支气管镜介入诊治专家共识.中华结核和呼吸杂志,2017,40(6):408-418.	A20201203CHZ
2848	气道狭窄治疗	3	介入治疗情况	3.3	2848	首次再狭窄时间	the first time of restenosis	首次出现再狭窄的公元纪年日期	日期	YYYY-MM-DD	/	核心	中华医学会呼吸病学分会.良性中心气道狭窄经支气管镜介入诊治专家共识.中华结核和呼吸杂志,2017,40(6):408-418.	A20201203CHZ
2849	气道狭窄治疗	3	介入治疗情况	3.3	2849	首次再狭窄治疗时间	the first time of restenosis treatment	首次治疗再狭窄的公元纪年日期	日期	YYYY-MM-DD	/	核心	中华医学会呼吸病学分会.良性中心气道狭窄经支气管镜介入诊治专家共识.中华结核和呼吸杂志,2017,40(6):408-418.	A20201203CHZ

序号	一级类别名称	一级类别名称序号	二级类别名称	二级类别名称序号	数据元序号	中文名称	英文名称	定义	变量类型	值域	单位	数据等级	来源	版本号
2850	气道狭窄治疗	3	介入治疗情况	3.3	2850	再狭窄治疗次数	number of restenosis treatment	治疗再狭窄的次数	数值	/	次	核心	中华医学会呼吸病学分会.良性中心气道狭窄经支气管镜介入诊治专家共识.中华结核和呼吸杂志,2017,40(6):408-418.	A20201203CHZ
2851	气道狭窄治疗	3	介入治疗情况	3.3	2851	套管型号	tube type	气管切开后放置的套管型号	数值	/	mm	核心	中华医学会呼吸病学分会.良性中心气道狭窄经支气管镜介入诊治专家共识.中华结核和呼吸杂志,2017,40(6):408-418.	A20201203CHZ
2852	评估量表	4	狭窄严重程度	4.1	2852	功能状态(PS)评分	performance status score	PS评分是测量患者于非静息状态下维持正常机体功能能力的指标,是评定肺癌患者具有维持正常生活和功能能力的可靠依据	数值	/	分	核心	李敏哲,盛辉,闫瑞华,等.功能状态评分对小细胞肺癌预后影响的Meta分析.中国老年学杂志,2014,(23):6632-6634.	A20201203CHZ
2853	评估量表	4	狭窄严重程度	4.1	2853	卡氏功能状态(KPS)评分	Karnofsky performance status score	KPS评分是肿瘤患者功能状态评分标准,得分越高,表明健康状况越好,得分越低,表明健康状况越差	数值	/	分	核心	杨菊英,姚建琴,王祖晶,等.KPS评分与营养水平对肿瘤患者压力性损伤发生的影响.中西医结合护理(中英文),2018,4(9):23-25.	A20201203CHZ

（二）气 管 切 开

包括疾病症状、健康史、健康危险因素、体格检查、其他临床辅助检查、医学诊断、其他干预措施相关的数据元。

序号	一级类别名称	一级类别名称序号	二级类别名称	二级类别名称序号	数据元序号	中文名称	英文名称	定义	变量类型	值域	单位	数据等级	来源	版本号
2854	疾病症状	1	呼吸道症状	1.1	2854	切开后气促	short breath after tracheostomy	呼吸短促简称气促,是在安静下的呼吸频率增快,伴或不伴呼吸深度的变浅,并有呼吸困难的一种表现;受试者切开后是否出现呼吸短促或呼吸急促	字符	是/否	/	核心	欧阳洁淼.个性化氧疗治疗呼吸重症监护室老年患者气促与缺氧的疗效.中国老年学杂志,2017,37(9):2271–2273.	A2090217YF
2855	疾病症状	1	呼吸道症状	1.1	2855	切开后气促时长	duration of short breath after tracheostomy	受试者气管切开后发生气促的时长	数值	0~100	年	核心	欧阳洁淼.个性化氧疗治疗呼吸重症监护室老年患者气促与缺氧的疗效.中国老年学杂志,2017,37(9):2271–2273.	A2090217YF
2856	疾病症状	1	呼吸道症状	1.1	2856	切开后需要辅助通气	assisted ventilation after tracheostomy	机械通气可以让机体自身的呼吸肌得以有效恢复,能降低氧耗;受试者切开后是否需要辅助通气	字符	是/否	/	核心	欧阳洁淼.个性化氧疗治疗呼吸重症监护室老年患者气促与缺氧的疗效.中国老年学杂志,2017,37(9):2271–2273.	A2090217YF
2857	疾病症状	1	呼吸道症状	1.1	2857	切开后每天需要辅助通气时长	duration of assisted ventilation per day after tracheostomy	受试者气管切开后每天需要辅助通气的时长	数值	0~24	小时	核心	欧阳洁淼.个性化氧疗治疗呼吸重症监护室老年患者气促与缺氧的疗效.中国老年学杂志,2017,37(9):2271–2273.	A2090217YF

序号	一级类别名称	一级类别名称序号	二级类别名称	二级类别名称序号	数据元序号	中文名称	英文名称	定义	变量类型	值域	单位	数据等级	来源	版本号
2858	疾病症状	1	呼吸道症状	1.1	2858	切口疼痛	incisional pain	气管切开后伤口疼痛	字符	有/无	/	补充	李国英.昏迷患者气管切开后ICU的呼吸道护理.国际护理学研究,2020,2(4):493-495.	A2090217YF
2859	疾病症状	1	呼吸道症状	1.1	2859	切口疼痛时长	duration of incisional pain	气管切开后伤口疼痛时长	数值	/	天	补充	李国英.昏迷患者气管切开后ICU的呼吸道护理.国际护理学研究,2020,2(4):493-495.	A2090217YF
2860	疾病症状	1	呼吸道症状	1.1	2860	发音	pronunciation	每天有无发音	字符	有/无	/	补充	徐丽娜,李峰,闵志云,等.功能性构音障碍塞音异常患者的语音特点及训练效果.听力学及言语疾病杂志,2017,25(3):226-230.	A2090217YF
2861	疾病症状	1	呼吸道症状	1.1	2861	每天发音时长	duration of pronunciation per day	受试者每天发音的时长	数值	0~24	小时	补充	徐丽娜,李峰,闵志云,等.功能性构音障碍塞音异常患者的语音特点及训练效果.听力学及言语疾病杂志,2017,25(3):226-230.	A2090217YF
2862	疾病症状	1	呼吸道之外的症状	1.2	2862	肢体瘫痪	limb paralysis	受试者肢体是否有瘫痪	字符	是/否	/	探索	周良辅.现代神经外科学.上海:复旦大学出版社,2001.	A2090217YF
2863	疾病症状	1	呼吸道之外的症状	1.2	2863	肢体瘫痪部位	location of limb paralysis	受试者肢体瘫痪的部位	字符	/	/	探索	周良辅.现代神经外科学.上海:复旦大学出版社,2001.	A2090217YF
2864	疾病症状	1	呼吸道之外的症状	1.2	2864	肢体瘫痪时长	duration of limb paralysis	受试者肢体瘫痪时长	数值	0~100	年	探索	周良辅.现代神经外科学.上海:复旦大学出版社,2001.	A2090217YF

序号	一级类别名称	一级类别名称序号	二级类别名称	二级类别名称序号	数据元序号	中文名称	英文名称	定义	变量类型	值域	单位	数据等级	来源	版本号
2865	健康史	2	既往史	2.1	2865	气管切开前入住ICU	ICU admission before tracheostomy	受试者气管切开前是否需要入住ICU	字符	是/否	/	核心	李国英.昏迷患者气管切开后ICU的呼吸道护理.国际护理学研究,2020,2(4):493-495.	A2090217YF
2866	健康史	2	既往史	2.1	2866	入住ICU时长	duration of ICU admission	受试者入住ICU的时长	数值	/	天	核心	李国英.昏迷患者气管切开后ICU的呼吸道护理.国际护理学研究,2020,2(4):493-495.	A2090217YF
2867	健康史	2	既往史	2.1	2867	导致需要气管切开的疾病	disease leading to tracheostomy	导致需要气管切开的疾病名称	字符	/	/	核心	李国英.昏迷患者气管切开后ICU的呼吸道护理.国际护理学研究,2020,2(4):493-495.	A2090217YF
2868	健康史	2	既往史	2.1	2868	导致需要气管切开的疾病仍在持续	disease leading to tracheostomy persistence ongoing	导致需要气管切开的疾病是否仍在持续	字符	是/否	/	核心	李国英.昏迷患者气管切开后ICU的呼吸道护理.国际护理学研究,2020,2(4):493-495.	A2090217YF
2869	健康史	2	既往史	2.1	2869	导致需要气管切开的疾病开始日期	start date of disease leading to tracheostomy	导致需要气管切开的疾病开始的公元纪年日期	日期	YYYY-MM-DD	/	核心	李国英.昏迷患者气管切开后ICU的呼吸道护理.国际护理学研究,2020,2(4):493-495.	A2090217YF
2870	健康史	2	既往史	2.1	2870	导致需要气管切开的疾病控制情况	disease control situation that requires tracheostomy	导致需要气管切开的疾病控制情况	字符	/	/	核心	李国英.昏迷患者气管切开后ICU的呼吸道护理.国际护理学研究,2020,2(4):493-495.	A2090217YF
2871	健康危险因素	3	体质情况	3.1	2871	鼾症	snoring disease	鼾症是属于睡眠呼吸暂停综合征的疾病,鼾声程度达到或者超过60dB时,可对正常的呼吸系统造成严重损害,在成年人中最为常见;受试者夜间睡眠时是否存在鼾症	字符	是/否	/	核心	中华医学会呼吸病学分会睡眠呼吸障碍学组.阻塞性睡眠呼吸暂停低通气综合征诊治指南(2011年修订版).中华结核和呼吸杂志,2012,35(1):9-12.	A2090217ZZ

序号	一级类别名称	一级类别名称序号	二级类别名称	二级类别名称序号	数据元序号	中文名称	英文名称	定义	变量类型	值域	单位	数据等级	来源	版本号
2872	健康危险因素	3	体质情况	3.1	2872	瘢痕体质	scar constitution	瘢痕体质是一种先天的与自身体质有关的、与伤口创面大小无关的、以局部皮肤成纤维细胞异常增生为主要表现的疾病；受试者是否是瘢痕体质	字符	是/否	/	探索	葛均波,徐永健,王辰.内科学.9版.北京:人民卫生出版社,2018.	A2090217YF
2873	健康危险因素	3	体质情况	3.1	2873	体重指数（BMI）	body mass index	用于量化身高和体重之间的关系,是国际上常用的衡量人体胖瘦程度及是否健康的一种量化标准。肥胖不利于气管切开及封口	数值	/	kg/m²	探索	陈荣昌,钟南山,刘又宁.呼吸病学.3版.北京:人民卫生出版社,2022.	A2090217YF
2874	体格检查	4	颈部切口检查	4.1	2874	切口干洁	clean tracheotomy incision	受试者气管切开处切口是否干洁	字符	是/否	/	核心	张春兰,孙颖慧.集束化护理对气管切开患者切口感染的预防效果评价.实用临床护理学电子杂志,2020,5(39):133.	A2090217YF
2875	体格检查	4	颈部切口检查	4.1	2875	切口存在渗血、感染、化脓	oozing of blood, infection, suppuration of tracheotomy incision	受试者气管切开处切口是否存在渗血、感染、化脓	字符	是/否	/	核心	张春兰,孙颖慧.集束化护理对气管切开患者切口感染的预防效果评价.实用临床护理学电子杂志,2020,5(39):133.	A2090217YF
2876	体格检查	4	颈部切口检查	4.1	2876	气管切开切口周围存在皮下气肿	subcutaneous emphysema around tracheotomy incision	受试者气管切开处切口周围是否存在皮下气肿	字符	是/否	/	核心	张美娟,王晓红,吕福祥,等.高压氧治疗气管切开术合并皮下气肿一例.中华航海医学与高气压医学杂志,2016,23(5):419-420.	A2090217YF

序号	一级类别名称	一级类别名称序号	二级类别名称	二级类别名称序号	数据元序号	中文名称	英文名称	定义	变量类型	值域	单位	数据等级	来源	版本号
2877	体格检查	4	颈部切口检查	4.1	2877	气管套管规格	size of tracheal cannula	气管套管规格	数值	6.0~8.5	/	核心	杜宏艳,董燕,秦建芬,等.气管切开患者金属套管的存在对呼吸的影响.浙江临床医学,2020,22(4):502-503.	A2090217YF
2878	其他临床辅助检查	5	纤支镜检查	5.1	2878	纤支镜检查术	fiberoptic bronchoscopy	纤维支气管镜(简称纤支镜)检查术是呼吸科一种常用的检查和治疗手段;受试者是否做过纤支镜	字符	是/否	/	探索	邓小梅,谭星雨,王金国,等.纤维支气管镜术后发热的临床特点.中华结核和呼吸杂志,2005,28(12):830-832.	A2090217YF
2879	其他临床辅助检查	5	纤支镜检查	5.1	2879	纤支镜操作部位	operation position of fiberoptic bronchoscopy	纤支镜操作的详细部位	字符	BALF(支气管肺泡灌洗液)/EBUS(经支气管镜腔内超声)/TBLB(经支气管镜肺活检术)/其他	/	探索	黄禹,陈娉娉,李静.气道内超声-引导鞘管技术在诊断肺周围型病变中的应用研究.国际呼吸杂志,2020,40(15):1142-1147.	A2090217YF
2880	其他临床辅助检查	5	纤支镜检查	5.1	2880	气管套管通畅	unobstructive tracheal cannula	受试者气管套管是否通畅	字符	是/否	/	探索	祝茂盛,马伟,王鹏.纤支镜引导下经皮气管切开术在重症医学科救治中的临床体会.检验医学与临床,2012,9(21):2722-2723.	A2090217YF
2881	其他临床辅助检查	5	纤支镜检查	5.1	2881	气管套管痰痂	sputum scab formation in tracheal cannula	受试者气管套管是否出现痰痂	字符	是/否	/	探索	祝茂盛,马伟,王鹏.纤支镜引导下经皮气管切开术在重症医学科救治中的临床体会.检验医学与临床,2012,9(21):2722-2723.	A2090217YF

序号	一级类别名称	一级类别名称序号	二级类别名称	二级类别名称序号	数据元序号	中文名称	英文名称	定义	变量类型	值域	单位	数据等级	来源	版本号
2882	其他临床辅助检查	5	纤支镜检查	5.1	2882	气管套管末端肉芽形成导致气管狭窄	tracheal stenosis due to granulation formation in end of tracheal cannula	受试者气管套管末端是否有肉芽形成导致气管狭窄	字符	是 / 否	/	探索	祝茂盛,马伟,王鹏.纤支镜引导下经皮气管切开术在重症医学科救治中的临床体会.检验医学与临床,2012,9(21):2722-2723.	A2090217YF
2883	其他临床辅助检查	5	纤支镜检查	5.1	2883	气管套管末端以下气管及支气管情况	situation of tracheal and the bronchus in end of tracheal cannula	气管套管末端以下的气管及支气管情况	字符	/		探索	祝茂盛,马伟,王鹏.纤支镜引导下经皮气管切开术在重症医学科救治中的临床体会.检验医学与临床,2012,9(21):2722-2723.	A2090217YF
2884	医学诊断	6	气管切开的诊断	6.1	2884	气管支架置入术后	postoperative intra-tracheal metallic stenting	气管支架置入术后	字符	是 / 否	/	核心	杜宏艳,董燕,秦建芬,等.气管切开患者金属套管的存在对呼吸的影响.浙江临床医学,2020,22(4):502-503.	A2090217YF
2885	医学诊断	6	神经系统疾病	6.2	2885	脑外伤	brain injury	指由于外物造成的头部肉眼可见的伤,一般可引起严重的后果	字符	是 / 否	/	补充	周良辅.现代神经外科学.上海:复旦大学出版社,2001.	A2090217YF
2886	医学诊断	6	神经系统疾病	6.2	2886	脑肿瘤	brain tumor	其发病因素涉及化学、遗传、环境等多方面,是临床较为常见的神经外科疾病种类之一	字符	是 / 否	/	补充	葛均波,徐永健,王辰.内科学.9版.北京:人民卫生出版社,2018.	A2090217YF
2887	医学诊断	6	神经系统疾病	6.2	2887	急性脑梗死	acute cerebral infarction	为脑供血突然中断后造成的脑组织软化、坏死情况	字符	是 / 否	/	补充	朱敏,段琴,马婷,等.早期护理康复干预对急性脑梗塞患者的临床效果评价.实用临床护理学电子杂志,2020,5(40):158.	A2090217YF

序号	一级类别名称	一级类别名称序号	二级类别名称	二级类别名称序号	数据元序号	中文名称	英文名称	定义	变量类型	值域	单位	数据等级	来源	版本号
2888	医学诊断	6	神经系统疾病	6.2	2888	脑出血	cerebral hemorrhage	指非外伤性脑实质内血管破裂引起的出血,主要是高血压性脑出血	字符	是/否	/	补充	葛均波,徐永健,王辰.内科学.9版.北京:人民卫生出版社,2018.	A2090217YF
2889	医学诊断	6	神经系统疾病	6.2	2889	阿尔茨海默病	Alzheimer's disease	又称老年性痴呆,主要表现为进行性记忆力减退、认知功能障碍、沟通障碍、人格改变等,是老年人失去自理能力的主要原因	字符	是/否	/	补充	GARY M, JOANNE A. Person-centred care for people with dementia: kitwood reconsidered. Nurs Stand, 2015, 30(7):46-50.	A2090217YF
2890	其他干预措施	7	气管切开术	7.1	2890	气管切开术	tracheostomy	气管切开可解除呼吸道梗阻现象、维持呼吸道畅通和生命体征稳定、恢复心肺等功能	字符	是/否	/	核心	杜玲.综合护理应用于ICU气管切开术患者的效果.特别健康,2020,11:164.	A2090217ZZ
2891	其他干预措施	7	气管切开术	7.1	2891	气管切开时间	date of tracheostomy	行气管切开的公元纪年日期	日期	YYYY-MM-DD	/	核心	陈荣昌,钟南山,刘又宁.呼吸病学.3版.北京:人民卫生出版社,2022.	A2090217ZZ
2892	其他干预措施	7	气管切开术	7.1	2892	气管切开部位	location of tracheostomy	行气管切开的位置到声门的距离	数值	/	cm	核心	陈荣昌,钟南山,刘又宁.呼吸病学.3版.北京:人民卫生出版社,2022.	A2090217ZZ
2893	其他干预措施	7	气管切开术	7.1	2893	气管切开方式	way of tracheostomy	气管切开的实施方式	字符	常规气管切开/快速气管切开/永久气管切开/小儿气管切开/微创气管切开	/	核心	陈荣昌,钟南山,刘又宁.呼吸病学.3版.北京:人民卫生出版社,2022.	A2090217ZZ

序号	一级类别名称	一级类别名称序号	二级类别名称	二级类别名称序号	数据元序号	中文名称	英文名称	定义	变量类型	值域	单位	数据等级	来源	版本号
2894	其他干预措施	7	气管切开术	7.1	2894	气管切开状态	tracheotomy situation	受试者的气管是否保持切开状态	字符	是/否	/	核心	杜宏艳,董燕,秦建芬,等.气管切开患者金属套管的存在对呼吸的影响.浙江临床医学,2020,22(4):502-503.	A2090217YF
2895	其他干预措施	7	肺康复	7.2	2895	吸痰护理	sputum aspiration nursing	受试者是否需要吸痰护理,吸痰前后经过翻、拍、喷、滴、吸五个步骤进行	字符	是/否	/	核心	李国英.昏迷患者气管切开后ICU的呼吸道护理.国际护理学研究,2020,2(4):493-495.	A2090217YF
2896	其他干预措施	7	肺康复	7.2	2896	吸痰方法	method of sputum aspiration	受试者使用的吸痰方法,经口腔/鼻腔/气管切开套管	字符	经口/经鼻/经气管切开套管	/	核心	李林峻,张诚,田雷,等.纤支镜吸痰在肺癌术后快速康复中的应用.重庆医科大学学报,2018,43(5):717-721.	A2090217YF
2897	其他干预措施	7	肺康复	7.2	2897	吸痰频率	frequency of sputum aspiration	受试者每天吸痰的频次	数值	/	次/d	核心	李林峻,张诚,田雷,等.纤支镜吸痰在肺癌术后快速康复中的应用.重庆医科大学学报,2018,43(5):717-721.	A2090217YF
2898	其他干预措施	7	肺康复	7.2	2898	痰量观察	sputum volume	受试者每天吸痰总量	数值	/	ml/d	核心	李林峻,张诚,田雷,等.纤支镜吸痰在肺癌术后快速康复中的应用.重庆医科大学学报,2018,43(5):717-721.	A2090217YF
2899	其他干预措施	7	肺康复	7.2	2899	痰颜色观察	sputum color observation	受试者每天吸痰的颜色	字符	/	/	核心	李林峻,张诚,田雷,等.纤支镜吸痰在肺癌术后快速康复中的应用.重庆医科大学学报,2018,43(5):717-721.	A2090217YF

序号	一级类别名称	一级类别名称序号	二级类别名称	二级类别名称序号	数据元序号	中文名称	英文名称	定义	变量类型	值域	单位	数据等级	来源	版本号
2900	其他干预措施	7	肺康复	7.2	2900	痰黏稠度观察	sputum viscosity observation	受试者每天吸痰痰液黏稠度	字符	/	/	核心	李林峻,张诚,田雷,等.纤支镜吸痰在肺癌术后快速康复中的应用.重庆医科大学学报,2018,43(5):717-721.	A2090217YF
2901	其他干预措施	7	肺康复	7.2	2901	床旁气管镜吸痰	bedside bronchoscopy combined with sputum suction	受试者是否需要床旁气管镜吸痰	字符	是/否	/	核心	李林峻,张诚,田雷,等.纤支镜吸痰在肺癌术后快速康复中的应用.重庆医科大学学报,2018,43(5):717-721.	A2090217YF
2902	其他干预措施	7	肺康复	7.2	2902	床旁气管镜吸痰频率	frequency of bedside bronchoscopy combined with sputum suction	受试者每天床旁气管镜吸痰频次	数值	/	次/d	核心	李林峻,张诚,田雷,等.纤支镜吸痰在肺癌术后快速康复中的应用.重庆医科大学学报,2018,43(5):717-721.	A2090217YF
2903	其他干预措施	7	肺康复	7.2	2903	每天吸痰是否发现痰痂	sputum scab formation during sputum suction per day	每天吸痰是否发现痰痂	字符	是/否	/	核心	李林峻,张诚,田雷,等.纤支镜吸痰在肺癌术后快速康复中的应用.重庆医科大学学报,2018,43(5):717-721.	A2090217YF
2904	其他干预措施	7	肺康复	7.2	2904	气囊管理	airbag management	气囊管理是气道管理的重要组成部分,受试者是否进行气囊管理	字符	是/否	/	核心	张金秋,刘钰,潘菲,等.人工气道气囊压力影响因素及监测方法的研究进展.中华现代护理杂志,2020,26(30):4161-4165.	A2090217YF
2905	其他干预措施	7	肺康复	7.2	2905	气囊压力	airbag pressure	气囊压力的数值	数值	/	cmH$_2$O	核心	张金秋,刘钰,潘菲,等.人工气道气囊压力影响因素及监测方法的研究进展.中华现代护理杂志,2020,26(30):4161-4165.	A2090217YF

序号	一级类别名称	一级类别名称序号	二级类别名称	二级类别名称序号	数据元序号	中文名称	英文名称	定义	变量类型	值域	单位	数据等级	来源	版本号
2906	其他干预措施	7	肺康复	7.2	2906	每天释放气囊频率	frequency of releasing airbag per day	受试者每天释放气囊频次	数值	/	次/d	核心	张金秋,刘钰,潘菲,等.人工气道气囊压力影响因素及监测方法的研究进展.中华现代护理杂志,2020,26(30):4161-4165.	A2090217YF
2907	其他干预措施	7	肺康复	7.2	2907	每次释放气囊时长	duration of releasing airbag everytime	每次累计释放气囊时长	数值	/	h/次	核心	张金秋,刘钰,潘菲,等.人工气道气囊压力影响因素及监测方法的研究进展.中华现代护理杂志,2020,26(30):4161-4165.	A2090217YF
2908	其他干预措施	7	肺康复	7.2	2908	肺康复训练	pulmonary rehabilitation training	肺康复是对有症状、日常生活能力下降的慢性呼吸系统疾病患者采取的多学科综合干预措施;受试者有无接受肺康复训练	字符	有/无	/	核心	孟申.从肺康复指南的更新看肺康复研究的进展.中华结核和呼吸杂志,2010,33(3):216-218.	A2090217YF
2909	其他干预措施	7	肺康复	7.2	2909	通气吞咽说话瓣膜训练	Passy-Muir swallowing and speaking valve (PMV) training	佩戴PMV重建闭合的上呼吸道系统是气管切开后患者吞咽功能康复的重要手段;受试者是否使用通气吞咽说话瓣膜训练	字符	是/否	/	核心	谭茗丹,李咏雪,温红梅.吞咽说话瓣膜在气管切开合并吞咽障碍患者中的应用及研究进展.中华物理医学与康复杂志,2017,39(12):954-956.	A2090217YF

序号	一级类别名称	一级类别名称序号	二级类别名称	二级类别名称序号	数据元序号	中文名称	英文名称	定义	变量类型	值域	单位	数据等级	来源	版本号
2910	其他干预措施	7	肺康复	7.2	2910	通气吞咽说话瓣膜训练频率	frequency of PMV training	受试者每天通气吞咽说话瓣膜训练频次	数值	>0	次/d	核心	谭茗丹,李咏雪,温红梅.吞咽说话瓣膜在气管切开合并吞咽障碍患者中的应用及研究进展.中华物理医学与康复杂志,2017,39(12):954-956.	A2090217YF
2911	其他干预措施	7	肺康复	7.2	2911	通气吞咽说话瓣膜训练时长	duration of PMV training	受试者每次通气吞咽说话瓣膜训练时长	数值	>0	h/次	核心	谭茗丹,李咏雪,温红梅.吞咽说话瓣膜在气管切开合并吞咽障碍患者中的应用及研究进展.中华物理医学与康复杂志,2017,39(12):954-956.	A2090217YF
2912	其他干预措施	7	肺康复	7.2	2912	吞咽训练	deglutition training	临床上采用各种综合措施对患者吞咽功能进行干预,包括间接训练、直接训练、代偿性训练、电刺激治疗、环咽肌痉挛球囊导管扩张术等;受试者是否进行吞咽训练	字符	是/否	/	核心	陈美琼.脑卒中吞咽障碍病人的康复护理进展.全科护理,2019,17(20):2487-2491.	A2090217YF
2913	其他干预措施	7	肺康复	7.2	2913	吞咽训练频率	frequency of deglutition training	受试者每天吞咽训练频次	数值	>0	次/d	核心	陈美琼.脑卒中吞咽障碍病人的康复护理进展.全科护理,2019,17(20):2487-2491.	A2090217YF
2914	其他干预措施	7	肺康复	7.2	2914	吞咽训练时长	duration of deglutition training	受试者每次吞咽训练时长	数值	>0	h/次	核心	陈美琼.脑卒中吞咽障碍病人的康复护理进展.全科护理,2019,17(20):2487-2491.	A2090217YF

序号	一级类别名称	一级类别名称序号	二级类别名称	二级类别名称序号	数据元序号	中文名称	英文名称	定义	变量类型	值域	单位	数据等级	来源	版本号
2915	其他干预措施	7	肺康复	7.2	2915	口腔感觉训练	oral sensory training	受试者是否进行口腔感觉训练	字符	是/否	/	核心	万桂芳,窦祖林,谢纯青,等.口腔感觉运动训练技术在吞咽康复中的应用.中华物理医学与康复杂志,2013,35(12):955-957.	A2090217YF
2916	其他干预措施	7	肺康复	7.2	2916	口腔感觉训练方法	method of oral sensory training	受试者接受口腔感觉训练的方法:如K点刺激法、冷刺激法等	字符	/	/	核心	万桂芳,窦祖林,谢纯青,等.口腔感觉运动训练技术在吞咽康复中的应用.中华物理医学与康复杂志,2013,35(12):955-957.	A2090217YF
2917	其他干预措施	7	肺康复	7.2	2917	口腔感觉训练频率	frequency of oral sensory training	受试者每天口腔感觉训练频次	数值	>0	次/d	核心	万桂芳,窦祖林,谢纯青,等.口腔感觉运动训练技术在吞咽康复中的应用.中华物理医学与康复杂志,2013,35(12):955-957.	A2090217YF
2918	其他干预措施	7	肺康复	7.2	2918	口腔感觉训练时长	duration of oral sensory training	受试者每次口腔感觉训练时长	数值	>0	h/次	核心	万桂芳,窦祖林,谢纯青,等.口腔感觉运动训练技术在吞咽康复中的应用.中华物理医学与康复杂志,2013,35(12):955-957.	A2090217YF
2919	其他干预措施	7	肺康复	7.2	2919	口腔运动训练	oral exercise training	受试者是否进行口腔运动训练	字符	是/否	/	核心	窦祖林.吞咽障碍与口腔感觉运动训练技术的应用//中国康复医学会.中国康复医学会第十二届全国运动疗法学术大会汇编资料.中国康复医学会,2014:12.	A2090217YF

序号	一级类别名称	一级类别名称序号	二级类别名称	二级类别名称序号	数据元序号	中文名称	英文名称	定义	变量类型	值域	单位	数据等级	来源	版本号
2920	其他干预措施	7	肺康复	7.2	2920	口腔运动训练方法	method of oral exercise training	受试者口腔运动训练方法：鼓腮、闭唇等	字符	/	/	核心	窦祖林．吞咽障碍与口腔感觉运动训练技术的应用 // 中国康复医学会．中国康复医学会第十二届全国运动疗法学术大会汇编资料．中国康复医学会，2014：12.	A2090217YF
2921	其他干预措施	7	肺康复	7.2	2921	口腔运动训练频率	frequency of oral exercise training	受试者每天口腔运动训练频次	数值	>0	次 /d	核心	窦祖林．吞咽障碍与口腔感觉运动训练技术的应用 // 中国康复医学会．中国康复医学会第十二届全国运动疗法学术大会汇编资料．中国康复医学会，2014：12.	A2090217YF
2922	其他干预措施	7	肺康复	7.2	2922	口腔运动训练时长	duration of oral exercise training	受试者每次口腔运动训练时长	数值	>0	h/ 次	核心	窦祖林．吞咽障碍与口腔感觉运动训练技术的应用 // 中国康复医学会．中国康复医学会第十二届全国运动疗法学术大会汇编资料．中国康复医学会，2014：12.	A2090217YF
2923	其他干预措施	7	肺康复	7.2	2923	呼吸肌锻炼类型	respiratory muscle training	受试者呼吸肌锻炼的类型	字符	/	/	核心	宋运莲，邵荣雅，韩慧，等．运动联合呼吸肌锻炼对稳定期慢性阻塞性肺疾病患者康复效果的 Meta 分析．中国实用护理杂志，2020，36（29）：2313-2321.	A2090217YF

序号	一级类别名称	一级类别名称序号	二级类别名称	二级类别名称序号	数据元序号	中文名称	英文名称	定义	变量类型	值域	单位	数据等级	来源	版本号
2924	其他干预措施	7	肺康复	7.2	2924	膈肌训练	diaphragm training	患者在呼吸训练时于腹部放置一个适当的重物进行抗阻力练习;受试者是否接受膈肌训练	字符	是/否	/	核心	王瓜容.心肺康复对慢性阻塞性肺疾病稳定期患者肺功能及生活质量的影响.临床合理用药杂志,2020,13(29):125-126.	A2090217YF
2925	其他干预措施	7	肺康复	7.2	2925	腹肌训练	abdominal muscle training	受试者是否进行腹肌训练	字符	是/否	/	核心	CLARK C J. Pulmonary rehabilit-ation in chronic respiratory in sufficien-cy: Setting up a pulmonary rehabilitation programme. Thorax, 1994,49(3):270-278.	A2090217YF
2926	其他干预措施	7	肺康复	7.2	2926	肋间肌训练	intercostal muscle training	受试者是否进行肋间肌训练	字符	是/否	/	核心	CLARK C J. Pulmonary rehabilit-ation in chronic respiratory in sufficien-cy: Setting up a pulmonary rehabilitation programme. Thorax, 1994,49(3):270-278.	A2090217YF
2927	其他干预措施	7	肺康复	7.2	2927	胸锁乳突肌训练	sternocleidomastoid muscle training	受试者是否进行胸锁乳突肌训练	字符	是/否	/	核心	CLARK C J. Pulmonary rehabilit-ation in chronic respiratory in sufficien-cy: Setting up a pulmonary rehabilitation programme. Thorax, 1994,49(3):270-278.	A2090217YF
2928	其他干预措施	7	肺康复	7.2	2928	呼吸肌锻炼	respiratory muscle training	呼吸肌训练可以改善患者的呼吸肌功能,增强其运动能力,减轻呼吸困难的症状;受试者是否进行呼吸肌锻炼	字符	是/否	/	核心	孟申.从肺康复指南的更新看肺康复研究的进展.中华结核和呼吸杂志,2010,33(3):216-218.	A2090217YF

序号	一级类别名称	一级类别名称序号	二级类别名称	二级类别名称序号	数据元序号	中文名称	英文名称	定义	变量类型	值域	单位	数据等级	来源	版本号
2929	其他干预措施	7	肺康复	7.2	2929	呼吸肌锻炼频率	training frequency of respiratory muscle	每天呼吸肌锻炼频次	数值	/	次/d	核心	CLARK C J. Pulmonary rehabilit-ation in chronic respiratory in sufficien-cy: Setting up a pulmonary rehabilitation programme. Thorax, 1994, 49（3）: 270–278.	A2090217YF
2930	其他干预措施	7	肺康复	7.2	2930	呼吸肌锻炼时长	training duration of respiratory muscle	受试者每次呼吸肌锻炼时长	数值	/	h/次	核心	CLARK C J. Pulmonary rehabilit-ation in chronic respiratory in sufficien-cy: Setting up a pulmonary rehabilitation programme. Thorax, 1994, 49（3）: 270–278.	A2090217YF
2931	其他干预措施	7	肺康复	7.2	2931	运动锻炼	exercise	受试者是否接受运动锻炼	字符	是/否	/	核心	CLARK C J. Pulmonary rehabilit-ation in chronic respiratory in sufficien-cy: Setting up a pulmonary rehabilitation programme. Thorax, 1994, 49（3）: 270–278.	A2090217YF
2932	其他干预措施	7	肺康复	7.2	2932	运动康复类型	rehabilitation exercise type	受试者运动康复类型	字符	步行/慢跑/汽车/游泳/气功/舞蹈/爬山/太极拳/八段锦/郑氏康复锻炼/其他	/	核心	张荣照,王芳,魏松青,等.中西医结合肺康复法治疗中度COPD的疗效观察.中国中医药现代远程教育,2016,14（20）: 82-84.	A2090217YF
2933	其他干预措施	7	肺康复	7.2	2933	运动锻炼频率	frequency of exercise	受试者运动康复锻炼频率	数值	/	次/周	核心	张荣照,王芳,魏松青,等.中西医结合肺康复法治疗中度COPD的疗效观察.中国中医药现代远程教育,2016,14（20）: 82-84.	A2090217YF

序号	一级类别名称	一级类别名称序号	二级类别名称	二级类别名称序号	数据元序号	中文名称	英文名称	定义	变量类型	值域	单位	数据等级	来源	版本号
2934	其他干预措施	7	肺康复	7.2	2934	运动时长	duration of exercise	受试者一次运动康复共计小时数	数值	/	h/次	核心	张荣照,王芳,魏松青,等.中西医结合肺康复法治疗中度COPD的疗效观察.中国中医药现代远程教育,2016,14(20):82-84.	A2090217YF
2935	其他干预措施	7	肺康复	7.2	2935	康复规律性	regularity of rehabilitation	受试者肺康复是否规律	字符	是/否	/	核心	张荣照,王芳,魏松青,等.中西医结合肺康复法治疗中度COPD的疗效观察.中国中医药现代远程教育,2016,14(20):82-84.	A2090217YF
2936	其他干预措施	7	肺康复	7.2	2936	上肢床上运动锻炼	upper limb bed exercise	受试者是否进行上肢床上运动锻炼	字符	是/否	/	核心	文红,郑劲平.慢性阻塞性肺疾病患者肺康复治疗效果及其评价.中华结核和呼吸杂志,2006,29(11):769-771.	A2090217YF
2937	其他干预措施	7	肺康复	7.2	2937	躯干床上运动锻炼	trunk bed exercise	受试者是否进行躯干床上运动锻炼	字符	是/否	/	核心	文红,郑劲平.慢性阻塞性肺疾病患者肺康复治疗效果及其评价.中华结核和呼吸杂志,2006,29(11):769-771.	A2090217YF
2938	其他干预措施	7	肺康复	7.2	2938	下肢床上运动锻炼	lower limb bed exercise	受试者是否进行下肢床上运动锻炼	字符	是/否	/	核心	文红,郑劲平.慢性阻塞性肺疾病患者肺康复治疗效果及其评价.中华结核和呼吸杂志,2006,29(11):769-771.	A2090217YF
2939	其他干预措施	7	肺康复	7.2	2939	床边综合运动锻炼	bedside comprehensive training	受试者是否进行床边综合运动锻炼	字符	是/否	/	核心	文红,郑劲平.慢性阻塞性肺疾病患者肺康复治疗效果及其评价.中华结核和呼吸杂志,2006,29(11):769-771.	A2090217YF

序号	一级类别名称	一级类别名称序号	二级类别名称	二级类别名称序号	数据元序号	中文名称	英文名称	定义	变量类型	值域	单位	数据等级	来源	版本号
2940	其他干预措施	7	肺康复	7.2	2940	康复开始日期	start date of rehabilitation	受试者开始肺康复训练的公元纪年日期	日期	YYYY-MM-DD	/	核心	孟申. 从肺康复指南的更新看肺康复研究的进展. 中华结核和呼吸杂志, 2010, 33(3): 216-218.	A2090217YF
2941	其他干预措施	7	肺康复	7.2	2941	康复结束日期	end date of rehabilitation	受试者结束肺康复训练的公元纪年日期	日期	YYYY-MM-DD	/	核心	孟申. 从肺康复指南的更新看肺康复研究的进展. 中华结核和呼吸杂志, 2010, 33(3): 216-218.	A2090217YF
2942	其他干预措施	7	肺康复	7.2	2942	痰池管理	sputum pool management	咳痰是呼吸系统疾病的常见症状, 痰液中可带有病原菌, 尤其是开放性肺结核、严重急性呼吸综合征(SARS)、禽流感, 以及新发的呼吸道传染病患者的痰液, 需要封闭管理, 否则将传播疾病; 受试者是否需要痰池管理	字符	是 / 否	/	核心	陈荣昌, 钟南山, 刘又宁. 呼吸病学. 3 版. 北京: 人民卫生出版社, 2022.	A2090217YF
2943	其他干预措施	7	肺康复	7.2	2943	痰池管理方法	sputum pool management method	痰池管理使用的方法	字符	释放气囊法 / 痰池持续抽吸法 / 痰池间断抽吸法	/	核心	陈荣昌, 钟南山, 刘又宁. 呼吸病学. 3 版. 北京: 人民卫生出版社, 2022.	A2090217YF
2944	其他干预措施	7	肺康复	7.2	2944	每天痰池量	sputum pool amount per day	每天的痰池总量	数值	/	ml/d	核心	陈荣昌, 钟南山, 刘又宁. 呼吸病学. 3 版. 北京: 人民卫生出版社, 2022.	A2090217YF

序号	一级类别名称	一级类别名称序号	二级类别名称	二级类别名称序号	数据元序号	中文名称	英文名称	定义	变量类型	值域	单位	数据等级	来源	版本号
2945	其他干预措施	7	肺康复	7.2	2945	语音训练	speech exercise	受试者是否进行语音训练	字符	是/否	/	核心	徐丽娜,李峰,闵志云,等. 功能性构音障碍塞音异常患者的语音特点及训练效果. 听力学及言语疾病杂志,2017,25(3):226–230.	A2090217YF
2946	其他干预措施	7	肺康复	7.2	2946	语音训练方法	training method of speech exercise	受试者语音训练的方法	字符	/	/	核心	徐丽娜,李峰,闵志云,等. 功能性构音障碍塞音异常患者的语音特点及训练效果. 听力学及言语疾病杂志,2017,25(3):226–231.	A2090217YF
2947	其他干预措施	7	肺康复	7.2	2947	语音训练频率	frequency of speech exercise	受试者每天语音训练的次数	数值	/	次/d	核心	徐丽娜,李峰,闵志云,等. 功能性构音障碍塞音异常患者的语音特点及训练效果. 听力学及言语疾病杂志,2017,25(3):226–232.	A2090217YF
2948	其他干预措施	7	肺康复	7.2	2948	语音训练时长	duration of speech exercise	受试者每次累计语音训练时长	数值	/	h/次	核心	徐丽娜,李峰,闵志云,等. 功能性构音障碍塞音异常患者的语音特点及训练效果. 听力学及言语疾病杂志,2017,25(3):226–233.	A2090217YF
2949	其他干预措施	7	家庭氧疗	7.3	2949	家庭氧疗	oxygen treatment	受试者是否进行家庭氧疗	字符	是/否	/	核心	孟申. 从肺康复指南的更新看肺康复研究的进展. 中华结核和呼吸杂志,2010,33(3):216–218.	A2090217YF
2950	其他干预措施	7	家庭氧疗	7.3	2950	家庭氧疗开始日期	start date of family oxygen	受试者开始家庭氧疗的公元纪年日期	日期	YYYY-MM-DD	/	核心	孟申. 从肺康复指南的更新看肺康复研究的进展. 中华结核和呼吸杂志,2010,33(3):216–218.	A2090217YF

（三）脱 机 困 难

包括疾病症状、医学诊断、呼吸机参数、脱机评估、药物治疗、其他干预措施相关的数据元。

序号	一级类别名称	一级类别名称序号	二级类别名称	二级类别名称序号	数据元序号	中文名称	英文名称	定义	变量类型	值域	单位	数据等级	来源	版本号
2951	疾病症状	1	呼吸道症状	1.1	2951	呼吸困难	dyspnea	主观上感觉吸气不足、呼吸费力,客观上表现为呼吸频率、节律和深度的改变	字符	是/否	/	核心	陈荣昌,钟南山,刘又宁.呼吸病学.3版.北京:人民卫生出版社,2022.	A20180901JWHU
2952	疾病症状	1	呼吸道症状	1.1	2952	呼吸困难时间	duration since shortness of breath occurred after activity	从开始出现呼吸困难到本次气管插管的时间	数值	0~100	年	核心	陈荣昌,钟南山,刘又宁.呼吸病学.3版.北京:人民卫生出版社,2022.	A20180901JWHU
2953	医学诊断	2	神经-肌肉病变	2.1	2953	脊髓灰质炎	poliomyelitis	由脊髓灰质炎病毒引起的急性传染病	字符	是/否	/	补充	葛均波,徐永健,王辰.内科学.9版.北京:人民卫生出版社,2018.	A20190222JYH
2954	医学诊断	2	神经-肌肉病变	2.1	2954	吉兰-巴雷综合征	Guillain-Barre syndrome（GBS）	又称格林-巴利综合征,是神经内科最为常见和严重的引起急性弛缓性瘫痪的周围神经病,主要累及脊神经根、周围神经及脑神经	字符	是/否	/	补充	葛均波,徐永健,王辰.内科学.9版.北京:人民卫生出版社,2018.	A20190222JYH
2955	医学诊断	2	神经-肌肉病变	2.1	2955	运动神经元病	motor neuron disease	一组病因尚未明确的缓慢进展的神经系统变性病	字符	是/否	/	补充	罗慰慈.协和医学词典.北京:北京医科大学中国协和医科大学联合出版社,1998.	A20190222JYH

续表

序号	一级类别名称	一级类别名称序号	二级类别名称	二级类别名称序号	数据元序号	中文名称	英文名称	定义	变量类型	值域	单位	数据等级	来源	版本号
2956	医学诊断	2	神经－肌肉病变	2.1	2956	多发性神经根炎	polyradiculitis	以脊神经根受累多见，并常合并脊神经受累	字符	是/否	/	补充	蒋建明．英汉神经病学词典．上海：第二军医大学出版社，2001.	A20190222JYH
2957	医学诊断	2	神经－肌肉病变	2.1	2957	脊髓侧索硬化症	lateral sclerosis of spinal cord	是一种慢性神经元性疾病，主要是由运动皮质上运动神经元（UMNs）和脊髓及脑干下运动神经元（LMNs）损伤造成的	字符	是/否	/	补充	贺韵涵，王强，孙嫘，等．肌萎缩侧索硬化症治疗的研究进展．现代中西医结合杂志，2020，29（6）：679–684.	A20190222JYH
2958	医学诊断	2	神经－肌肉病变	2.1	2958	药物/毒物中毒	poisoning	因误服大剂量药物、毒物，或治疗中错用及服用变质药物/毒物，或药物配伍失度等而出现中毒现象者	字符	是/否	/	补充	李经纬，余瀛鳌，欧永欣，等．中医大辞典．北京：人民卫生出版社，1995.	A20190222JYH
2959	医学诊断	2	神经－肌肉病变	2.1	2959	进行性肌营养不良	progressive muscular dystrophy	一组具有遗传性的原发性肌病，临床主要表现为进行性加重的肌肉无力和萎缩。亦可涉及心肌	字符	是/否	/	补充	何伋，马恩轩，成义仁．内科疾病神经症状与精神障碍．济南：山东科学技术出版社，1994.	A20190222JYH
2960	医学诊断	2	神经－肌肉病变	2.1	2960	多发性皮肌炎、肌炎	multiple dermatomyositis and myositis	以横纹肌受累为主要表现，横纹肌特别是四肢近侧肌有变性和慢性炎症细胞浸润，引起疼痛和无力	字符	是/否	/	补充	何伋，马恩轩，成义仁．内科疾病神经症状与精神障碍．济南：山东科学技术出版社，1994	A20190222JYH

序号	一级类别名称	一级类别名称序号	二级类别名称	二级类别名称序号	数据元序号	中文名称	英文名称	定义	变量类型	值域	单位	数据等级	来源	版本号
2961	医学诊断	2	神经-肌肉病变	2.1	2961	电解质紊乱	electrolyte disturbances	由于疾病或其他原因造成的细胞内外液电解质浓度与浓度的比例发生改变所致	字符	是／否	/	补充	吴孟超,吴在德,吴肇汉.外科学.9版.北京:人民卫生出版社,2018.	A20190222JYH
2962	医学诊断	2	肾脏疾病	2.2	2962	肾衰竭	renal failure	指肾功能不全失代偿尿毒症期	字符	是／否	/	补充	吴孟超,吴在德,吴肇汉.外科学.9版.北京:人民卫生出版社,2018.	A20190222JYH
2963	医学诊断	2	其他诊断	2.3	2963	脓毒血症	sepsis	化脓性细菌侵入血液,生长繁殖引起全身中毒性症状时,在人体的某些组织或器官形成的化脓性病灶	字符	是／否	/	补充	葛均波,徐永健,王辰.内科学.9版.北京:人民卫生出版社,2018.	A20190222JYH
2964	医学诊断	2	其他诊断	2.3	2964	多器官功能衰竭	multiple organ failure	机体多种器官发生功能衰竭	字符	是／否	/	补充	张俊武.新编实用医学词典.北京:北京医科大学中国协和医科大学联合出版社,1994.	A20190222JYH
2965	呼吸机参数	3	初始参数设置	3.1	2965	容量控制通气（CV）	volume controlled ventilation	呼吸机以预设的通气容量来进行通气,当呼吸机送气达到预设潮气量后停止送气,依靠胸廓及肺的弹性回缩力被动呼出;受试者是否使用CV	字符	是／否	/	探索	刘志伟,米玉红,赵斌.压力控制通气与容量控制通气在急性呼吸窘迫综合征治疗中的优劣.中华急诊医学杂志,2018,27(4):349-352.	A20190222JYH

序号	一级类别名称	一级类别名称序号	二级类别名称	二级类别名称序号	数据元序号	中文名称	英文名称	定义	变量类型	值域	单位	数据等级	来源	版本号
2966	呼吸机参数	3	初始参数设置	3.1	2966	压力控制通气（PCV）	pressure controlled ventilation	呼吸机以预设的气道压力来进行通气,当呼吸机送气迅速达到预设气道压力并通过减速气流来维持一段时间的气道压力,是一种时间切换压力的控制模式;受试者是否使用PCV	字符	是/否	/	探索	刘志伟,米玉红,赵斌.压力控制通气与容量控制通气在急性呼吸窘迫综合征治疗中的优劣.中华急诊医学杂志,2018,27（4）:349-352.	A20190222JYH
2967	呼吸机参数	3	初始参数设置	3.1	2967	容量辅助通气（AV）	volume-assisted ventilation	是潮气量、吸气时间由呼吸机决定,但自主呼吸触发呼吸机送气,呼吸频率和吸呼气时间比随自主呼吸变化的通气模式;受试者是否使用AV	字符	是/否	/	探索	中华医学会重症医学分会.机械通气临床应用指南（2006）.中国危重病急救医学,2007,19（2）:65-72.	A20190222JYH
2968	呼吸机参数	3	初始参数设置	3.1	2968	压力辅助通气（PAV）	pressure-assisted ventilation	是通气压力,吸气时间由呼吸机决定,但自主呼吸触发呼吸机送气,呼吸频率和吸呼气时间比随自主呼吸变化的通气模式;受试者是否使用PAV	字符	是/否	/	探索	陈荣昌,钟南山,刘又宁.呼吸病学.3版.北京:人民卫生出版社,2022.	A20190222JYH

序号	一级类别名称	一级类别名称序号	二级类别名称	二级类别名称序号	数据元序号	中文名称	英文名称	定义	变量类型	值域	单位	数据等级	来源	版本号
2969	呼吸机参数	3	初始参数设置	3.1	2969	容量辅助－控制通气（V-ACV）	volume-assisted/controlled ventilation	属于辅助控制通气模式；受试者是否使用 V-ACV	字符	是／否	/	探索	中华医学会重症医学分会．机械通气临床应用指南（2006）．中国危重病急救医学, 2007, 19（2）:65-72.	A20190222JYH
2970	呼吸机参数	3	初始参数设置	3.1	2970	压力辅助－控制通气（P-ACV）	pressure-assisted/controlled ventilation	属于辅助控制通气模式；受试者是否使用 P-ACV	字符	是／否	/	探索	中华医学会重症医学分会．机械通气临床应用指南（2006）．中国危重病急救医学, 2007, 19（2）:65-72.	A20190222JYH
2971	呼吸机参数	3	初始参数设置	3.1	2971	容积控制间歇指令通气（V-IMV）	volume-controlled intermittent mandatory ventilation	间歇指令通气是根据预先设置的时间间隔即时间触发，来实施周期性的容量或压力通气，其间允许患者以任何设定的基础压力水平进行自主呼吸；受试者是否使用 V-IMV	字符	是／否	/	探索	中华医学会重症医学分会．机械通气临床应用指南（2006）．中国危重病急救医学, 2007, 19（2）:65-72.	A20190222JYH
2972	呼吸机参数	3	初始参数设置	3.1	2972	压力控制间歇指令通气（P-IMV）	pressure controlled intermittent mandatory ventilation	是呼吸机按预设呼吸频率送气，每个吸气过程由预设通气压力、吸气时间完成的通气模式；受试者是否使用 P-IMV	字符	是／否	/	探索	曾玮．压力调节容量控制通气与同步间歇指令通气治疗老年慢性阻塞性肺疾病并呼吸衰竭的疗效比较．医学综述, 2015, 21（14）: 2664-2666.	A20190222JYH

序号	一级类别名称	一级类别名称序号	二级类别名称	二级类别名称序号	数据元序号	中文名称	英文名称	定义	变量类型	值域	单位	数据等级	来源	版本号
2973	呼吸机参数	3	初始参数设置	3.1	2973	压力支持通气（PSV）	pressure support ventilation	属部分通气支持模式，是由患者触发、压力目标、流量切换的一种机械通气模式；受试者是否使用 PSV	字符	是 / 否	/	探索	中华医学会重症医学分会．机械通气临床应用指南（2006）．中国危重病急救医学，2007，19（2）：65-72．	A20190222JYH
2974	呼吸机参数	3	初始参数设置	3.1	2974	持续气道正压通气（CPAP）	continuous positive airway pressure	是在自主呼吸条件下，整个呼吸周期内（吸气及呼气期间）气道保持正压，患者完成全部的呼吸功，是呼气末正压通气在自主呼吸条件下的特殊技术；受试者是否使用 CPAP	字符	是 / 否	/	探索	中华医学会重症医学分会．机械通气临床应用指南（2006）．中国危重病急救医学，2007，19（2）：65-72．	A20190222JYH
2975	呼吸机参数	3	初始参数设置	3.1	2975	指令分钟通气（MMV）	mandatory minute ventilation	根据患者的性别、年龄、体重、体位和代谢情况预调每分钟通气量；受试者是否使用 MMV	字符	是 / 否	/	探索	中华医学会重症医学分会．机械通气临床应用指南（2006）．中国危重病急救医学，2007，19（2）：65-72．	A20190222JYH
2976	呼吸机参数	3	初始参数设置	3.1	2976	反比通气（IRV）	inversed ratio ventilation	是呼吸机通气的一种方式，表现为使吸气时间长于呼气时间；受试者是否使用 IRV	字符	是 / 否	/	探索	郭萍，郭志坤．呼吸系统病学词典．郑州：河南科学技术出版社，2007．	A20190222JYH

序号	一级类别名称	一级类别名称序号	二级类别名称	二级类别名称序号	数据元序号	中文名称	英文名称	定义	变量类型	值域	单位	数据等级	来源	版本号
2977	呼吸机参数	3	初始参数设置	3.1	2977	气道压力释放通气（APRV）	airway pressure release ventilation	通过短暂的间歇周期释放部分肺容量以提供持续气道正压，同时可适度保留患者的自主呼吸；受试者是否使用APRV	字符	是/否	/	探索	岳伟岗,向飞,张莹,等.急性呼吸窘迫综合征患者早期应用气道压力释放通气的疗效.中华危重症医学杂志(电子版),2020,13(2):93-99.	A20190222JYH
2978	呼吸机参数	3	初始参数设置	3.1	2978	气道峰压	peak airway pressure	是肺机械力学指标,为通气过程中气道内的最高压力值,出现于吸气末气道最高压力	数值	0~60	cmH$_2$O	探索	郭萍,郭志坤.呼吸系统病学词典.郑州:河南科学技术出版社,2007.	A20190222JYH
2979	呼吸机参数	3	初始参数设置	3.1	2979	平台压	platform pressure	对于接受机械通气治疗且无自主呼吸的患者,吸气末气道压被称为平台压	数值	0~60	cmH$_2$O	探索	刘志伟,米玉红,赵斌.压力控制通气与容量控制通气在急性呼吸窘迫综合征治疗中的优劣.中华急诊医学杂志,2018,27(4):349-352.	A20190222JYH
2980	呼吸机参数	3	初始参数设置	3.1	2980	呼气末正压通气（PEEP）	positive end-expiratory pressure	静息呼气终末位置	数值	0~60	cmH$_2$O	探索	陈荣昌,钟南山,刘又宁.呼吸病学.3版.北京:人民卫生出版社,2022.	A20190222JYH
2981	呼吸机参数	3	初始参数设置	3.1	2981	潮气量	tidal volume	在机械通气或自主呼吸时一次吸入或呼出的气体量	数值	0~1 000	ml	探索	王艳芹,杨忠群,李雪英,等.呼吸机性能参数的质量控制及误差分析.中国医疗设备,2020,35(3):60-63.	A20190222JYH

序号	一级类别名称	一级类别名称序号	二级类别名称	二级类别名称序号	数据元序号	中文名称	英文名称	定义	变量类型	值域	单位	数据等级	来源	版本号
2982	呼吸机参数	3	初始参数设置	3.1	2982	呼吸频率	breathing rate	指每分钟机械通气或自主呼吸的次数,是影响每分钟通气量的重要因素,每分钟通气量=呼吸频率×潮气量	数值	0~60	次/min	探索	万晶晶.呼吸机参数对COPD机械通气患者气道症状及呼吸力学的影响.基层医学论坛,2020,24(28):4014-4015.	A20190222JYH
2983	呼吸机参数	3	初始参数设置	3.1	2983	压力支持水平	pressure support level	受试者的压力支持水平	数值	0~60	cmH$_2$O	探索	中华医学会重症医学分会.机械通气临床应用指南(2006).中国危重病急救医学,2007,19(2):65-72.	A20190222JYH
2984	呼吸机参数	3	初始参数设置	3.1	2984	吸呼比	inspiratory-to-expiratory ratio	吸呼比	数值	0~5	/	探索	葛均波,徐永健,王辰.内科学.9版.北京:人民卫生出版社,2018.	A20190222JYH
2985	脱机评估	4	通气时间	4.1	2985	机械通气时间	duration of mechanical ventilation	受试者使用机械通气的时间	数值	0~300	天	探索	陈荣昌,钟南山,刘又宁.呼吸病学.3版.北京:人民卫生出版社,2022.	A20190222JYH
2986	脱机评估	4	插管次数	4.2	2986	插管次数	intubation frequency	受试者本次住院期间的插管次数	数值	0~10	次	探索	陈荣昌,钟南山,刘又宁.呼吸病学.3版.北京:人民卫生出版社,2022.	A20190222JYH
2987	脱机评估	4	基础疾病	4.3	2987	基础疾病控制	basic disease control	受试者基础疾病是否控制	字符	是/否	/	探索	陈荣昌,钟南山,刘又宁.呼吸病学.3版.北京:人民卫生出版社,2022.	A20190222JYH

序号	一级类别名称	一级类别名称序号	二级类别名称	二级类别名称序号	数据元序号	中文名称	英文名称	定义	变量类型	值域	单位	数据等级	来源	版本号
2988	脱机评估	4	呼吸肌力量	4.4	2988	最大吸气压	maximum inspiratory pressure	指在残气位阻断气道时,用最大努力吸气产生的最大口腔压,反映全部吸气肌的综合吸气力;受试者最大的吸气压	数值	0~500	cmH_2O	探索	万学红,卢雪峰.诊断学.9版.北京:人民卫生出版社,2018.	A20190222JYH
2989	脱机评估	4	呼吸肌力量	4.4	2989	最大呼气压	maximum expiratory pressure	指在肺总量位阻断气道时,用最大努力呼气产生的最大口腔压,反映全部呼气肌的综合呼气力量;受试者最大的呼气压	数值	0~500	cmH_2O	探索	万学红,卢雪峰.诊断学.9版.北京:人民卫生出版社,2018.	A20190222JYH
2990	脱机评估	4	呼吸肌力量	4.4	2990	最大跨膈压	maximum transdiaphragmatic pressure	指在功能残气位(或残气位)阻断气道的情况下,以最大努力吸气时产生的跨膈压(腹内压与胸内压的差值)最大值。反映膈肌做最大收缩时所产生的压力,是代表膈肌收缩力的指标;受试者最大的跨膈压	数值	0~500	cmH_2O	探索	万学红,卢雪峰.诊断学.9版.北京:人民卫生出版社,2018.	A20190222JYH

序号	一级类别名称	一级类别名称序号	二级类别名称	二级类别名称序号	数据元序号	中文名称	英文名称	定义	变量类型	值域	单位	数据等级	来源	版本号
2991	脱机评估	4	呼吸肌疲劳	4.5	2991	胸腹矛盾呼吸	paradoxical breathing	呼吸时胸廓与腹部出现相反运动	字符	是/否	/	探索	郭忠良,蔡映云,梁永杰.稳定期中重度慢性阻塞性肺疾病患者运动时胸腹矛盾呼吸以及氧疗的作用.中华结核和呼吸杂志,2000,23(3):141.	A20190222JYH
2992	脱机评估	4	痰液清除能力	4.6	2992	咳嗽反射	cough reflex	肺气道内膜敏感性所致的系列反射,由延髓介导,其冲动由迷走神经传导,结果引起咳嗽,即清除呼吸道的异物;受试者咳嗽反射强弱	字符	良好/中等/差/无	/	探索	杨志寅.诊断学大辞典.北京:华夏出版社,2004:81.	A20190222JYH
2993	脱机评估	4	血红蛋白	4.7	2993	血红蛋白	hemoglobin	亚铁血红素的一种低自旋化合物	数值	0~200	g/L	探索	罗超权,余新炳,王昌才.英汉生物化学与分子医学词典.北京:中国医药科技出版社,2004.	A20190222JYH
2994	脱机评估	4	心律失常	4.8	2994	心律失常	arrhythmia	由于各种原因所致的心跳过快、过慢或不规则	字符	是/否	/	探索	葛均波,徐永健,王辰.内科学.9版.北京:人民卫生出版社,2018.	A20190222JYH
2995	脱机评估	4	气道套管口径	4.9	2995	气道套管口径	airway sleeve caliber	受试者气管套管的大小	数值	0~12	cm	补充	陈荣昌,钟南山,刘又宁.呼吸病学.3版.北京:人民卫生出版社,2022.	A20190222JYH
2996	脱机评估	4	舌后坠	4.10	2996	舌后坠	glossoptosis	仰卧的时候舌体向后移动,堵塞住咽腔,引起呼吸不畅,出现打鼾的症状;受试者是否有舌后坠	字符	是/否	/	补充	葛均波,徐永健,王辰.内科学.9版.北京:人民卫生出版社,2018.	A20190222JYH

序号	一级类别名称	一级类别名称序号	二级类别名称	二级类别名称序号	数据元序号	中文名称	英文名称	定义	变量类型	值域	单位	数据等级	来源	版本号
2997	脱机评估	4	喉头水肿	4.11	2997	喉头水肿	edema of the larynx	喉黏膜松弛处如会厌、杓状会厌襞等的黏膜下有组织液浸润	字符	是/否	/	补充	郭萍,郭志坤.呼吸系统病学词典.郑州:河南科学技术出版社,2007:80.	A20190222JYH
2998	脱机评估	4	休克	4.12	2998	休克	shock	组织供血不足时循环系统衰竭引起的严重危险状况	字符	是/否	/	补充	艾伦·艾萨克斯.麦克米伦百科全书.郭建中,江昭明,毛华奋等,译.杭州:浙江人民出版社,2002.	A20190222JYH
2999	脱机评估	4	心理状况	4.13	2999	焦虑	anxious	心理学术语,是情感活动障碍之一。是指患者具有发生自身安全和其他不良后果的心境	字符	是/否	/	补充	王翔朴,王营通,李珏声.卫生学大辞典.青岛:青岛出版社,2000.	A20190222JYH
3000	脱机评估	4	心理状况	4.14	3000	恐惧	melancholy	人们面临危险时所产生的惧怕和不安的情绪	字符	是/否	/	补充	宋希仁,陈劳志,赵仁光.伦理学大辞典.长春:吉林人民出版社,1989.	A20190222JYH
3001	脱机评估	4	自主呼吸试验	4.15	3001	自主呼吸试验(SBT)	spontaneous breathing trial	运用T管或低支持水平的自主呼吸模式与有创通气的患者,通过短时间的动态观察,以评价患者是否能耐受3分钟SBT试验	字符	完全耐受/不耐受	/	补充	温晓红,潘慧斌,戴竹泉,等.基于"无创辅助通气治疗模式"的自主呼吸试验流程在AECOPD患者有创-无创序贯通气治疗的效果分析,一项混合性队列研究.中华急诊医学杂志,2020,29(6):859-863.	A20190222JYH
3002	脱机评估	4	感觉障碍	4.16	3002	感觉障碍	sensory disturbance	感觉功能因其传导途径发生病损而致的异常现象	字符	是/否	/	补充	杨志寅.诊断学大辞典.北京:华夏出版社,2004.	A20190222JYH

序号	一级类别名称	一级类别名称序号	二级类别名称	二级类别名称序号	数据元序号	中文名称	英文名称	定义	变量类型	值域	单位	数据等级	来源	版本号
3003	脱机评估	4	胰岛素水平	4.17	3003	胰岛素水平	insulin levels	受试者血液胰岛素水平	数值	0~200	μU/ml	补充	葛均波,徐永健,王辰.内科学.9版.北京:人民卫生出版社,2018.	A20190222JYH
3004	脱机评估	4	吞咽反射	4.18	3004	吞咽反射	deglutition reflex	一种先天遗传的、本能的、典型而复杂的反射动作;受试者吞咽反射强弱	字符	正常/弱/无	/	补充	葛均波,徐永健,王辰.内科学.9版.北京:人民卫生出版社,2018.	A20190222JYH
3005	脱机评估	4	气道狭窄	4.19	3005	气道狭窄	airway constriction	气道梗阻引致气急和呼吸困难;受试者有无出现气道狭窄	字符	是/否	/	补充	陈荣昌,钟南山,刘又宁.呼吸病学.3版.北京:人民卫生出版社,2022.	A20190222JYH
3006	脱机评估	4	浅快呼吸指数	4.20	3006	浅快呼吸指数	rapid shallow breathing index（RSBI）	目前应用广泛的脱机评估指标之一;受试者浅快呼吸指数的数值	数值	0~200	/	补充	张铂,秦英智.浅快呼吸指数在两种自主呼吸试验方法中的临床研究.中国危重病急救医学,2009,21(7):397-401.	A20190222JYH
3007	脱机评估	4	谵妄	4.21	3007	谵妄	delirium	意识障碍的一种类型,是由各种致病因素所引起的急性脑器质性综合征	字符	是/否	/	补充	何伋,马恩轩,成义仁.内科疾病神经症状与精神障碍.济南:山东科学技术出版社,1994.	A20190222JYH
3008	脱机评估	4	心功能	4.22	3008	心力衰竭	congestive heart failure	心力衰竭	字符	是/否	/	补充	葛均波,徐永健,王辰.内科学.9版.北京:人民卫生出版社,2018.	A20190222JYH
3009	药物治疗	5	药物使用	5.1	3009	肌松药物	muscle relaxant	N2胆碱受体阻滞药	字符	是/否	/	探索	杨宝峰,陈建国.药理学.9版.北京:人民卫生出版社,2018.	A20190222JYH

序号	一级类别名称	一级类别名称序号	二级类别名称	二级类别名称序号	数据元序号	中文名称	英文名称	定义	变量类型	值域	单位	数据等级	来源	版本号
3010	药物治疗	5	药物使用	5.1	3010	呼吸兴奋剂	respiratory stimulants	中枢兴奋药	字符	是／否	／	探索	杨宝峰,陈建国.药理学.9版.北京:人民卫生出版社,2018.	A20190222JYH
3011	其他干预措施	6	康复治疗	6.1	3011	早期康复	early rehabilitation	受试者是否进行早期康复治疗	字符	是／否	／	探索	胡丹丹.早期康复护理对脑卒中患者运动及认知功能的影响.中国城乡企业卫生,2020,35(11):129–130.	A20190222JYH
3012	其他干预措施	6	康复治疗	6.1	3012	卧位康复运动	lying posture rehabilitation movement	受试者是否进行卧位康复运动	字符	是／否	／	探索	陈荣昌,钟南山,刘又宁.呼吸病学.3版.北京:人民卫生出版社,2022.	A20190222JYH
3013	其他干预措施	6	康复治疗	6.1	3013	气道湿化	airway humidification	指通过湿化或雾化装置,将水或溶液变成蒸汽或由微小液滴组成的悬浮于气体中的雾,以提高吸入气体的湿度,湿润气道黏膜,稀释痰液,提高气道廓清能力的物理疗法;受试者是否进行气道加温湿化	字符	是／否	／	探索	陈荣昌,钟南山,刘又宁.呼吸病学.3版.北京:人民卫生出版社,2022.	A20190222JYH
3014	其他干预措施	6	康复治疗	6.1	3014	气道分泌物清除	removal of airway secretions	受试者气道分泌物是否清除	字符	是／否	／	探索	中国吞咽障碍康复评估与治疗专家共识组.中国吞咽障碍评估与治疗专家共识(2017年版)第二部分:治疗与康复管理篇.中华物理医学与康复杂志,2018,40(1):1–10.	A20190222JYH

序号	一级类别名称	一级类别名称序号	二级类别名称	二级类别名称序号	数据元序号	中文名称	英文名称	定义	变量类型	值域	单位	数据等级	来源	版本号
3015	其他干预措施	6	康复治疗	6.1	3015	呼吸模式训练	respiratory pattern training	受试者是否进行呼吸模式训练	字符	是／否	／	探索	陈荣昌,钟南山,刘又宁.呼吸病学.3版.北京:人民卫生出版社,2022.	A20190222JYH
3016	其他干预措施	6	康复治疗	6.1	3016	咳嗽能力训练	cough training	受试者是否进行咳嗽能力训练	字符	是／否	／	探索	陈荣昌,钟南山,刘又宁.呼吸病学.3版.北京:人民卫生出版社,2022.	A20190222JYH
3017	其他干预措施	6	康复治疗	6.1	3017	误吸评估	assessment of aspiration	受试者是否进行误吸的评估	字符	是／否	／	探索	陈荣昌,钟南山,刘又宁.呼吸病学.3版.北京:人民卫生出版社,2022.	A20190222JYH
3018	其他干预措施	6	康复治疗	6.1	3018	误吸康复	rehabilitation of aspiration	受试者是否进行误吸的康复训练	字符	是／否	／	探索	陈荣昌,钟南山,刘又宁.呼吸病学.3版.北京:人民卫生出版社,2022.	A20190222JYH
3019	其他干预措施	6	康复治疗	6.1	3019	心功能的保护	rehabilitation of cardiac function	心脏的泵血功能;受试者是否进行改善心功能的治疗	字符	是／否	／	探索	郭松铎,陶月玉,林尚楠.心脏病学词典.北京:中国医药科技出版社,1998.	A20190222JYH
3020	其他干预措施	6	康复治疗	6.1	3020	心理康复治疗	psychological rehabilitation treatment	研究恢复、矫正和补偿患者或残疾者的心理功能和劳动能力的科学,属于医学心理学、教育学和社会学之间的一门交叉学科;受试者是否进行心理康复治疗	字符	是／否	／	探索	杨治良,郝兴昌.心理学辞典.上海:上海辞书出版社,2016.	A20190222JYH

序号	一级类别名称	一级类别名称序号	二级类别名称	二级类别名称序号	数据元序号	中文名称	英文名称	定义	变量类型	值域	单位	数据等级	来源	版本号
3021	其他干预措施	6	康复治疗	6.1	3021	有创－无创序贯	invasive–noninvasive transition	有创－无创序贯达到降低外界病菌入侵患者机体的目标,降低患者因此而发生相关性肺炎的概率,同时又能帮助患者减轻呼吸肌的负担,预防呼吸疲劳,促进机体尽快恢复自主呼吸功能;受试者是否进行有创－无创序贯治疗	字符	是／否	／	探索	温晓红,潘慧斌,戴竹泉,等.基于"无创辅助通气治疗模式"的自主呼吸试验流程在AECOPD患者有创－无创序贯通气治疗的效果分析,一项混合性队列研究.中华急诊医学杂志,2020,29(6):859–863.	A20190222JYH
3022	其他干预措施	6	康复治疗	6.1	3022	消化功能康复	rehabilitation of digestive function	是否进行消化功能康复治疗	字符	是／否	／	探索	葛均波,徐永健,王辰.内科学.9版.北京:人民卫生出版社,2018.	A20190222JYH
3023	其他干预措施	6	手术治疗	6.2	3023	腹部手术	abdominal operation	受试者是否进行腹部手术	字符	是／否	／	补充	葛均波,徐永健,王辰.内科学.9版.北京:人民卫生出版社,2018.	A20190222JYH
3024	其他干预措施	6	手术治疗	6.2	3024	颈胸部手术	cervicothoracic operation	受试者是否进行颈胸部手术	字符	是／否	／	补充	葛均波,徐永健,王辰.内科学.9版.北京:人民卫生出版社,2018.	A20190222JYH
3025	其他干预措施	6	手术治疗	6.2	3025	其他部位手术	operation at other sites	受试者是否进行其他部位的手术	字符	是／否	／	补充	葛均波,徐永健,王辰.内科学.9版.北京:人民卫生出版社,2018.	A20190222JYH

（四）误　　吸

包括疾病症状、其他临床辅助检查、医学诊断、评估量表、其他干预措施相关的数据元。

序号	一级类别名称	一级类别名称序号	二级类别名称	二级类别名称序号	数据元序号	中文名称	英文名称	定义	变量类型	值域	单位	数据等级	来源	版本号
3026	疾病症状	1	呼吸道症状	1.1	3026	误吸	aspiration	指将口咽部内容物或胃内容物吸入声门以下呼吸道的现象	字符	是/否	/	核心	中国吞咽障碍康复评估与治疗专家共识组.中国吞咽障碍评估与治疗专家共识（2017年版）第一部分：评估篇.中华物理医学与康复杂志，2017，39（12）：881-892.	A20201109ZZ
3027	疾病症状	1	呼吸道之外的症状	1.2	3027	呛咳	bucking	指异物（刺激性气体或水、食物等）进入气管引起咳嗽，突然喷出异物	字符	是/否	/	探索	HORNG H C, WONG C S, HSIAO K N, et al. Pre-medication with intra-venous clonidine suppresses fentanyl-induced cough. Acta Anaesthesiol Scand, 2007, 51（7）: 862-865.	A20190215LN
3028	疾病症状	1	呼吸道之外的症状	1.2	3028	呛咳时长	duration of bucking	受试者出现呛咳的累计时间长度	数值	/	秒	探索	HORNG H C, WONG C S, HSIAO K N, et al. Pre-medication with intra-venous clonidine suppresses fentanyl-induced cough. Acta Anaesthesiol Scand, 2007, 51（7）: 862-865.	A20190216LN
3029	疾病症状	1	呼吸道之外的症状	1.2	3029	声嘶	hoarseness	声音嘶哑，音质的异常改变	字符	是/否	/	探索	王路,陈臻.声嘶（发声障碍）临床实践指南概要.听力学及言语疾病杂志，2019，27（4）：448-455.	A20190217LN

序号	一级类别名称	一级类别名称序号	二级类别名称	二级类别名称序号	数据元序号	中文名称	英文名称	定义	变量类型	值域	单位	数据等级	来源	版本号
3030	疾病症状	1	呼吸道之外的症状	1.2	3030	声嘶时长	duration of hoarseness	受试者声嘶时长	数值	/	天	探索	王路,陈臻.声嘶(发声障碍)临床实践指南概要.听力学及言语疾病杂志,2019,27(4):448–455.	A20190218LN
3031	疾病症状	1	呼吸道之外的症状	1.2	3031	反酸	acid regurgitation	指胃内容物经食管反流达口咽部,口腔感觉到酸性物质	字符	是/否	/	探索	中华医学会消化病学分会.2020年中国胃食管反流病专家共识.中华消化杂志,2020,40(10):649–663.	A20190221LN
3032	疾病症状	1	呼吸道之外的症状	1.2	3032	反酸频率	frequency of acid regurgitation	受试者出现反酸的频率	数值	/	次/d	探索	中华医学会消化病学分会.2020年中国胃食管反流病专家共识.中华消化杂志,2020,40(10):649–663.	A20190222LN
3033	其他临床辅助检查	2	吞咽X线荧光透视检查(吞咽造影检查)	2.1	3033	吞咽X线荧光透视(吞咽造影)	video fluoroscopy swallowing study (VFSS)	受试者是否做过吞咽X线荧光透视检查或吞咽造影检查	字符	是/否	/	探索	茅慧雯,李艳,刘景隆,等.基于吞咽X线荧光透视检查评价针对性强化吞咽训练对脑干梗死后吞咽障碍的影响.中国老年学杂志,2018,38(1):69–71.	A20190215LN
3034	其他临床辅助检查	2	纤维/电子内镜检查	2.2	3034	软式喉内窥镜吞咽功能检查	flexible endoscopic examination of swallowing (FEES)	可对咽喉部静、动态解剖结构,咽喉感觉、分泌物水平、误吸、残留等重要吞咽评估指标进行准确评价,对吞咽治疗有重要指导意义,有良好应用价值;受试者是否做过软式喉内窥镜吞咽功能检查	字符	是/否	/	探索	王莉,纪美芳,朱毅,等.纤维内窥镜吞咽功能检查在吞咽障碍诊疗中的临床应用进展.中国康复理论与实践,2019,25(11):1309–1314.	A20190216LN

序号	一级类别名称	一级类别名称序号	二级类别名称	二级类别名称序号	数据元序号	中文名称	英文名称	定义	变量类型	值域	单位	数据等级	来源	版本号
3035	其他临床辅助检查	2	放射性核素扫描检查	2.3	3035	放射性核素扫描	radionuclide scanning	某核素发射一定量的射线,用一个、多个线性扫描仪或照相系统对某个外部物体(如生物体或组织器官等)中放射性核素进行测量,并获得显示图像的过程;受试者是否做过放射性核素扫描检查	字符	是/否	/	探索	白人驹,张雪林.医学影像诊断学.8版.北京:人民卫生出版社,2010.	A20190217LN
3036	其他临床辅助检查	2	表面肌电图检查	2.4	3036	表面肌电图(SEMG)	surface electromyography	通过在肌肉表面放置表面电极而采集肌肉活动时的电信号,能够很直观地了解到肌肉活动时的动作电位;受试者是否做过SEMG检查	字符	是/否	/	探索	廖志平,马利娜,李建华,等.基于表面肌电图检查技术的脑卒中患者下肢肌肉痉挛的定量分析.中华物理医学与康复杂志,2017,39(5):347-350.	A20190218LN
3037	医学诊断	3	神经系统疾病	3.1	3037	脑卒中	stroke	脑卒中是临床常见的脑血管疾病,分为缺血性脑卒中和出血性脑卒中	字符	是/否	/	探索	中华医学会影像技术分会.急性脑卒中多层螺旋CT检查技术专家共识.中华放射学杂志,2020,54(9):839-845.	A20190215LN

序号	一级类别名称	一级类别名称序号	二级类别名称	二级类别名称序号	数据元序号	中文名称	英文名称	定义	变量类型	值域	单位	数据等级	来源	版本号
3038	医学诊断	3	神经系统疾病	3.1	3038	帕金森病	Parkinson's disease	一种常见的中老年人神经系统退行性疾病	字符	是/否	/	探索	中华医学会神经病学分会帕金森病及运动障碍学组,中国医师协会神经内科医师分会,帕金森病及运动障碍学组.帕金森病非运动症状管理专家共识(2020).中华医学杂志,2020,100(27):2084-2091.	A20190216LN
3039	医学诊断	3	神经系统疾病	3.1	3039	神经退行性疾病	neurodegenerative diseases	一类以神经元变性病变为基础的缓慢进展性疾病的总称	字符	是/否	/	探索	朱时钰,陆永利,杨红卫.内源性大麻素在神经退行性疾病中的作用研究进展.国际神经精神科学杂志,2020,9(2):20-25.	A20190217LN
3040	医学诊断	3	神经系统疾病	3.1	3040	重症肌无力	myasthenia gravis	乙酰胆碱受体抗体介导的、细胞免疫依赖和补体参与的神经肌肉接头(NMJ)处传递障碍的自身免疫性疾病	字符	是/否	/	探索	京津冀重症肌无力联盟.重症肌无力外科治疗京津冀专家共识.天津医药,2020,48(4):327-332.	A20190218LN
3041	评估量表	4	评价量表	4.1	3041	吞咽障碍简易筛查表	Simple Screening Table for Dysphagia	吞咽障碍简易筛查表的结果	字符	A/B/C	/	核心	中国吞咽障碍康复评估与治疗专家共识组.中国吞咽障碍评估与治疗专家共识(2017年版)第一部分:评估篇.中华物理医学与康复杂志,2017,39(12):881-892.	A20190218LN

序号	一级类别名称	一级类别名称序号	二级类别名称	二级类别名称序号	数据元序号	中文名称	英文名称	定义	变量类型	值域	单位	数据等级	来源	版本号
3042	评估量表	4	评价量表	4.1	3042	EAT-10：吞咽筛查量表	Eating Assessment Tool（EAT）-10: swallowing screening scale	EAT-10（吞咽筛查量表）的得分	数值	0~40	分	核心	WILMSKOETTER J, BONILHA H, HONG I, et al. Construct validity of the Eating Assessment Tool（EAT-10）. Disabil Rehabil, 2019, 41（5）: 549-559.	A20190219LN
3043	评估量表	4	评价量表	4.1	3043	临床吞咽功能评估表	Clinical Swallowing Function Assessment	临床吞咽功能评估表为非仪器评估	字符	是/否	/	核心	中国吞咽障碍康复评估与治疗专家共识组. 中国吞咽障碍评估与治疗专家共识（2017年版）第一部分：评估篇. 中华物理医学与康复杂志, 2017, 39（12）: 881-892.	A20190220LN
3044	评估量表	4	评价量表	4.1	3044	口腔卫生评估量表	Oral Health Assessment Scale	口腔卫生评估分值	数值	12~36	分	核心	PERDIGON H T, SCHNEIDER-MAN E, OPPERMAN L A. Oral health assessment of independent elders in Texas. Spec Care Dent, 2019, 39（5）: 515-523.	A20190221LN
3045	评估量表	4	评价量表	4.1	3045	吞咽功能仪器检查评估表	Deglutition Function Instrument Examination and Assessment Form	仪器检查可以为专业人员提供有价值的补充信息，医生和治疗师应了解各种吞咽仪器检查方法的特点、适应证和禁忌证	字符	是/否	/	核心	中国吞咽障碍康复评估与治疗专家共识组. 中国吞咽障碍评估与治疗专家共识（2017年版）第一部分：评估篇. 中华物理医学与康复杂志, 2017, 39（12）: 881-892.	A20190222LN

序号	一级类别名称	一级类别名称序号	二级类别名称	二级类别名称序号	数据元序号	中文名称	英文名称	定义	变量类型	值域	单位	数据等级	来源	版本号
3046	评估量表	4	评价量表	4.1	3046	容积－黏度测试	volume–viscosity swallow test（V–VST）	主要用于吞咽障碍安全性和有效性的风险评估,帮助患者选择摄取液体量最合适的容积和稠度	字符	是／否	/	核心	中国吞咽障碍康复评估与治疗专家共识组.中国吞咽障碍评估与治疗专家共识（2017年版）第一部分:评估篇.中华物理医学与康复杂志,2017,39（12）:881–892.	A20190223LN
3047	其他干预措施	5	吞咽功能促进	5.1	3047	口腔感觉训练	oral sensory training	是针对口腔期吞咽障碍患者的口腔浅深感觉、反射异常设计的一系列训练技术,旨在帮助改善口腔器官的各种感觉功能。目前行之有效的口腔感觉训练技术包括冷刺激训练、嗅觉刺激、K点刺激、振动训练、气脉冲感觉刺激训练等	字符	是／否	/	核心	中国吞咽障碍康复评估与治疗专家共识组.中国吞咽障碍评估与治疗专家共识（2017年版）第二部分:治疗与康复管理篇.中华物理医学与康复杂志,2018,40（1）:1–10.	A20190218LN
3048	其他干预措施	5	吞咽功能促进	5.1	3048	口腔运动训练	oral sports training	遵循运动功能发育原理,促进口腔器官的感知正常化,抑制口腔异常运动模式	字符	是／否	/	核心	万桂芳,窦祖林,谢纯青,等.口腔感觉运动训练技术在吞咽康复中的应用.中华物理医学与康复杂志,2013,35（12）:955–957.	A20190219LN

序号	一级类别名称	一级类别名称序号	二级类别名称	二级类别名称序号	数据元序号	中文名称	英文名称	定义	变量类型	值域	单位	数据等级	来源	版本号
3049	其他干预措施	5	吞咽功能促进	5.1	3049	电刺激	electrical stimulation	电刺激主要有低、中、高三种频率,有植入式以及经皮等刺激方式	字符	是/否	/	核心	张华佳.早期吞咽功能康复训练应用于急性脑卒中吞咽障碍患者的效果观察.医学理论与实践,2018,31(19):2980-2982	A20190220LN
3050	其他干预措施	5	吞咽功能促进	5.1	3050	生物反馈疗法	biofeedback treatment	是一种调节疗法,它将人体内一些生理过程的信息转化为声音、图像等可被理解的信号,让患者学会控制紊乱的生理、心理活动	字符	是/否	/	核心	CHIARIONI G, WHITEHEAD W E. The role of biofeedback in the treatment of gastrointestinal disorders. Nat Clin Pract Gastro-enterol Hepatol, 2008,5(7):371-382.	A20190221LN
3051	其他干预措施	5	代偿方法	5.2	3051	食物调整	food adjustment	食物的性状影响吞咽的过程。通过调节食物的性状,可以让部分吞咽障碍患者安全有效地进食	字符	流质/半流质/液体/固体	/	探索	中国吞咽障碍康复评估与治疗专家共识组.中国吞咽障碍评估与治疗专家共识(2017年版)第二部分:治疗与康复管理篇.中华物理医学与康复杂志,2018,40(1):1-10.	A20190222LN
3052	其他干预措施	5	代偿方法	5.2	3052	姿势调整	postural adjustment	进食时姿势调整	字符	侧卧/端坐/低头前倾	/	探索	秦延京,王亮,李巍,等.基于食物形态调整的摄食训练改善脑卒中后吞咽障碍的效果研究.中华现代护理杂志,2020,26(4):509-513.	A20190223LN

序号	一级类别名称	一级类别名称序号	二级类别名称	二级类别名称序号	数据元序号	中文名称	英文名称	定义	变量类型	值域	单位	数据等级	来源	版本号
3053	其他干预措施	5	代偿方法	5.2	3053	进食工具	eating tool	根据评估结果,儿童可选择母乳喂养、奶瓶喂养、茶匙、杯子、吸管或其他喂食工具,而成人则选择杯子、勺子、吸管、缺口杯或运动水杯等进食工具	字符	筷子/调羹/其他	/	探索	中国吞咽障碍康复评估与治疗专家共识组.中国吞咽障碍评估与治疗专家共识(2017年版)第二部分:治疗与康复管理篇.中华物理医学与康复杂志,2018,40(1):1-10.	A20190224LN
3054	其他干预措施	5	代偿方法	5.2	3054	环境改造	environmental modification	环境的改造如减少干扰、降低噪音、增强照明、促进社交互动可以改善进食体验;受试者进食时是否做过环境改造	字符	是/否	/	探索	中国吞咽障碍康复评估与治疗专家共识组.中国吞咽障碍评估与治疗专家共识(2017年版)第二部分:治疗与康复管理篇.中华物理医学与康复杂志,2018,40(1):1-10.	A20190223LN
3055	其他干预措施	5	康复护理	5.3	3055	口腔卫生护理	oral hygiene care	目的是保持口腔处于一种舒适、洁净、湿润的状态,有效的口腔护理要求清洁整个口腔黏膜,牙齿、舌、齿颊沟及咽喉部;受试者是否做过口腔卫生护理	字符	是/否	/	探索	中国吞咽障碍康复评估与治疗专家共识组.中国吞咽障碍评估与治疗专家共识(2017年版)第二部分:治疗与康复管理篇.中华物理医学与康复杂志,2018,40(1):1-10.	A20190224LN
3056	其他干预措施	5	康复护理	5.3	3056	分泌物处理	secretion management	及时清除口腔内分泌物,避免口腔残留物再次误吸或下行感染;受试者是否做过分泌物处理	字符	是/否	/	探索	中国吞咽障碍康复评估与治疗专家共识组.中国吞咽障碍评估与治疗专家共识(2017年版)第二部分:治疗与康复管理篇.中华物理医学与康复杂志,2018,40(1):1-10.	A20190225LN

八、咯　　血

包括疾病症状、健康史、体格检查、实验室检验、咯血病因诊断、卫生费用相关的数据元。

序号	一级类别名称	一级类别名称序号	二级类别名称	二级类别名称序号	数据元序号	中文名称	英文名称	定义	变量类型	值域	单位	数据等级	来源	版本号
3057	疾病症状	1	咯血症状	1.1	3057	咯血	hemoptysis	喉以下呼吸系统任何部位的组织出血且血液经口腔排出;受试者是否咯血	字符	是 / 否	/	核心	陈荣昌,钟南山,刘又宁 . 呼吸病学 . 3 版 . 北京:人民卫生出版社,2022.	A20190214MR
3058	疾病症状	1	咯血症状	1.1	3058	咯血速度	speed of bleeding（hemoptysis）	受试者咯血的速度	字符	急 / 快 / 慢	/	核心	陈荣昌,钟南山,刘又宁 . 呼吸病学 . 3 版 . 北京:人民卫生出版社,2022.	A20190214MR
3059	疾病症状	1	咯血症状	1.1	3059	第一次咯血发生时间	date of first hemoptysis	第一次咯血发生的当天公元纪年日期	日期	YYYY-MM-DD	/	核心	陈荣昌,钟南山,刘又宁 . 呼吸病学 . 3 版 . 北京:人民卫生出版社,2022.	A20190214MR
3060	疾病症状	1	咯血症状	1.1	3060	第一次咯血量	volume of first hemoptysis	受试者第一次的咯血量	数值	0~1 000	ml	核心	陈荣昌,钟南山,刘又宁 . 呼吸病学 . 3 版 . 北京:人民卫生出版社,2022.	A20190214MR
3061	疾病症状	1	咯血症状	1.1	3061	24 小时咯血量	volume of hemoptysis in 24 hours	受试者 24 小时咯血量	数值	0~2 000	ml/24h	核心	陈荣昌,钟南山,刘又宁 . 呼吸病学 . 3 版 . 北京:人民卫生出版社,2022.	A20190214MR
3062	疾病症状	1	咯血症状	1.1	3062	最多一次咯血量	volume of max amount of hemoptysis	受试者最多一次的咯血量	数值	0~2 000	ml	核心	陈荣昌,钟南山,刘又宁 . 呼吸病学 . 3 版 . 北京:人民卫生出版社,2022.	A20190214MR
3063	疾病症状	1	咯血症状	1.1	3063	每天咯血次数	daily frequency of hemoptysis	受试者每天咯血次数	数值	0~100	次 /d	核心	陈荣昌,钟南山,刘又宁 . 呼吸病学 . 3 版 . 北京:人民卫生出版社,2022.	A20190214MR

序号	一级类别名称	一级类别名称序号	二级类别名称	二级类别名称序号	数据元序号	中文名称	英文名称	定义	变量类型	值域	单位	数据等级	来源	版本号
3064	疾病症状	1	咯血症状	1.1	3064	咯血量分级	volume classification of hemoptysis	根据咯血量和速度进行分级:小量,每24小时咯血量少于100ml;中量,每24小时咯血100~500ml;大咯血,24小时超过500ml或一次咯血量在100ml以上	字符	小量/中量/大咯血	/	核心	陈荣昌,钟南山,刘又宁.呼吸病学.3版.北京:人民卫生出版社,2022.	A20190214MR
3065	疾病症状	1	咯血症状	1.1	3065	反复咯血	recurrent of hemoptysis	受试者有无反复发作咯血	字符	有/无	/	核心	陈荣昌,钟南山,刘又宁.呼吸病学.3版.北京:人民卫生出版社,2022.	A20190214MR
3066	健康史	2	既往史	2.1	3066	手术史	operation history	受试者有无手术经历	字符	有/无	/	核心	陈荣昌,钟南山,刘又宁.呼吸病学.3版.北京:人民卫生出版社,2022.	A20190214MR
3067	健康史	2	既往史	2.1	3067	创伤史	trauma history	受试者有无创伤经历	字符	有/无	/	核心	陈荣昌,钟南山,刘又宁.呼吸病学.3版.北京:人民卫生出版社,2022.	A20190214MR
3068	体格检查	3	一般状况	3.1	3068	月经周期	menstrual cycle	女性咯血是否与月经周期有关	字符	是/否/不确定	/	核心	陈荣昌,钟南山,刘又宁.呼吸病学.3版.北京:人民卫生出版社,2022.	A20190214MR
3069	体格检查	3	一般状况	3.1	3069	最高体温	max temperature	发热时的最高体温	数值	可变长度,3位的十进制小数格式(包括小数点),小数点后保留1位有效数字	℃	核心	陈荣昌,钟南山,刘又宁.呼吸病学.3版.北京:人民卫生出版社,2022.	A20190214MR
3070	体格检查	3	一般状况	3.1	3070	发热时长	duration of fever	从开始发热到现在的时长	数值	0~100	天	核心	陈荣昌,钟南山,刘又宁.呼吸病学.3版.北京:人民卫生出版社,2022.	A20190214MR

序号	一级类别名称	一级类别名称序号	二级类别名称	二级类别名称序号	数据元序号	中文名称	英文名称	定义	变量类型	值域	单位	数据等级	来源	版本号
3071	体格检查	3	一般状况	3.1	3071	发热规律	pattern of fever	发热的规律性	字符	稽留热/弛张热/波状热/间歇热/回归热/不规则热	/	核心	陈荣昌,钟南山,刘又宁.呼吸病学.3版.北京:人民卫生出版社,2022.	A20190214MR
3072	体格检查	3	一般状况	3.1	3072	盗汗	night sweating	入睡后出汗,醒后汗止	字符	有/无	/	核心	陈荣昌,钟南山,刘又宁.呼吸病学.3版.北京:人民卫生出版社,2022.	A20190214MR
3073	实验室检验	4	尿常规检查	4.1	3073	尿潜血检验	occult blood test of urine	检查尿液中有无红细胞或血红蛋白,是诊断疾病的方法	字符	阴性/阳性	/	核心	刘成玉,罗春丽.临床检验基础.5版.北京:人民卫生出版社,2012.	A20190214MR
3074	实验室检验	4	尿常规检查	4.1	3074	尿蛋白检查	urine protein test	检测尿中蛋白质含量的一种方法	字符	阴性/阳性	/	核心	刘成玉,罗春丽.临床检验基础.5版.北京:人民卫生出版社,2012.	A20190214MR
3075	实验室检验	4	凝血功能障碍检测	4.2	3075	凝血酶原时间(PT)	prothrombin time	用以检查凝血酶原、V、Ⅶ、X因子的一种方法,正常值为(12±0.5)秒	数值	0~100	秒	核心	葛均波,徐永健,王辰.内科学.9版.北京:人民卫生出版社,2018.	A20190214MR
3076	实验室检验	4	凝血功能障碍检测	4.2	3076	活化凝血酶原时间	activation of prothrombin time	活化凝血酶原的时间	数值	0~300	秒	核心	陈荣昌,钟南山,刘又宁.呼吸病学.3版.北京:人民卫生出版社,2022.	A20190214MR
3077	实验室检验	4	凝血功能障碍检测	4.2	3077	国际标准化比值(INR)	international normalized ratio	患者凝血酶原时间与正常对照凝血酶原时间之比的ISI次方(ISI:国际敏感度指数,试剂出厂时由厂家标定),是可以校正凝血活酶试剂差异,对PT测值进行标准化报告的方法	数值	0~100	/	核心	陈荣昌,钟南山,刘又宁.呼吸病学.3版.北京:人民卫生出版社,2022.	A20190214MR

序号	一级类别名称	一级类别名称序号	二级类别名称	二级类别名称序号	数据元序号	中文名称	英文名称	定义	变量类型	值域	单位	数据等级	来源	版本号
3078	实验室检验	4	凝血功能障碍检测	4.2	3078	纤维蛋白原	fibrinogen	由肝细胞合成和分泌的一种糖蛋白（α2β2γ2），是参与凝血和止血过程中的重要蛋白纤维蛋白	数值	/	g/L	核心	葛均波,徐永健,王辰.内科学.9版.北京:人民卫生出版社,2018.	A20190214MR
3079	实验室检验	4	凝血功能障碍检测	4.2	3079	D-二聚体	D-dimer	最简单的纤维蛋白降解产物	数值	≥0	mg/L	核心	葛均波,徐永健,王辰.内科学.9版.北京:人民卫生出版社,2018.	A20190214MR
3080	实验室检验	4	ASO试验	4.3	3080	抗链球菌溶血素O(ASO)	anti-streptolysin O	是A族溶血性链球菌的重要代谢产物之一;具有抗原性,能刺激机体产生相应的抗体;对人类及一些哺乳动物的红细胞可产生溶血作用	数值	/	U/ml	核心	葛均波,徐永健,王辰.内科学.9版.北京:人民卫生出版社,2018.	A20190214MR
3081	咯血病因诊断	5	咯血因素	5.1	3081	咯血诱发因素	causes of hemoptysis	起病前患者是否有明显咯血诱发因素	字符	受凉/上呼吸道感染/劳累/情绪波动/乘飞机/长期卧床/外科术后/服用药物/异物吸入/无/其他/恶心/鼻出血	/	核心	陈荣昌,钟南山,刘又宁.呼吸病学.3版.北京:人民卫生出版社,2022.	A20190214MR
3082	咯血病因诊断	5	咯血因素	5.1	3082	肉眼血尿	gross hematuria	肉眼看到血样或洗肉水样尿	字符	有/无	/	补充	陈荣昌,钟南山,刘又宁.呼吸病学.3版.北京:人民卫生出版社,2022.	A20190214MR

序号	一级类别名称	一级类别名称序号	二级类别名称	二级类别名称序号	数据元序号	中文名称	英文名称	定义	变量类型	值域	单位	数据等级	来源	版本号
3083	咯血病因诊断	5	咯血因素	5.1	3083	其他部位出血	hemorrhage from other sites	受试者有无全身其他部位出血	字符	有 / 无	/	补充	陈荣昌,钟南山,刘又宁.呼吸病学.3版.北京:人民卫生出版社,2022.	A20190214MR
3084	咯血病因诊断	5	咯血因素	5.1	3084	关节痛	arthralgia	受试者有无出现关节疼痛的症状	字符	有 / 无	/	补充	陈荣昌,钟南山,刘又宁.呼吸病学.3版.北京:人民卫生出版社,2022.	A20190214MR
3085	咯血病因诊断	5	咯血因素	5.1	3085	黏膜溃疡	mucosa ulcer	受试者存在口腔、外阴溃疡的症状	字符	口腔溃疡 / 外阴溃疡 / 无	/	补充	陈荣昌,钟南山,刘又宁.呼吸病学.3版.北京:人民卫生出版社,2022.	A20190214MR
3086	咯血病因诊断	5	咯血因素	5.1	3086	体重减轻数量	amount of weight loss	受试者体重减轻的具体数值	数值	/	kg	补充	陈荣昌,钟南山,刘又宁.呼吸病学.3版.北京:人民卫生出版社,2022.	A20190214MR
3087	咯血病因诊断	5	咯血因素	5.1	3087	日间嗜睡	daytime sleepiness	白天嗜睡现象	字符	有 / 无	/	探索	陈荣昌,钟南山,刘又宁.呼吸病学.3版.北京:人民卫生出版社,2022.	A20190214MR
3088	咯血病因诊断	5	呼吸系统因素	5.2	3088	夜间阵发性呼吸困难	paroxysmal nocturnal dyspnea	入睡并无困难,但在夜间熟睡后,突因胸闷、气急而需被迫坐起	字符	有 / 无	/	核心	陈荣昌,钟南山,刘又宁.呼吸病学.3版.北京:人民卫生出版社,2022.	A20190214MR
3089	咯血病因诊断	5	呼吸系统因素	5.2	3089	端坐呼吸	orthopnoea	患者为了减轻呼吸困难被迫采取端坐位或半卧位的状态	字符	有 / 无	/	核心	陈荣昌,钟南山,刘又宁.呼吸病学.3版.北京:人民卫生出版社,2022.	A20190214MR
3090	咯血病因诊断	5	呼吸系统因素	5.2	3090	胸痛部位	site of chest pain	受试者胸痛部位的详细描述	字符	局限压痛 / 肋间走行 / 胸骨后 / 侧胸壁 / 心前区 / 其他	/	核心	陈荣昌,钟南山,刘又宁.呼吸病学.3版.北京:人民卫生出版社,2022.	A20190214MR
3091	咯血病因诊断	5	呼吸系统因素	5.2	3091	胸痛性质	nature of chest pain	胸痛性质的详细描述	字符	压榨样 / 灼痛 / 刺痛 / 呼吸痛 / 体位改变痛	/	核心	陈荣昌,钟南山,刘又宁.呼吸病学.3版.北京:人民卫生出版社,2022.	A20190214MR

序号	一级类别名称	一级类别名称序号	二级类别名称	二级类别名称序号	数据元序号	中文名称	英文名称	定义	变量类型	值域	单位	数据等级	来源	版本号
3092	咯血病因诊断	5	呼吸系统因素	5.2	3092	打鼾	snore	睡眠中打鼾	字符	有/无	/	探索	陈荣昌,钟南山,刘又宁.呼吸病学.3版.北京:人民卫生出版社,2022.	A20190214MR
3093	咯血病因诊断	5	呼吸系统因素	5.2	3093	呼吸中断	apnea	他人目击及反复发生的呼吸中断	字符	有/无	/	探索	陈荣昌,钟南山,刘又宁.呼吸病学.3版.北京:人民卫生出版社,2022.	A20190214MR
3094	咯血病因诊断	5	呼吸系统因素	5.2	3094	肺脓肿	pulmonary abscess	由多种病原菌引起的肺部化脓性炎症	字符	有/无/不详	/	核心	陈荣昌,钟南山,刘又宁.呼吸病学.3版.北京:人民卫生出版社,2022.	A20190214MR
3095	咯血病因诊断	5	呼吸系统因素	5.2	3095	硅沉着病	silicosis	又称硅肺,是尘肺中最为常见的一种类型,是由于长期吸入大量游离二氧化硅粉尘所引起,以肺部广泛的结节性纤维化为主的疾病	字符	有/无/不详	/	核心	陈荣昌,钟南山,刘又宁.呼吸病学.3版.北京:人民卫生出版社,2022.	A20190214MR
3096	咯血病因诊断	5	呼吸系统因素	5.2	3096	气管支气管异物	tracheobronchial foreign body	临床常见急症。异物可存留在咽腔、喉腔、气管和支气管内,引起声嘶、呼吸困难等	字符	有/无/不详	/	核心	陈荣昌,钟南山,刘又宁.呼吸病学.3版.北京:人民卫生出版社,2022.	A20190214MR
3097	咯血病因诊断	5	呼吸系统因素	5.2	3097	气道血管瘤	tracheal hemangioma	血管类肿瘤	字符	有/无/不详	/	核心	陈荣昌,钟南山,刘又宁.呼吸病学.3版.北京:人民卫生出版社,2022.	A20190214MR
3098	咯血病因诊断	5	呼吸系统因素	5.2	3098	肺寄生虫感染	parasitic infection of lung	寄生虫的成虫、幼虫或虫卵在肺部引起的疾病	字符	肺包虫病/肺吸虫病/不确定	/	核心	陈荣昌,钟南山,刘又宁.呼吸病学.3版.北京:人民卫生出版社,2022.	A20190214MR

序号	一级类别名称	一级类别名称序号	二级类别名称	二级类别名称序号	数据元序号	中文名称	英文名称	定义	变量类型	值域	单位	数据等级	来源	版本号
3099	咯血病因诊断	5	呼吸系统因素	5.2	3099	肺隔离症	pulmonary sequestration	部分发育不全的或正常肺组织与正常肺脏隔离,并有来自大循环异常动脉血供的先天性肺畸形	字符	有 / 无 / 不详	/	核心	陈荣昌,钟南山,刘又宁.呼吸病学.3版.北京:人民卫生出版社,2022.	A20190214MR
3100	咯血病因诊断	5	呼吸系统因素	5.2	3100	过敏性肺炎	hypersensitivity pneumonitis	单纯性肺嗜酸性粒细胞浸润症或莱夫勒综合征(Loeffler's syndrome),是一种症状轻微、经过良性、周围血液循环中嗜酸性粒细胞增多,伴有肺部短暂性浸润,多在2~4周内自行消失的过敏性疾病	字符	有 / 无 / 不详	/	核心	陈荣昌,钟南山,刘又宁.呼吸病学.3版.北京:人民卫生出版社,2022.	A20190214MR
3101	咯血病因诊断	5	呼吸系统因素	5.2	3101	肺出血 – 肾炎综合征	Goodpasture syndrome	一种以肾小球肾炎和肺出血为特征的急性暴发性疾病	字符	有 / 无 / 不详	/	核心	陈荣昌,钟南山,刘又宁.呼吸病学.3版.北京:人民卫生出版社,2022.	A20190214MR
3102	咯血病因诊断	5	呼吸系统因素	5.2	3102	肺梗死	pulmonary infarction	较小的肺动脉栓塞或血栓形成阻塞了肺动脉导致肺组织破坏	字符	有 / 无 / 不详	/	核心	陈荣昌,钟南山,刘又宁.呼吸病学.3版.北京:人民卫生出版社,2022.	A20190214MR
3103	咯血病因诊断	5	呼吸系统因素	5.2	3103	胸主动脉瘤	thoracic aortic aneurysm	由于胸主动脉壁的中层有局部破损、薄弱,在管腔压力的冲击下,向外膨胀、扩张而形成	字符	有 / 无 / 不详	/	核心	陈荣昌,钟南山,刘又宁.呼吸病学.3版.北京:人民卫生出版社,2022.	A20190214MR

序号	一级类别名称	一级类别名称序号	二级类别名称	二级类别名称序号	数据元序号	中文名称	英文名称	定义	变量类型	值域	单位	数据等级	来源	版本号
3104	咯血病因诊断	5	呼吸系统因素	5.2	3104	主动脉夹层	aortic dissection	主动脉内很长一段内膜不规则地剥离	字符	有/无/不详	/	核心	陈荣昌,钟南山,刘又宁.呼吸病学.3版.北京:人民卫生出版社,2022.	A20190214MR
3105	咯血病因诊断	5	呼吸系统因素	5.2	3105	肺动脉瘤	pulmonary artery aneurysms	作为血管瘤,是肺部少见的良性肿瘤,由增生性薄壁血管及间质组成	字符	有/无/不详	/	核心	陈荣昌,钟南山,刘又宁.呼吸病学.3版.北京:人民卫生出版社,2022.	A20190214MR
3106	咯血病因诊断	5	呼吸系统因素	5.2	3106	肺动静脉瘘	pulmonary arteriovenous fistula	肺组织中一种先天性变异	字符	有/无/不详	/	核心	陈荣昌,钟南山,刘又宁.呼吸病学.3版.北京:人民卫生出版社,2022.	A20190214MR
3107	咯血病因诊断	5	呼吸系统因素	5.2	3107	肺静脉闭锁	pulmonary vein atresia	肺静脉完全闭塞,是一种非常罕见的致命性疾病,多数患者在生命早期即出现危及生命的并发症	字符	有/无/不详	/	核心	陈荣昌,钟南山,刘又宁.呼吸病学.3版.北京:人民卫生出版社,2022.	A20190214MR
3108	咯血病因诊断	5	循环系统因素	5.3	3108	单侧下肢水肿	unilateral oedema of the lower extremity	受试者是否出现单侧下肢水肿	字符	是/否	/	探索	陈荣昌,钟南山,刘又宁.呼吸病学.3版.北京:人民卫生出版社,2022.	A20190214MR
3109	咯血病因诊断	5	循环系统因素	5.3	3109	单侧下肢水肿时长	duration of unilateral oedema of the lower extremity	从开始出现单侧下肢水肿到本次就诊的时长	数值	0~100	年	探索	陈荣昌,钟南山,刘又宁.呼吸病学.3版.北京:人民卫生出版社,2022.	A20190214MR
3110	咯血病因诊断	5	循环系统因素	5.3	3110	小腿压痛	tenderness of leg	受试者有无出现小腿压痛的症状	字符	有/无/未提及	/	补充	陈荣昌,钟南山,刘又宁.呼吸病学.3版.北京:人民卫生出版社,2022.	A20190214MR
3111	咯血病因诊断	5	循环系统因素	5.3	3111	口唇黏膜毛细血管扩张	telangiectasia of oral mucosa	口唇黏膜毛细血管扩张	字符	有/无/未提及	/	探索	陈荣昌,钟南山,刘又宁.呼吸病学.3版.北京:人民卫生出版社,2022.	A20190214MR

序号	一级类别名称	一级类别名称序号	二级类别名称	二级类别名称序号	数据元序号	中文名称	英文名称	定义	变量类型	值域	单位	数据等级	来源	版本号
3112	咯血病因诊断	5	循环系统因素	5.3	3112	二尖瓣狭窄	mitral stenosis	二尖瓣叶互相粘连、腱索变短或二尖瓣钙化引起二尖瓣口变形缩小	字符	有 / 无 / 不详	/	核心	陈荣昌,钟南山,刘又宁. 呼吸病学. 3 版. 北京:人民卫生出版社,2022.	A20190214MR
3113	咯血病因诊断	5	循环系统因素	5.3	3113	动脉血管瘘	arterial vascular fistula	动脉存在异常安全通道,导致瘘的部分血管发生病变	字符	有 / 无 / 不详	/	核心	陈荣昌,钟南山,刘又宁. 呼吸病学. 3 版. 北京:人民卫生出版社,2022.	A20190214MR
3114	咯血病因诊断	5	循环系统因素	5.3	3114	动静脉畸形	arteriovenous malformation	一种先天性局部血管发生学上的变异	字符	有 / 无 / 不详	/	核心	葛均波,徐永健,王辰. 内科学. 9 版. 北京:人民卫生出版社,2018.	A20190214MR
3115	咯血病因诊断	5	循环系统因素	5.3	3115	左心衰竭	left heart failure	左侧心肌受损或左心负荷过重所致,包括左心室衰竭和左心房衰竭	字符	有 / 无 / 不详	/	核心	陈荣昌,钟南山,刘又宁. 呼吸病学. 3 版. 北京:人民卫生出版社,2022.	A20190214MR
3116	咯血病因诊断	5	循环系统因素	5.3	3116	风湿性心脏病	rheumatic heart disease	风湿热所致的心脏病	字符	有 / 无 / 不详	/	核心	葛均波,徐永健,王辰. 内科学. 9 版. 北京:人民卫生出版社,2018.	A20190214MR
3117	咯血病因诊断	5	循环系统因素	5.3	3117	高血压性心脏病	hypertensive heart disease	我国常见的一种心脏病。为长期体循环动脉血压增高,使左心室负担过重,逐渐发生左心室肥厚、扩大的结果,最后导致左心室衰竭。反复或持续的左心衰竭又可影响右心室功能从而导致全心衰竭	字符	有 / 无 / 不详	/	核心	葛均波,徐永健,王辰. 内科学. 9 版. 北京:人民卫生出版社,2018.	A20190214MR
3118	咯血病因诊断	5	循环系统因素	5.3	3118	心瓣膜病	valvular heart disease	急性风湿性心脏病后所遗留下来的瓣膜病理性损害	字符	有 / 无	/	补充	葛均波,徐永健,王辰. 内科学. 9 版. 北京:人民卫生出版社,2018.	A20190214MR

序号	一级类别名称	一级类别名称序号	二级类别名称	二级类别名称序号	数据元序号	中文名称	英文名称	定义	变量类型	值域	单位	数据等级	来源	版本号
3119	咯血病因诊断	5	风湿免疫因素	5.4	3119	再生障碍性贫血	aplastic anemia	简称再障,又称全血细胞减少症。是骨髓造血功能衰竭所致的一种全血减少综合征	字符	有 / 无 / 不详	/	核心	葛均波,徐永健,王辰.内科学.9版.北京:人民卫生出版社,2018.	A20190214MR
3120	咯血病因诊断	5	风湿免疫因素	5.4	3120	血友病	hemophilia	一组遗传性凝血功能障碍出血性疾病	字符	有 / 无 / 不详	/	核心	葛均波,徐永健,王辰.内科学.9版.北京:人民卫生出版社,2018.	A20190214MR
3121	咯血病因诊断	5	风湿免疫因素	5.4	3121	白血病	leukemia	一类造血干细胞恶性克隆性疾病	字符	有 / 无 / 不详	/	核心	葛均波,徐永健,王辰.内科学.9版.北京:人民卫生出版社,2018.	A20190214MR
3122	咯血病因诊断	5	风湿免疫因素	5.4	3122	血小板减少性紫癜	thrombocytopenic purpura	以血小板减少为特征的出血性疾病,主要表现为皮肤及脏器的出血性倾向及血小板显著减少	字符	有 / 无 / 不详	/	核心	葛均波,徐永健,王辰.内科学.9版.北京:人民卫生出版社,2018.	A20190214MR
3123	咯血病因诊断	5	风湿免疫因素	5.4	3123	血小板功能障碍	platelet function disorder	一组因血小板黏附、聚集、释放、促凝功能及花生四烯酸代谢缺陷而致的出血性疾病	字符	有 / 无 / 不详	/	核心	葛均波,徐永健,王辰.内科学.9版.北京:人民卫生出版社,2018.	A20190214MR
3124	咯血病因诊断	5	风湿免疫因素	5.4	3124	弥散性血管内凝血(DIC)	diffuse intravascular coagulation	许多疾病在进展过程中产生凝血功能障碍的最终共同途径,是一种临床病理综合征	字符	有 / 无 / 不详	/	核心	葛均波,徐永健,王辰.内科学.9版.北京:人民卫生出版社,2018.	A20190214MR
3125	咯血病因诊断	5	风湿免疫因素	5.4	3125	白塞病	Behcet syndrome	一种全身性免疫系统疾病,属于血管炎的一种	字符	有 / 无 / 不详	/	核心	陈荣昌,钟南山,刘又宁.呼吸病学.3版.北京:人民卫生出版社,2022.	A20190214MR

序号	一级类别名称	一级类别名称序号	二级类别名称	二级类别名称序号	数据元序号	中文名称	英文名称	定义	变量类型	值域	单位	数据等级	来源	版本号
3126	咯血病因诊断	5	风湿免疫因素	5.4	3126	肉芽肿性血管炎（GPA）	granulomatosis with polyangiitis	一种坏死性肉芽肿性血管炎，属自身免疫性疾病。该病病变累及小动脉、静脉及毛细血管，偶尔累及大动脉，其病理以血管壁的炎症为特征，主要侵犯上、下呼吸道和肾脏，通常以鼻黏膜和肺组织的局灶性肉芽肿性炎症为开始，继而进展为血管的弥漫性坏死性肉芽肿性炎症	字符	有/无/不详	/	核心	陈荣昌,钟南山,刘又宁.呼吸病学.3版.北京:人民卫生出版社,2022.	A20190214MR
3127	咯血病因诊断	5	风湿免疫因素	5.4	3127	干燥综合征	Sjogren's syndrome	一种以侵及外分泌腺尤其是泪腺和唾液腺为特征的免疫性疾病	字符	有/无/不详	/	核心	陈荣昌,钟南山,刘又宁.呼吸病学.3版.北京:人民卫生出版社,2022.	A20190214MR
3128	咯血病因诊断	5	风湿免疫因素	5.4	3128	系统性红斑狼疮	systemic lupus erythematosus	与自身免疫有关的全身性多系统受侵犯的结缔组织性神经病	字符	有/无/不详	/	核心	陈荣昌,钟南山,刘又宁.呼吸病学.3版.北京:人民卫生出版社,2022.	A20190214MR

序号	一级类别名称	一级类别名称序号	二级类别名称	二级类别名称序号	数据元序号	中文名称	英文名称	定义	变量类型	值域	单位	数据等级	来源	版本号
3129	咯血病因诊断	5	风湿免疫因素	5.4	3129	Ehlers–Danlos综合征	Employee–Danlos syndrome	由中胚层发育异常造成，属常染色体显性遗传。特点为皮肤弹力过强，关节过度伸展，轻微外伤易致出血，且难结痂，痂皮甚薄	字符	有/无/不详	/	核心	陈荣昌,钟南山,刘又宁.呼吸病学.3版.北京:人民卫生出版社,2022.	A20190214MR
3130	咯血病因诊断	5	风湿免疫因素	5.4	3130	其他风湿免疫因素	other immunological causes of hemoptysis	受试者咯血由其他风湿免疫因素引起	字符	有/无/不详	/	核心	陈荣昌,钟南山,刘又宁.呼吸病学.3版.北京:人民卫生出版社,2022.	A20190214MR
3131	咯血病因诊断	5	医源性因素	5.5	3131	Swan–Ganz导管	Swan–Ganz catheter	气囊漂浮导管	字符	有/无/不详	/	核心	陈荣昌,钟南山,刘又宁.呼吸病学.3版.北京:人民卫生出版社,2022.	A20190214MR
3132	咯血病因诊断	5	医源性因素	5.5	3132	支气管镜检查	bronchoscopy	受试者是否行支气管镜检查	字符	有/无/不详	/	核心	赵鸣武.纤维支气管镜(可弯曲支气管镜)临床应用指南(草案).中华结核和呼吸杂志,2000,23(3):5-6.	A20190214MR
3133	咯血病因诊断	5	医源性因素	5.5	3133	支气管镜活检	bronchoscopic biopsy	呼吸系统疾病诊断和鉴别诊断的重要手段之一,在病变部位应用活检钳钳夹组织	字符	有/无/不详	/	核心	陈荣昌,钟南山,刘又宁.呼吸病学.3版.北京:人民卫生出版社,2022.	A20190214MR

序号	一级类别名称	一级类别名称序号	二级类别名称	二级类别名称序号	数据元序号	中文名称	英文名称	定义	变量类型	值域	单位	数据等级	来源	版本号
3134	咯血病因诊断	5	医源性因素	5.5	3134	经支气管镜针吸活检术（TBNA）	transbronchial needle aspiration	应用特制的穿刺针,通过支气管镜的活检通道进入气道内,然后穿透气道壁对气管或支气管腔外病变进行针刺抽吸,从而获取细胞或组织标本进行病理学、细菌学及其他特殊检查	字符	有/无/不详	/	核心	赵鸣武.纤维支气管镜(可弯曲支气管镜)临床应用指南(草案).中华结核和呼吸杂志,2000,23(3):5-6.	A20190214MR
3135	咯血病因诊断	5	医源性因素	5.5	3135	CT引导下肺穿刺活检	CT-guided lung biopsy	一种主要的临床介入诊断技术	字符	有/无/不详	/	核心	陈荣昌,钟南山,刘又宁.呼吸病学.3版.北京:人民卫生出版社,2022.	A20190214MR
3136	咯血病因诊断	5	医源性因素	5.5	3136	其他医源性因素	other iatrogenic factors	受试者咯血由其他医源性因素引起	字符	有/无/不详	/	核心	陈荣昌,钟南山,刘又宁.呼吸病学.3版.北京:人民卫生出版社,2022.	A20190214MR
3137	咯血病因诊断	5	药物因素	5.6	3137	阿司匹林	aspirin	即乙酰水杨酸,是一种白色结晶或结晶性粉末,无臭或微带醋酸臭,微溶于水,易溶于乙醇,可溶于乙醚、氯仿,水溶液呈酸性	字符	有/无/不详	/	核心	杨宝峰,陈建国.药理学.9版.北京:人民卫生出版社.2018.	A20190214MR
3138	咯血病因诊断	5	药物因素	5.6	3138	青霉胺	penicillamine	青霉素的代谢产物,白色细晶粉末	字符	有/无/不详	/	核心	杨宝峰,陈建国.药理学.9版.北京:人民卫生出版社.2018.	A20190214MR

序号	一级类别名称	一级类别名称序号	二级类别名称	二级类别名称序号	数据元序号	中文名称	英文名称	定义	变量类型	值域	单位	数据等级	来源	版本号
3139	咯血病因诊断	5	药物因素	5.6	3139	抗凝血药物	anticoagulant drugs	可用于防治血管内栓塞或血栓形成的疾病,预防卒中或其他血栓性疾病	字符	有 / 无 / 不详	/	核心	杨宝峰,陈建国.药理学.9版.北京:人民卫生出版社.2018.	A20190214MR
3140	咯血病因诊断	5	药物因素	5.6	3140	溶栓药物	fibrinolytic drugs	促进纤维蛋白溶解而溶解血栓的药	字符	有 / 无 / 不详	/	核心	杨宝峰,陈建国.药理学.9版.北京:人民卫生出版社.2018.	A20190214MR
3141	咯血病因诊断	5	少见原因	5.7	3141	氧中毒	oxygen toxicity	机体吸入高于一定压力的氧一定时间后,某些系统或器官的功能与结构发生病理性变化而表现的病症	字符	有 / 无 / 不详	/	核心	陈荣昌,钟南山,刘又宁.呼吸病学.3版.北京:人民卫生出版社,2022.	A20190214MR
3142	咯血病因诊断	5	少见原因	5.7	3142	胸部外伤	chest trauma	胸部外伤一般分为急性外伤和慢性外伤,临床上以急性胸部外伤多见,引起胸部外伤的原因有很多:车祸、挤压伤、挫伤、刀伤、火器伤等	字符	有 / 无 / 不详	/	核心	陈荣昌,钟南山,刘又宁.呼吸病学.3版.北京:人民卫生出版社,2022.	A20190214MR
3143	咯血病因诊断	5	少见原因	5.7	3143	子宫内膜异位症	endometriosis	有活性的内膜细胞种植在子宫内膜以外的位置而形成的一种女性常见妇科疾病	字符	有 / 无 / 不详	/	核心	葛均波,徐永健,王辰.内科学.9版.北京:人民卫生出版社,2018.	A20190214MR

序号	一级类别名称	一级类别名称序号	二级类别名称	二级类别名称序号	数据元序号	中文名称	英文名称	定义	变量类型	值域	单位	数据等级	来源	版本号
3144	咯血病因诊断	5	少见原因	5.7	3144	遗传性出血性毛细血管扩张症(Rendo osler–Weber综合征)	hereditary hemorrhagic telangiectasia(HHT)	一种以皮肤、黏膜多部位的毛细血管扩张性损害,引起鼻出血和其他部位出血为特征的疾病	字符	有/无/不详	/	核心	葛均波,徐永健,王辰.内科学.9版.北京:人民卫生出版社,2018.	A20190214MR
3145	咯血病因诊断	5	少见原因	5.7	3145	特发性咯血	idiopathic hemoptysis	经各种手段检查,咯血原因难以明确	字符	有/无/不详	/	核心	陈荣昌,钟南山,刘又宁.呼吸病学.3版.北京:人民卫生出版社,2022.	A20190214MR
3146	咯血病因诊断	5	少见原因	5.7	3146	其他咯血少见原因	other causes of hemoptysis	受试者咯血由其他少见因素引起	字符	有/无/不详	/	核心	陈荣昌,钟南山,刘又宁.呼吸病学.3版.北京:人民卫生出版社,2022.	A20190214MR
3147	卫生费用	6	经济负担	6.1	3147	每月用于咯血的医疗费用支出	hemoptysis medical expenses per month	受试者每月用于咯血的医疗费用支出	数值	≥0	元/月	探索	中华人民共和国卫生部.《卫生信息数据元目录》等35项强制性卫生行业标准(卫通〔2011〕13号).2011.第13部分:卫生费用(WS 363.13—2011).	A20190214MR

九、参 考 文 献

［1］郑劲平,简文华.慢性阻塞性肺疾病标准数据集［M］.北京:人民卫生出版社,2019.

［2］郑劲平、简文华 呼吸系统疾病标准数据集Ⅱ［M］.北京:人民卫生出版社,2021.

［3］陈荣昌,钟南山,刘又宁.呼吸病学［M］.3版.北京:人民卫生出版社,2022.

［4］PASS H I, CARBONE D P, JOHNSON D H, et al. Principles and Practice of Lung Cancer［M］. 4th ed. Philadelphia: Wolters Kluwer/ Lippincott, Williams & Wilkins, 2010.

［5］Network NCC. NCCN Clinical Practice Guidelines in Oncology: Non-small cell lung cancer. version 3. 2020［EB/OL］.［2021-05-30］. https:// www. nccn. org/professionals/physician_gls/pdf/nscl. pdf.

［6］万学红,卢雪峰.诊断学［M］.9版.北京:人民卫生出版社,2018.

［7］杨宝峰,陈建国.药理学［M］.9版.北京:人民卫生出版社,2018.

［8］中华医学会呼吸病学分会睡眠呼吸障碍学组.阻塞性睡眠呼吸暂停低通气综合征诊治指南(2011年修订版)［J］.中华结核和呼吸杂志,2012,35(1):9-12.

［9］睡眠呼吸暂停与心血管疾病专家共识组.睡眠呼吸暂停与心血管疾病专家共识［J］.中华结核和呼吸杂志,2009,32(11):812-820.

［10］中华医学会呼吸病学分会.良性中心气道狭窄经支气管镜介入诊治专家共识［J］.中华结核和呼吸杂志,2017,40(6):408-418.

［11］赵鸣武.纤维支气管镜(可弯曲支气管镜)临床应用指南(草案)［J］.中华结核和呼吸杂志,2000,23(3):5-6.

［12］孟申.从肺康复指南的更新看肺康复研究的进展［J］.中华结核和呼吸杂志,2010,33(3):216-218.

［13］葛均波,徐永健,王辰.内科学.9版.北京:人民卫生出版社,2018.

［14］刘成玉,罗春丽.临床检验基础.5版.北京:人民卫生出版社,2012.

［15］中华人民共和国国家卫生和计划生育委员会.中国临床戒烟指南(2015年版)［J］.中华健康管理学杂志,2016,10(2):88-95.

［16］中华人民共和国卫生部.中国吸烟危害健康报告［M］.北京:人民卫生出版社,2013.

［17］TOLL B A, KATULAK N A, MCKEE S A. Investigating the factor structure of the Questionnaire on Smoking Urges-Brief(QSU-Brief)［J］. Addict Behav, 2006, 31(7): 1231-1239.

［18］中华人民共和国卫生部.《卫生信息数据元目录》等35项强制性卫生行业标准(国卫通〔2011〕13号)(WS 363—2011)［EB/OL］.

［2021-03-05］. http://www.nhc.gov.cn/xxgk/pages/viewdocument.jsp?dispatchDate=&staticUrl=/zwgkzt/wsbysj/201108/52598.shtml.

［19］中华人民共和国国家卫生和计划生育委员. 电子病历基本数据集 第1部分: 病例概要: WS 445.1—2014. 北京: 中国标准出版社, 2014.

［20］中华人民共和国卫生部. 病历书写基本规范（卫医政发〔2010〕11号）［EB/OL］. ［2021-03-05］. http://www.nhc.gov.cn/bgt/s10696/201002/ca74ec8010e344a4a1fead0f66f41354.shtml.

［21］陈丽. 婴幼儿喘息性疾病临床研究进展［J］. 国际儿科学杂志, 2011, 38（4）: 360-363.

［22］单文婕, 卢燕鸣, 李亚琴, 等. 上海浦江地区婴幼儿反复喘息危险因素的病例对照研究及Logistic分析［J］. 中华实用儿科临床杂志, 2017, 32（4）: 292-295.

［23］PESCATORE A M, DOGAN I C M, DUEMBGEN L, et al. A simple asthma prediction tool for preschool children with wheeze or cough［J］. J Allergy Clin Immunol, 2014, 133（1）: 111-118.

［24］邓小梅, 谭星雨, 王金国, 等. 纤维支气管镜术后发热的临床特点［J］. 中华结核和呼吸杂志, 2005, 28（12）: 830-832.

［25］文红, 郑劲平. 慢性阻塞性肺疾病患者肺康复治疗效果及其评价［J］. 中华结核和呼吸杂志, 2006, 29（11）: 769-771.

［26］谭茗丹, 李咏雪, 温红梅. 吞咽说话瓣膜在气管切开合并吞咽障碍患者中的应用及研究进展［J］. 中华物理医学与康复杂志, 2017, 39（12）: 954-956.

［27］中华医学会重症医学分会. 机械通气临床应用指南（2006）［J］. 中国危重病急救医学, 2007, 19（2）: 65-72.

［28］中国吞咽障碍康复评估与治疗专家共识组. 中国吞咽障碍评估与治疗专家共识（2017年版）第一部分: 评估篇［J］. 中华物理医学与康复杂志, 2017, 39（12）: 881-892.

［29］中国吞咽障碍康复评估与治疗专家共识组. 中国吞咽障碍评估与治疗专家共识（2017年版）第二部分: 治疗与康复管理篇［J］. 中华物理医学与康复杂志, 2018, 40（1）: 1-10.

［30］刘志伟, 米玉红, 赵斌. 压力控制通气与容量控制通气在急性呼吸窘迫综合征治疗中的优劣［J］. 中华急诊医学杂志, 2018, 27（4）: 349-352.

［31］邓小梅, 谭星雨, 王金国, 等. 纤维支气管镜术后发热的临床特点［J］. 中华结核和呼吸杂志, 2005, 28（12）: 830-832.